Kompendium

der

Röntgen-Therapie

(Oberflächen- und Tiefenbestrahlung).

———

Kompendium

der

Röntgen-Therapie

(Oberflächen- und Tiefenbestrahlung).

Von

Dr. **H. E. Schmidt,**
Berlin.

Dritte vermehrte und verbesserte Auflage.

Mit 80 Abbildungen.

1913

Springer-Verlag Berlin Heidelberg GmbH

ISBN 978-3-662-34265-7   ISBN 978-3-662-34536-8 (eBook)
DOI 10.1007/978-3-662-34536-8

Alle Rechte vorbehalten.

Vorwort zur dritten Auflage.

Sehr viel schneller als die erste war die zweite Auflage des vorliegenden Buches vergriffen.

Das ist nicht nur wiederum ein erfreuliches Zeichen dafür, daß das „Kompendium der Röntgen-Therapie" wirklich einem Bedürfnis entspricht, sondern es beweist auch außerdem, daß das Interesse für die Röntgenbehandlung noch größer geworden ist.

Das ist leicht verständlich, da diese Methode für alle Zweige der Medizin immer mehr Bedeutung gewonnen hat.

Das Indikationsgebiet ist noch weiter und die Technik noch komplizierter geworden. So ist denn auch diesmal wieder eine gründliche Umarbeitung, teilweise eine völlige Neubearbeitung nötig gewesen. Herrn Ingenieur Heber (Berlin) bin ich für die freundliche Durchsicht des physikalisch-technischen Teiles zu Dank verpflichtet, ebenso den Herren Kollegen, welche mir auch diesmal wieder einzelne Abbildungen zur Reproduktion überlassen haben. Einzelne Kapitel sind in gleicher oder ähnlicher Fassung schon an anderer Stelle (Fortschritte auf dem Gebiete der Röntgenstrahlen, Röntgentaschenbuch) publiziert worden.

Das „Kompendium der Röntgen-Therapie" ist aus der Praxis entstanden und für die Praxis bestimmt. Es setzt keine physikalisch-technischen und nur die notwendigen allgemein-medizinischen Kenntnisse voraus;

es enthält alles Wissenswerte über die Röntgenbehandlung von ihren ersten Anfängen bis zu ihrer heutigen Entwicklung.

So hoffe ich denn, daß es nicht nur dem, der sich schnell und doch gründlich über den derzeitigen Stand der Röntgentherapie orientieren will, sondern auch dem, welcher vor allem auf Anweisungen zur Erlernung der röntgentherapeutischen Technik Wert legt, bessere Dienste leisten wird als ein umfangreiches Lehrbuch.

Dr. H. E. Schmidt.

Inhalt.

Physikalisch-technischer Teil.
Seite

Kathoden- und Röntgenstrahlen	1
Röntgeninstrumentarium	5
Stromquelle	5
Induktor	6
Unterbrecher	9
Röntgenröhren	14
Vorrichtungen zur Unterdrückung der verkehrten Stromrichtung	31
Instrumente zur Prüfung der Qualität der Röntgenstrahlen	34
Radiometer (Benoist-Walter)	35
Kryptoradiometer (Wehnelt)	35
Härteskala (Walter)	36
Absoluter Härtemesser (Christen)	37
Qualimeter (Bauer)	42
Sklerometer (Klingelfuß)	42
Instrumente zur Prüfung der Quantität der Röntgenstrahlen	42
Freundsches Meßverfahren	43
Radiometer (Sabouraud-Noiré)	43
Radiometer (Bordier)	47
Quantimeter (Kienböck)	47
Fällungsradiometer (Schwarz)	49
Skala zum Sabouraud (Holzknecht)	51
Köhlersche Meßmethode	53
Vorrichtungen zur Kontrolle der Röhrenkonstanz	54
Milliampèremeter	56
Parallele Funkenstrecke	57
Der Rhythmeur	58
Strahlungsregionen der Röntgenröhre	60
Die Bedeutung der Röntgenstrahlen-Qualität für die direkte Dosimetrie	62
Behandlung der Röntgenröhren	65

Inhalt.

Therapeutischer Teil.

	Seite
Die Entwicklung der Röntgentherapie	71
Erste therapeutische Versuche	71
Histologische Veränderungen der Haut	72
Wirkung der Röntgenstrahlen auf die männlichen Geschlechtsdrüsen	73
Wirkung der Röntgenstrahlen auf die weiblichen Geschlechtsdrüsen	76
Wirkung der Röntgenstrahlen auf das Lymphsystem und die blutbildenden Organe	76
Wirkung der Röntgenstrahlen auf das Zentralnervensystem	77
Wirkung der Röntgenstrahlen auf das Auge	78
Theorie der Röntgenstrahlenwirkung	79
Wirkung der Röntgenstrahlen auf junge Tiere	81
Wirkung der Röntgenstrahlen auf die Gravidität	81
Wirkung der Röntgenstrahlen auf Bakterien	83
Die Röntgenstrahlen-Dermatitis	83
Experimentelle Untersuchungen	83
Verschiedene Reaktionsgrade	84
Frühreaktionen	86
Allgemeinerscheinungen	86
Bleibende Hautveränderungen	86
Histologische Befunde	88
Behandlung	89
Das „Röntgen-Karzinom"	90
Dosierung der Röntgenstrahlen	91
Desensibilisierung und Sensibilisierung für Röntgenstrahlen	101
Allgemeine Bestrahlungstechnik	113
Methodik der Oberflächenbestrahlung	122
Methodik der Tiefenbestrahlung	124
Die forensische Bedeutung der Schädigungen durch Röntgenstrahlen	129
Die Hygiene im Röntgenzimmer	131
Indikationen	133
a) Dermatologie.	
Psoriasis	133
Ekzem	138
Pityriasis rosea	141
Lichen simplex (Vidal)	141
Lichen ruber planus	141
Lichen ruber verrucosus	142
Aknekeloid	142
Akne vulgaris (Rosacea)	145

Inhalt.

	Seite
Furunculosis	146
Pemphigus vegetans	147
Lupus erythematodes	147
Sklerodermie	147
Elephantiasis	147
Granulosis rubra nasi	148
Seborrhoea oleosa	148
Hyperhidrosis	149
Ichthyosis	149
Hypertrichosis	149
Leukoplakia linguae	151
Perniones	151
Favus	151
Trichophytie	153
Sykosis	155
Lupus vulgaris	156
Lupus pernio	160
Skrophuloderma	160
Tuberculosis cutis verrucosa	161
Erythema induratum	161
Folliklis und Aknitis	162
Rhinosklerom	162
Verruca	164
Keloid	166
Angiom	166
Lipom	168
Fibrom	168
Karzinoma cutis	168
Pagets disease	173
Xeroderma pigmentosum	174
Sarkoma cutis	174
Mykosis fungoides	178
Syphilis	178
Pruritus	179

b) Innere Medizin.

Leukämie	181
Pseudoleukämie	184
Malaria	185
Morbus Banti	185
Morbus Addisonii	185
Morbus Basedowii	186
Arthritis deformans und Arthritis urica	188
Bronchitis, Bronchialasthma	188
Neuralgie	189
Syringomyelie	190
Multiple Sklerose	191

c) Chirurgie.

Tuberkulose der Drüsen, Knochen und Gelenke	191
Lungen-, Nieren-, Blasen-, Bauchfelltuberkulose	195

		Seite
	Morbus Mikulicz-Kümmel	196
	Struma	196
	Prostatahypertrophie	198
	Venerische Bubonen	200
	Karzinome innerer Organe	200
	Sarkome innerer Organe	204
	Hypophysistumoren	211
d)	Gynäkologie.	
	Myoma uteri; Präklimakterische Blutungen; Chronische Metritis; Dysmenorrhoe; Kraurosis	212
e)	Ophthalmologie.	
	Lid-Epitheliome	220
	Hornhaut-Epitheliome	222
	Sarkome des Bulbus und der Orbitalgegend	223
	Lupus conjunctivae	224
	Trachom	224
	Frühjahrskatarrh, Episkleritis, Hornhautflecke, Hornhautgeschwüre	225
f)	Oto-Rhino-Laryngologie	225
g)	Anhang	227
	Nachtrag	228

Physikalisch-technischer Teil.

Kathoden- und Röntgenstrahlen.

Zur Erzeugung von Röntgenstrahlen sind elektrische Ströme von hoher Spannung und gleicher Richtung erforderlich, die Stromstärke kann dabei sehr gering sein.

Die Begriffe „Spannung" und „Stromstärke" macht man sich am besten durch Vergleich des elektrischen Stromes mit einem Wasserstrom klar. Wie das Wasser von Stellen höheren zu Stellen niedrigeren Druckes fließt, so strömt die Elektrizität von Stellen höherer zu Stellen niedriger Spannung. Die Spannung bei der strömenden Elektrizität entspricht also dem Druck beim strömenden Wasser.

Die Menge Wasser, welche in einem Rohre von bekanntem Querschnitt an einer bestimmten Stelle in 1 Sekunde vorbeifließt, ist offenbar ein Maß für die Stärke des Stromes, ebenso die Elektrizitätsmenge, die durch einen Querschnitt eines bestimmten Drahtes in 1 Stunde strömt, ein Maß für die Stärke des elektrischen Stromes. Die Einheit der Spannung nennt man 1 Volt, die der Stromstärke 1 Ampère. Ein kurzer dicker Draht setzt dem elektrischen Strom einen viel geringeren Widerstand entgegen als ein langer dünner Draht; durch ersteren können große Elektrizitätsmengen bei niedriger Spannung, durch letzteren kleine Elektrizitätsmengen nur bei hoher Spannung fließen.

Zur Messung der Spannung und Stromstärke dienen sogen. Volt- und Ampèremeter, deren Konstruktion auf der Tatsache beruht, daß ein beweglicher stromdurchflossener Leiter in einem konstanten Magnetfelde eine Ablenkung erfährt, und zwar um so mehr, je kräftiger der Strom ist. Diese Drehspul-Instrumente nach Deprez-d'Arsonval zeichnen sich durch große Präzision aus. Zur Messung der Stromstärke in Röntgenröhren werden Milli-Ampèremeter benutzt, deren Wirkungsweise auf gleicher Grundlage beruht.

Hochgespannte Ströme erhält man am bequemsten durch Induktion; unter Induktion versteht man folgenden von Faraday entdeckten Vorgang:

In einem geschlossenen stromlosen Leiter entsteht ein elektrischer Strom, sobald diesem Leiter ein Magnet genähert oder von ihm entfernt wird. Ebenso entstehen in einem geschlossenen stromlosen Leiter Ströme, wenn in seiner Nähe ein Strom geöffnet oder geschlossen wird. Auf dieser Tatsache beruht die Konstruktion der sogenannten Induktionsapparate, welche im wesentlichen aus 2 voneinander isolierten, gewöhnlich übereinander gewickelten Drahtrollen bestehen. Die Drahtrolle, durch welche der Hauptstrom geschickt wird, bezeichnet man als primäre, die darüber gewickelte, in welcher durch Oeffnung und Schließung des Hauptstromes die hochgespannten Induktionsströme entstehen, als sekundäre Spule. Man bezeichnet den induzierenden auch als primären, den induzierten oder Induktionsstrom auch als sekundären Strom. Der Oeffnungs-

Fig. 1.

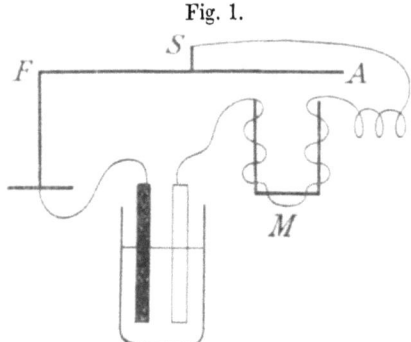

Wagnerscher Hammer.

induktionsstrom ist dem Schließungsinduktionsstrom entgegengesetzt gerichtet und besitzt eine größere Intensität. Induktionsströme entstehen auch beim Stärker- und Schwächerwerden, sowie beim Nähern und Entfernen des primären Stromes. Sie sind beim Schließen, Nähern und Stärkerwerden des primären Stromes diesem entgegengesetzt, beim Oeffnen, Entfernen und Schwächerwerden ihm gleich gerichtet. Induktion findet auch im primären Stromkreise selbst statt, wenn dieser aus vielen dicht aneinander liegenden Windungen besteht. Die dadurch entstehenden Ströme heißen Extraströme. Der Vorgang wird als Selbstinduktion bezeichnet. Da es sich gewöhnlich darum handelt, einen niedrig gespannten Strom in einen solchen von hoher Spannung umzuwandeln, und da die Spannung des sekundären Stroms um so größer ist, je größer die Stärke des primären Stromes und je zahlreicher die Windungen der sekundären Rolle sind, so wählt man für die primäre Rolle verhältnismäßig dicken und kurzen, für die sekundäre Rolle dagegen dünnen und langen Draht.

Zur selbsttätigen Unterbrechung des primären Stromes dient z. B. der Wagnersche Hammer (Fig. 1). Das hufeisenförmige Eisenstück M wird durch den herumfließenden Strom magnetisch und zieht den Anker A, der bei F durch eine Feder befestigt ist, an und von der Metallspitze S fort. Dadurch wird der Strom unterbrochen, und infolgedessen verliert das Eisenstück M seinen Magnetismus, die Feder geht in ihre alte Lage zurück, der Strom ist wieder geschlossen, und das alte Spiel beginnt von neuem.

Der Wagnersche Hammer ist ein Bestandteil des Dubois-Reymondschen Schlitten-Induktoriums, bei welchem die sekundäre über die primäre Spirale geschoben, und dadurch die Wirkung abgestuft werden kann.

Wirksamer als das Dubois-Reymondsche Schlitten-Induktorium ist der Ruhmkorffsche Funkeninduktor, bei welchem beide Spiralen über einander gewickelt sind, und der Draht der sekundären oft bis 100000 m lang ist. Im Innern der primären Rolle befindet sich außerdem ein unterteilter Eisenkern, welcher durch seinen entstehenden und vergehenden Magnetismus die Induktionswirkung noch verstärkt.

Schickt man den hochgespannten Strom eines Induktionsapparates — es handelt sich immer um den bei der Oeffnung des primären Stromes entstehenden Induktionsstrom, dessen Spannung höher ist, als die des Schließungsinduktionsstromes — durch eine mit 2 eingeschmolzenen Elektroden versehene Glasröhre, welche mit verdünnten Gasen gefüllt ist, so zeigt sich — vorausgesetzt, daß die beiden Elektroden weit genug von einander entfernt sind, um bei der angewendeten Spannungsdifferenz das Ueberspringen von Funken unmöglich zu machen — gar nichts, so lange der Druck in der Röhre gleich dem einer Quecksilbersäule von 760 mm Höhe ist. Sobald aber die Röhre soweit evakuiert ist, daß der Druck der Luft im Innern der Röhre etwa 6–8 mm Quecksilber beträgt, so sieht man zwischen den Elektroden ein helles violettes Lichtband auftreten. Derartige Röhren wurden zuerst von Geißler in Bonn hergestellt und heißen nach ihm Geißlersche Röhren. Bei genauerem Zusehen findet man, daß das violette von der positiven Elektrode ausgehende Licht geschichtet ist und sich nicht ganz bis an die von einem bläulichen Lichtschimmer umgebene negative Elektrode erstreckt, sondern von dieser durch einen kleinen dunklen Zwischenraum, den „dunklen Kathodenraum" getrennt ist. Bei weiterem Auspumpen der Röhre wird der dunkle Kathodenraum immer größer, das positive farbige Lichtband immer kürzer, bis es schließlich ganz verschwindet. Gleichzeitig tritt eine andere Erscheinung auf, die zuerst 1869 von Hittorf beobachtet wurde; es beginnt nämlich das Glas der Röhre gegenüber der negativen Elektrode (Kathode) zu fluoreszieren. Die Farbe der Fluoreszenz ist von der Glasart abhängig; das Thüringer Glas, aus welchem die meisten Röntgenröhren bestehen, leuchtet grünlich, das Cerium-Didym-Glas rötlich, englisches Glas blau und das Lithium-Glas (Lindemann-Glas) leuchtet überhaupt nicht. Diese Erscheinung läßt sich am einfachsten durch die Annahme erklären, daß von der Kathode Strahlen ausgehen, die selbst für gewöhnlich nicht sichtbar sind, aber da, wo sie das Glas absorbiert, dieses zur Fluoreszenz bringen. Diese Strahlen fanden nach ihrer Entdeckung durch Hittorf lange keine besondere Beachtung, bis es 1879 Crookes gelang, Röhren herzustellen, in deren Innern der Druck etwa $1/_{1000}$ mm Quecksilber betrug, und welche die Versuche mit Kathodenstrahlen wesentlich erleichterten.

Hittorf bewies, daß die Kathodenstrahlen 1. senkrecht zur Kathode fortgehen; 2. das Glas, das sie treffen, zur Fluoreszenz bringen; 3. durch den Magneten leicht abgelenkt werden. Eine vierte Eigenschaft der Kathodenstrahlen wurde erst von Crookes entdeckt, nämlich die, mechanische Wirkungen auf leicht bewegliche Körper auszuüben. Bringt man nämlich in einer Crookesschen Röhre ein leicht bewegliches Flügelrad auf 2 Glasschienen verschiebbar an, so treffen die Kathodenstrahlen die Flügel, drehen diese und treiben das Rädchen auf den Schienen vorwärts. Kehrt man den Strom um, so bewegt sich das Rädchen in der entgegengesetzten Richtung. Gerade diese mechanische Wirkung der Kathodenstrahlen spricht sehr für die Annahme, daß es sich hier nicht um eine Wellenbewegung, sondern um eine Massenbewegung handelt, daß von der Kathode aus kleine Teilchen fortgeschleudert werden, entweder Gasteilchen oder Teilchen der Kathode selbst.

Die Kathodenstrahlen werden von dem Glase vollständig absorbiert. Zwar gelang es Lenard, dem Schüler von Hertz, der die Beobachtung gemacht hatte, daß die

Kathodenstrahlen durch äußerst dünne Schichten von Aluminium hindurchgehen. diese Strahlen dadurch aus der Röhre heraus zu bekommen, daß er in die Glaswand ein kleines Stück von Aluminiumfolie einsetzte; aber damit war nicht viel mehr geglückt, als der Beweis, daß die Kathodenstrahlen auch in dichter Luft bestehen können, während sie nur in stark verdünnter Luft entstehen können.

Da machte Ende des Jahres 1895 Röntgen die Entdeckung, daß auf der Stelle der Glaswand, welche von Kathodenstrahlen getroffen wird, neue Strahlen entstehen, die sich von den Kathodenstrahlen dadurch unterscheiden, daß sie 1. nicht vom Magneten abgelenkt werden und 2. nur z. T. vom Glase absorbiert, z. T. aber hindurch gelassen werden. Diese vom Entdecker als X-Strahlen, heute allgemein als Röntgenstrahlen bezeichneten Strahlen besitzen ebenfalls eine Reihe sehr merkwürdiger Eigenschaften: 1. sie sind durch ein Prisma nicht brechbar und auch nur in geringem Maße reflektierbar; 2. sie schwärzen die photographische Platte; 3. sie bringen fluoreszenzfähige Körper, z. B. Barium-Platin-Cyanür zum hellen Aufleuchten; 4. sie durchdringen alle Körper nach Maßgabe ihrer Dichte und ihrer Schichtdicke; 5. sie wirken auf lebendige Zellen schädigend ein. Diese beiden letzten Eigenschaften geben den Röntgenstrahlen die enorme praktische Bedeutung für die medizinische Diagnostik und die Therapie.

Was die Durchlässigkeit der verschiedenen Körper für Eöntgenstrahlen anbetrifft, so sind am wenigsten durchlässig die schweren Metalle, aber auch Eisen, Silber, Gold, Kupfer lassen in dünnen Schichten Röntgenstrahlen passieren. Auf die optische Durchlässigkeit kommt es gar nicht an; Glas ist weniger durchlässig als Aluminium.

Röntgeninstrumentarium.
Stromquelle.

Am meisten zu empfehlen ist der Anschluß an eine Gleichstromzentrale wegen der größten Sicherheit und Gleichmäßigkeit des Betriebes. Der Anschluß an eine Wechsel- oder Drehstromanlage kann durch einen rotierenden Umformer erfolgen, welcher den vorhandenen Wechsel- oder Drehstrom in Gleichstrom umwandelt. Auch mit Akkumulatoren ist der Betrieb eines Röntgenapparates möglich; ferner kann man den Strom größerer **Influenzmaschinen** zum Betriebe der Röntgenröhren benutzen, welche direkt an die Maschinen angelegt werden. Die größten Influenzmaschinen sind aber teurer und leisten weniger als die kleinsten Induktoren. Bei dem Induktor-Unterbrecherbetrieb handelt es sich natürlich immer um 2 Ströme entgegengesetzter Richtung, von denen nur der eine, der Oeffnungsinduktionsstrom, die Röhre von der Anode zur Kathode durchfließen soll. Die modernen Unterbrecher, und z. T. auch die Röhren sind aber so konstruiert, daß der Schließungsinduktionsstrom in der Regel gar nicht zur Geltung kommt. Außerdem kann man ihn auch durch Ventilröhren oder Vorschaltfunkenstrecken eliminieren (cf. „Vorrichtungen zur Unterdrückung der verkehrten Stromrichtung" S. 31). Verkehrte Stromrichtung soll vermieden werden durch ein Verfahren, welches den der Leitung entnommenen Gleichstrom durch einen Umformer in Wechselstrom umwandelt, den Wechselstrom mittels eines Transformators auf hohe Spannung bringt und schließlich die beiden Phasen des Wechselstroms gleich richtet, so daß ein pulsierender Gleichstrom die Röhre durchfließt (Instrumentarium von **Snook**, „Idealapparat" von **Reiniger, Gebbert** und **Schall**).

Ein wesentlicher Vorteil gegenüber den sonstigen Verfahren, welche Wechselstrom zum Röntgenbetrieb benutzen, besteht darin, daß die verkehrt gerichtete Stromwelle nicht ausgeschaltet, sondern gleichgerichtet, der Strom also vollkommen ausgenutzt wird. Bei länger dauerndem Betrieb und starker Belastung kann die verkehrte Stromphase auch ausgeschaltet werden. Beide Systeme — sowohl die mit Unterbrecher wie die ohne Unterbrecher arbeitenden — leisten Vorzügliches. Trotzdem ist auch heute noch speziell für therapeutische Zwecke der Betrieb mit den modernen Induktoren und Unterbrechern bei weitem beliebter.

Im übrigen ist beim Induktor-Unterbrecherbetrieb die Stromkurve für therapeutische Zwecke offenbar günstiger als beim Hochspannungsgleichrichter, welcher einen größeren Anteil weicher Strahlen liefert Da es aber in der Therapie fast ausschließlich auf härtere Strahlen ankommt, so dürfte in der Tat der Induktor-Unterbrecherbetrieb mehr zu empfehlen sein.

Induktor.

Ein Funkeninduktor besteht wie jeder Induktionsapparat aus 2 Teilen, aus einer starken über ein Bündel weicher, von einander insolierter Eisendrähte oder über eine Anzahl weicher Eisenbleche gewickelter Drahtspule, durch welche der primäre Strom hindurchgeleitet wird. Diese **primäre Spule** steckt isoliert in einer zweiten größeren aus zahlreichen Windungen feinen Kupferdrahtes bestehenden Rolle, der **sekundären Spule**. Die Enden der sekundären Rolle gehen zu den beiden Ableitungsklemmen des Induktors. Die Spannung der induzierten Ströme ist, wie gesagt, außer von der Stärke des induzierenden Stromes abhängig von der Zahl der Windungen der sekundären Spule. Die Klemmen der meisten Induktoren sind mit + und − versehen, um die Richtung des Oeffnungsstromes anzudeuten, auf welchen allein es bei der Erzeugung der Röntgenstrahlen ankommt. Denn die Stromimpulse, die durch Oeffnen und Schließen des primären Stromes induziert werden, sind von ganz ungleicher Intensität. Die des Oeffnungsstromes überwiegt bei weitem und zwar aus folgenden Gründen:

Sowohl bei der Oeffnung, als auch bei der Schließung des primären Stromes entstehen durch die Selbstinduktion in der primären Spule die sogen. Extraströme, die beim Schließen die entgegengesetzte Richtung haben wie der Hauptstrom, ihn also schwächen und bewirken, daß er nicht plötzlich, sondern ganz allmählich von Null bis zu seiner vollen Stärke ansteigt, während sie bei der Oeffnung dem Hauptstrom gleichgerichtet sind und viel kürzere Zeit andauern, als die Schließungsextraströme, so daß dadurch die Unterbrechung des primären Stromes keine nennenswerte Verzögerung erleidet, sondern ziemlich plötzlich erfolgt. Da nun aber die in der sekundären Spule induzierten elektromotorischen Kräfte um so größer sind, je plötzlicher die Oeffnung und die Schließung, resp. das Verschwinden und Entstehen des primären Stromes stattfindet, so muß der durch die Oeffnung induzierte sekundäre Stromstoß eine bedeutend größere Intensität haben, als der bei der Schließung induzierte. Die Leistungsfähigkeit eines Induktors ist außer von seiner Bauart von seinen Dimensionen abhängig.

Je größer diese sind und je besser die einzelnen Teile des Induktors von eineinder isoliert sind, je zweckmäßiger die Eisen- und Kupferverhältnisse des Induktors gewählt sind, desto größer ist seine Leistung. In der Röntgentechnik werden Induktoren verwendet, deren sekundäre Spannung so groß ist, daß die Elektrizität in Gestalt eines Funkenstromes von 15—100 cm Länge von Klemme zu Klemme übergeht.

Ein guter Induktor soll die vorgeschriebene Funkenlänge dauernd vertragen können, ohne daß seine Isolation Schaden nimmt oder sich verdächtige Erscheinungen, z. B. Funkenbildung an anderen Stellen als zwischen den Klemmen zeigen. Dies ist natürlich nur möglich, wenn die Hartgummirohre, welche den Kern der sekundären, bzw. die Hülle der primären Spule bilden, aus allerbestem, unter sehr hoher Spannung geprüftem Material bestehen, und ihre Wandung hinreichend stark ist.

Fig. 2.

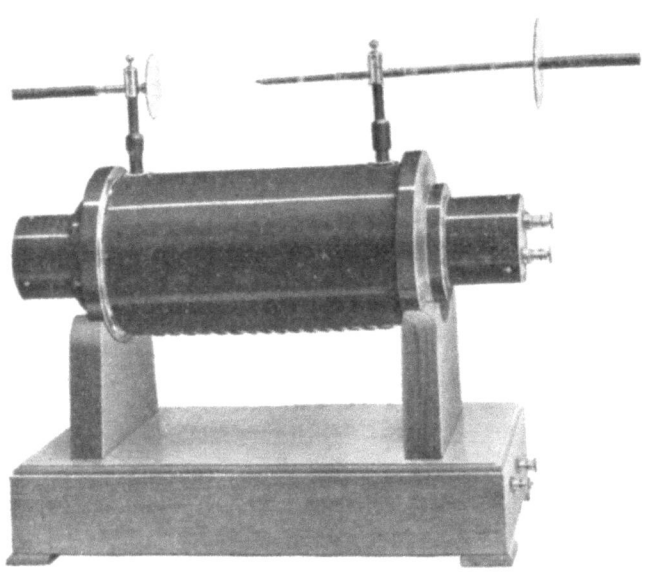

Funkeninduktor und Kondensator. (Reiniger, Gebbert & Schall A.-G.)

Die innere Isolation der sekundären Spule muß kräftig genug sein, um die außerordentlich hohen Spannungen, welche zwischen den Drahtwindungen herrschen, zu vertragen. Die Bewickelung der Spule ist zu diesem Zweck aus vielen sehr dünen unter einander leitend verbundenen Drahtscheiben hergestellt, welche von einander durch mehrere paraffinierte Papierstreifen isoliert sind. Nach der

Fertigstellung wird die Sekundärspule im Vakuum mit einer schwer schmelzbaren Isoliermasse ausgegossen.

Der Eisenkern ist von großer Bedeutung für die Güte des Induktoriums; von seiner Dimensionierung und der Qualität des Eisens hängt der Wirkungsgrad des Apparates in erster Linie ab.

Die Spannung des sekundären Stromes eines Induktors von 50 cm Schlagweite dürfte etwa 150 000—165 000 Volt betragen. Zum Induktor gehört der Kondensator, welcher meist in dem als Sockel für den Induktor dienenden Holzkasten untergebracht wird. Der Kondensator ist eine vielfach geschichtete Franklinsche Tafel (eine andere Form der Leydener Flasche), deren beide Belegungen parallel zum Unterbrecher geschaltet sind, also mit den Unterbrecherkontakten leitende Verbindung besitzen. Der Zweck des Kondensators ist, die Elektrizitätsmengen, welche durch den Oeffnungsextrastrom frei werden, aufzuspeichern, den bei der Oeffnung entstehenden durch den Oeffnungsextrastrom bedingten Funken, welcher ein Hindernis für die möglichst plötzliche Unterbrechung des primären Stromes bildet, zu verkleinern und dadurch die Wirkung des Apparates zu erhöhen.

Unterbrecher.

Der Unterbrecher hat den Zweck, den Strom, welcher durch die primäre Spule fließt, selbsttätig zu öffnen und zu schließen. Dadurch werden in der sekundären Spule die hochgespannten Induktionsströme hervorgerufen, welche zur Erzeugung der Röntgenstrahlen dienen. Ein guter Unterbrecher hat folgende Anforderungen zu erfüllen: 1. gleichmäßiges Arbeiten; 2. hinreichend hohe Unterbrechungszahl; 3. sicheres Kontaktgeben und Unterbrechen. Der einfache Platin-Unterbrecher, der nach dem Prinzip des Wagnerschen Hammers (cf. S. 3) konstruiert ist, genügt diesen Anforderungen nicht, da die zu erzielende Unterbrechungszahl zu gering, das Leuchten der Röntgenröhre daher nicht ruhig, sondern flackernd, und außerdem die Kontaktgebung unvollkommen und ungleichmäßig ist Für den Betrieb der Röntgenröhren sind wohl die Quecksilber-Motor-Unterbrecher am meisten zu empfehlen, elektrolytische (Wehnelt-) Unterbrecher werden für röntgentherapeutische Zwecke selten benutzt.

Quecksilber-Motor-Unterbrecher.

Es gibt eine ganze Anzahl brauchbarer „mechanischer" Unterbrecher (Siemens u. Halske, Löwenstein, Levy u. a.). Wohl am meisten verbreitet sind die sogen. Zentrifugal-Quecksilber-Unterbrecher (Rekord-Unterbrecher, Rotax-Unterbrecher), die hier genauer geschildert werden sollen (s. Fig. 3 u. 4).

Das birnenförmige Unterbrechergefäß wird durch einen Motor in schnelle Rotation versetzt.

Fig. 3.

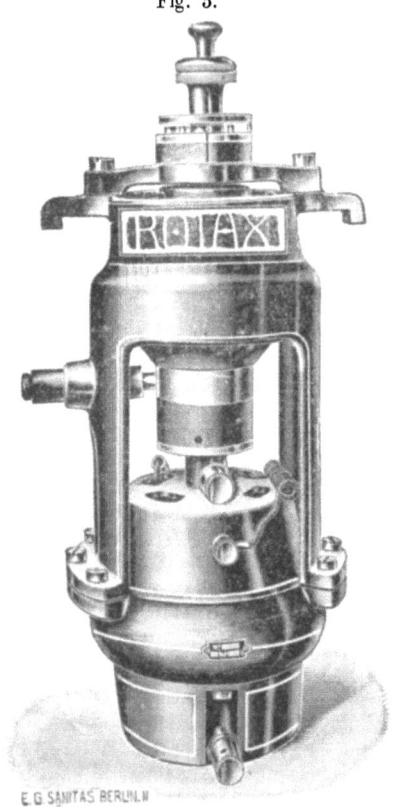

Rotax-Unterbrecher der Elektrizitäts-Gesellschaft „Sanitas".

Röntgeninstrumentarium.   11

Das im Ruhezustande am Boden befindliche Quecksilber, über welchem sich eine Schicht Petroleum befindet, bildet bei der Rotation einen an der Wand des Unterbrechergefäßes rotierenden Quecksilberring, welcher eine im Innern des Gefäßes exzentrisch angebrachte bewegliche Scheibe mit 1 oder 2 Kontakten mitreißt, so daß die Kon-

Fig. 4.

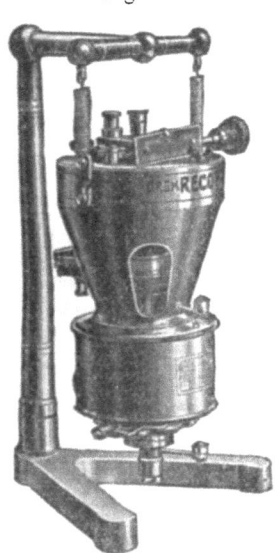

Rekord-Unterbrecher der Reiniger, Gebbert & Schall Aktien-Gesellschaft.

takte in bestimmten Pausen für längere oder kürzere Zeit in den Quecksilberring eintauchen und auf diese Weise abwechselnd Stromschluß und Stromöffnung erzielt wird. Mittels einer Schraube kann die Scheibe verstellt werden, derart, daß die Kontakte mehr oder weniger weit, und damit auch längere oder kürzere Zeit in den rotierenden Quecksilberring eintauchen, und die Stromschlußdauer nach Wunsch variiert werden kann. Mit dem Quecksilber rotiert natürlich gleichzeitig das Petroleum, und zwar bildet es, da es leichter ist, einen an der Innenfläche des Quecksilberringes rotierenden Flüssigkeitsring. Das Petroleum hat den Zweck, die Funkenbildung, welche beim Austritt der Kontaktsegmente aus dem rotierenden Quecksilberring stattfindet, nach Möglichkeit zu unterdrücken, da sonst ja ein Verbrennen des Quecksilbers und eine Beschädigung der Segmente sehr rasch stattfinden müßte.

Auch eine Verschlammung des Quecksilbers findet nicht so leicht statt, da durch die Zentrifugierung des Quecksilbers eine Art Selbstreinigung erzielt wird.

Die Variierungsmöglichkeit der Stromschlußdauer in Verbindung mit dem Regulierwiderstand für den primären Strom gestattet die feinste Abstufung in der Stromintensität. Nach langem intensivem Gebrauch findet natürlich doch allmählich eine Verschlammung des Quecksilbers und eine Abnutzung der Segmente statt, so daß ab und zu — bei sehr starker Inanspruchnahme etwa 2—3 mal im Jahre — eine gründliche Revision in der Fabrik zu empfehlen ist.

Der Arzt soll selbst etwa alle 14 Tage nachsehen, ob noch genügend Quecksilber und genügend Petroleum in dem Unterbrechergefäß vorhanden ist, und eventuell das fehlende Quantum nachfüllen.

Außer der Stromschlußdauer ist bei den modernen Unterbrechern auch die Umdrehungszahl und damit die Anzahl der Unterbrechungen durch einen Regulierwiderstand zu variieren. Man wird den Unterbrecher im allgemeinen nicht schneller laufen lassen, als zum einigermaßen ruhigen (nicht flackernden) Aufleuchten der Röntgenröhre erforderlich ist.

Eine genaue Vorschrift für die übrigens verhältnismäßig einfache Behandlung der Unterbrecher wird jedem Apparate von der Firma beigegeben.

Wehnelt-Unterbrecher.

Die Konstruktion des Wehnelt-Unterbrechers beruht auf folgender Tatsache. Taucht man in ein Gefäß mit verdünnter Schwefelsäure 2 Elektroden, eine größere Bleiplatte und einen dünnen Platindraht, welcher von einem Porzellanrohr umgeben ist und nur mit der Spitze in die Flüssigkeit hineinreicht, schickt nun einen Strom hindurch, derart, daß die Platinspitze die positive Elektrode (Anode) bildet, und schaltet ferner in diesen Stromkreis die primäre Rolle eines Induktionsapparates ein, so tritt durch die

Wärme- und elektrolytische Wirkung eine Gasbildung um die Anode ein. Der die Anode umgebende Gasmantel verhindert die Berührung der Flüssigkeit mit der Platinspitze und bewirkt also eine Unterbrechung des Stromes, bei welcher durch die Selbstinduktion ein starker Oeffnungsfunke entsteht, welcher die Gasblase zur Explosion bringt. Nach der Explosion kommt die Flüssigkeit wieder in Berührung mit der Platinspitze, der Strom ist geschlossen.

Fig. 5.

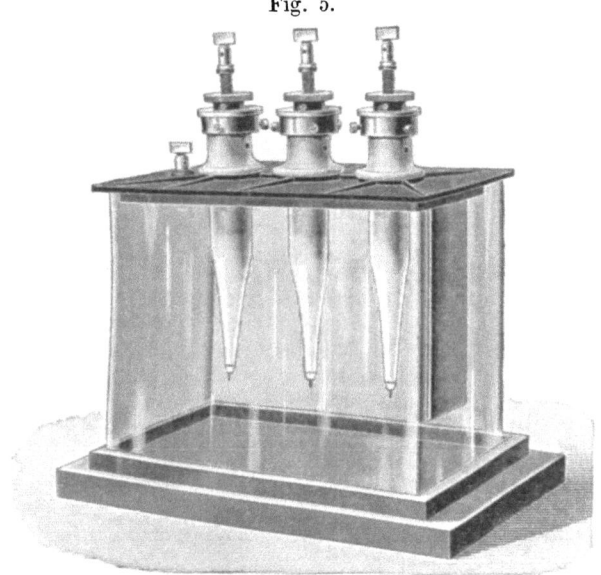

Dreiteiliger Wehnelt-Unterbrecher.

Dieser Vorgang wiederholt sich mit großer Schnelligkeit und Regelmäßigkeit.

Statt eines Platindrahtes werden auch 3, von Walter sogar 6 verwendet, die verschieden dick sind und aus dem isolierenden Porzellanrohr verschieden weit vorgeschoben werden können. Die Unterbrechungen erfolgen um so langsamer, je weiter der Platinstift in die Säure hineinreicht, je größer also die freie Oberfläche der Anode ist, um so schneller, je kleiner die letztere ist. Je dicker der Anodenstift, desto größer die primäre Stromstärke und umgekehrt.

Eine interessante Modifikation des Wehnelt-Unterbrechers ist der Simon-Unterbrecher. Simon vermutete die Ursache der Unterbrechungen im Wehnelt-Apparat in der Jouleschen Wärme, d. h. der an den verengten Stellen der Strombahn stattfindenden Wärmeentwicklung, welche zur Verdampfung der Flüssigkeit und zur Bildung einer Dampfhülle um die Platinspitze führen soll. War diese Ansicht richtig, so mußte eine Unterbrechung auch dann eintreten, wenn in einem Elektrolyten von großem Querschnitt an einer Stelle die Strombahn stark verengt wird. In der Tat ist dies der Fall. Der Simon-Unterbrecher besitzt 2 gleichartige Elektroden, die aber in der Säure durch ein Diaphragma aus Porzellan voneinander getrennt sind. Dieses Diaphragma hat eine oder mehrere feine Oeffnungen, welche der Strom passieren muß. An diesen Oeffnungen findet die Unterbrechung des Stromes statt.

Der Simon-Unterbrecher hat sich im Röntgen-Betrieb nicht einbürgern können, und auch der Wehnelt-Unterbrecher ist heute durch die modernen mechanischen Unterbrecher fast völlig verdrängt worden.

Denn diese leisten ebensoviel, brauchen sehr viel weniger Strom, sind einfacher zu handhaben und gestatten eine genauere Regulierung der Unterbrechungszahl und der Stromstärke, die ja für eine möglichst gute Konstanz der Röntgenröhre sehr wichtig ist.

Röntgenröhren.

Da die Kathodenstrahlen sich senkrecht zur Fläche der Kathode fortpflanzen, kann man sie auf einen Punkt konzentrieren dadurch, daß man der Kathode die Form eines Hohlspiegels gibt. Die Kathodenstrahlen vereinigen sich dann im Krümmungsmittelpunkt der Kugel, von welcher der Kathodenhohlspiegel einen Teil darstellt. Bringt man an dieser Stelle ein Platinblech — eine sogenannte Antikathode — in schräger Stellung zur Kathode an, so werden von diesem Platinblech die Röntgenstrahlen senkrecht und radiär nach allen Richtungen hin ausgehen (cf. Fig. 6). In Wahrheit liegt nun das Antikathodenblech nicht im Krümmungsmittelpunkt des Kathodenhohlspiegels, sondern ein beträchtliches Stück dahinter. Mit abnehmendem Luftdruck rückt nämlich der sogenannte Brennpunkt oder Focus immer weiter von der

Kathode fort. Außerdem vereinigen sich die Kathodenstrahlen nicht wie gewöhnliche Lichtstrahlen in einem Punkte, sondern es gibt, da es sich bei Kathodenstrahlen um negativ geladene kleinste Masseteilchen (Anionen) handelt, welche sich infolge ihrer gleichartigen Ladung gegenseitig abstoßen, nur eine Stelle größter Einschnürung. Bei Therapie-Röhren wird der Antikathodenspiegel zweckmäßig nicht an der Stelle der größten Einschnürung des Kathodenstrahlenbündels, sondern ein Stück weiter davor angebracht; man erhält dann einen größeren Brennfleck und die Wärmeentwicklung ist dann nicht so groß. Ein möglichst kleiner Brennfleck ist nur bei Röhren, die zu diagnostischen

Fig. 6.

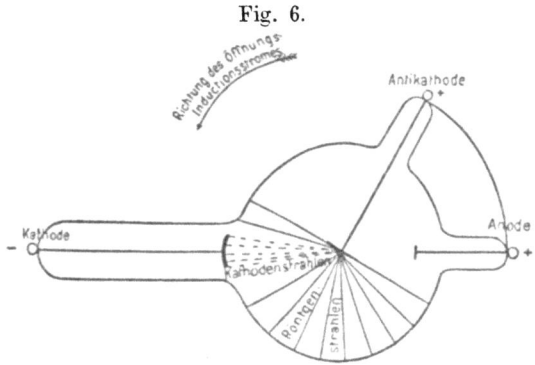

Schema einer Röntgenröhre.

Zwecken dienen, erforderlich. Die Kathodenstrahlen auf die Glaswand der Röhre selbst zu konzentrieren, so daß an dieser Stelle die Röntgenstrahlen entstehen, ist darum unzweckmäßig, weil die Kathodenstrahlen eine derartige Wärmeentwicklung hervorrufen, daß das Glas an der getroffenen Stelle schmelzen würde. Auch den Antikathodenspiegel selbst hinterlegt man noch mit größeren Metallmassen oder läßt ihn den Boden eines Glas- oder Metallrohres bilden, in welches Wasser gefüllt oder Luft hineingeblasen werden kann; sowohl die Hinterlegung mit Metall, wie die Wasser- und Luftkühlung bei den modernsten Röhren bezweckt eine bessere Wärmeableitung und damit eine bessere Konstanz der Röhre. Denn durch starke Erhitzung des

Antikathodenspiegels werden Gasmengen aus dem Metall frei, die dann natürlich das Vakuum erniedrigen müssen. Eine Röntgenröhre ist also eine stark evakuierte (Luftdruck ca. 1 Millionstel und weniger Millimeter Quecksilber) Glaskugel, welche 3 röhrenförmige Fortsätze besitzt. Diese dienen zur Aufnahme der Elektroden, der Anode, der hohlspiegelförmigen Kathode und der annähernd im Krümmungsmittelpunkt der letzteren befindlichen Antikathode. Anode und Kathode sind aus Aluminium, die Antikathodenfläche aus Platin oder einem anderen schwer schmelzbaren Metall (Iridium) gefertigt. Die Zuschmelzstelle der Röntgenröhren befindet sich meist an dem Glasfortsatz, welcher zur Aufnahme der Kathode dient, dem sogenannten „Kathodenhals" und stellt einen kleinen Auswuchs des Kathodenhalses dar,

Fig. 7.

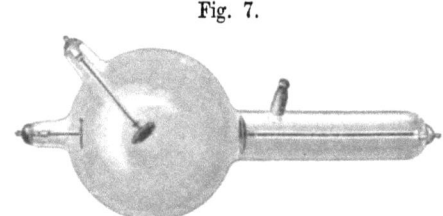

Einfache Röntgenröhre ohne Regeneriervorrichtung.

der durch eine darüber gestülpte Gummihülse geschützt ist. Eine Röntgenröhre soll — eingeschaltet und richtig belastet — eine Halbteilung in eine grün leuchtende, vor dem Antikathodenspiegel gelegene und eine dunkle, hinter dem Antikathodenspiegel gelegene Kugelhälfte zeigen (cf. Fig. 6). Die grüne Fluoreszenz der Halbkugel vor dem Antikathodenspiegel soll durch „sekundäre" Kathodenstrahlen bedingt sein, d. h. Strahlen, welche mit den Röntgenstrahlen auf dem Antikathodenspiegel entstehen und sich, ebenso wie diese senkrecht und radiär nach allen Seiten fortpflanzen, aber vom Glase vollkommen absorbiert und in Fluoreszenzlicht umgewandelt werden. Diese komplizierte Annahme besonderer Strahlen zur Erklärung der Fluoreszenz ist nicht unbedingt erforderlich. Es könnte sich auch um stark absorbierbare, besonders „weiche" Röntgenstrahlen handeln, welche von der Glaswand der antefocalen Kugelhälfte völlig absorbiert und in Fluoreszenzlicht transformiert werden.

Fig. 7 zeigt eine derartige einfache Röntgenröhre; in dem längeren Glasfortsatz befindet sich die Kathode, ihr gegenüber die Anode und Antikathode.

Solche Röhren besitzen aber 2 große Nachteile; einmal wird durch die auffallenden Kathodenstrahlen das Platinblech der Antikathode bei längerem Betriebe so stark erhitzt, daß es glühen und schließlich schmelzen kann, und dann wird die Röhre bei längerem Gebrauche immer luftleerer. Ebenso aber wie dichte Luft dem elektrischen Strom einen großen Widerstand entgegensetzt, so auch ein sehr hohes Vakuum. Die Luftverdünnung wird mit der Zeit so groß, daß der Strom seinen Weg um die Röhre herum nimmt in der Form von elektrischen Entladungen, die Röhre wird — wie der Terminus technicus lautet — immer „härter". Es findet eben beim Stromdurchgang ein Luftverbrauch statt. Ferner ist für das „Härterwerden" von Bedeutung die Erwärmung und das nachfolgende Erkalten der Metall- und Glasteile, welches offenbar eine Bindung der Gase an das Metall und die Glaswand zur Folge hat, ferner die Zerstäubung des Platins, welche zu einer Deponierung von feinsten Platinteilchen auf die Glaswand führt. Diese Teilchen binden offenbar auch Gase und erhöhen damit das Vakuum der Röhre. Sehr wichtig ist nun aber der Einfluß des Vakuums auf die Qualität der erzeugten Röntgenstrahlen. Ist das Vakuum so hoch, der Widerstand für den Strom so groß, daß die gesamten Elektrizitätsmengen ihren Weg um die Röhre herumnehmen, so ist die Röhre „zu hart", sie gibt gar kein Röntgenlicht. Ist das Vakuum etwas niedriger, so daß nur ein Teil des Stromes durch die Röhre, ein anderer um die Röhre herum geht, so entstehen Röntgenstrahlen, welche ein sehr starkes Penetrationsvermögen besitzen: sie durchdringen z. B. die Knochen der Hand fast ebenso leicht wie die Weichteile, so daß ein flaues, kontrastloses Bild entsteht (cf. Fig. 8, I). Das Fluoreszenzlicht derartiger „harter" Röhren ist durchsichtig grün, der Strom geht nur zum Teil durch die Röhre, zum Teil um die Röhre herum, die Ausgleichung der Elektrizitätsmengen außerhalb der Röhre gibt sich durch ein Knistern kund.

Ist das Vakuum so niedrig, der Widerstand für den Strom so gering, daß der größte Teil durch und nur ein kleiner Teil um die Röhre herumgeht, so bezeichnet man die Röhre als „mittelweich". Sie liefert Röntgenstrahlen

18 Röntgeninstrumentarium.

von mittlerer Penetrationsfähigkeit, die Handknochen erscheinen grauschwarz, die Weichteile hellgrau, das Bild ist also kontrastreich (cf. Fig 8, II). Ist das Vakuum noch niedriger, der Widerstand für den Strom also noch geringer, so gleichen sich die gesamten Elektrizitätsmengen innerhalb der Röhre aus, es entstehen dann Röntgenstrahlen, deren

Fig. 8.

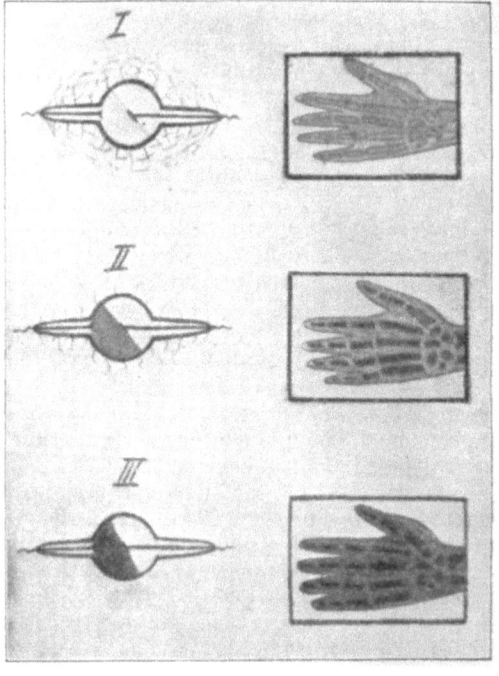

Penetrationskraft minimal ist, die also z. B. von den Weichteilen der Hand fast ebenso stark absorbiert werden, wie von den Knochen, so daß die letzteren tiefschwarz, die ersteren fast ebenso dunkel erscheinen; derartige Röhren bezeichnet man als „weich" (cf. Fig. 8, III). Das Fluoreszenzlicht solcher Röhren ist gesättigter, mehr gelblich, weniger durchsichtig, als das härterer Röhren. Um die Anode herum ist meist ein blauer Lichtmantel sichtbar, bei sehr weichen Röhren auch ein blaues Lichtband, welches sich — entsprechend der Richtung der Kathodenstrahlen — von der Kathode zur Antikathode erstreckt.

Bei weiterer Erniedrigung des Vakuums wird die Röhre „zu weich", sie gibt ebenso wie die „zu harte" Röhre kein Röntgenlicht; dagegen treten bläuliche Lichtnebel auf, welche die ganze Röhrenkugel ausfüllen. Man hat also in diesem Falle eine Geißlersche Röhre vor sich.

Zwischen den 3 Härtegraden: hart, mittelweich, weich gibt es natürlich Uebergangsstufen. Je mehr Röntgenstrahlen von einem Körper, z. B. von Bromsilbergelatine oder von der menschlichen Haut absorbiert werden, desto stärker ist auch ihre Wirkung auf die betreffenden Körper, desto stärker z. B. die Schwärzung der photographischen Platte oder die schädigende Wirkung auf die Haut. Es ist also sowohl für diagnostische als auch für therapeutische Zwecke erwünscht, das Vakuum und damit die Qualität der Röntgenstrahlen „regulieren" zu können. Gewöhnlich wird es sich darum handeln, harte Röhren weicher zu machen. Zu diesem Zwecke wird entweder die Fähigkeit gewisser Metalle (Platin, Palladium), in glühendem Zustande Wasserstoff diffundieren zu lassen, benutzt (Gundelach) oder die Eigenschaft bestimmter Substanzen (Aetzkali, Kohle, Glimmer), Gase auf sich zu kondensieren und beim Erwärmen abzugeben (Ehrhardt, Müller). Die erste Art der Gaszufuhr bezeichnet man als Osmoregulierung. An den Röhren befindet sich — luftdicht eingeschmolzen — ein dünnes nach außen geschlossenes Röhrchen aus Platin oder Palladium. Will man die Röhre weicher machen, so erwärmt man das geschlossene Ende des Röhrchens mit einer Spiritusflampe bis zur Rotglut. In glühendem Zustande läßt dann das Röhrchen Wasserstoff aus der Flamme in das Innere der Röntgenröhre diffundieren, die Röhre wird weicher. Man kann die Osmoregulierung auch aus der Entfernung vornehmen, mittels eines Mikrobunsenbrenners, dessen Flamme durch einen Drosselgashahn vergrößert und verkleinert werden kann (Distanzregulator nach Holzknecht). Bei der zweiten Art der Regenerierung durch Erhitzung gasabgebender Substanzen wie Kohle oder Glimmer läßt man die Erwärmung dieser Substanzen den sekundären Strom besorgen, indem man einen beweglichen Metallhebel, der mit der Kohle- oder Glimmerplatte in Verbindung steht, soweit der Kathode — am einfachsten mittels eines langen Holzstabes — nähert, bis Funken überspringen. Derartige Röhren sind zuerst von C. H. F. Müller in Hamburg, von E. Ducretet in Paris hergestellt worden.

Die bekannte Form der Müllerschen Wasserkühlröhre ist aus Fig. 9 ersichtlich.

In einer der Hauptröhre angeschmolzenen kleinen Nebenröhre befindet sich eine beim Erwärmen Gase abgebende Substanz. An der Nebenröhre ist ein beweglicher Metallhebel angebracht, welcher der Kathode der Hauptröhre mehr oder weniger genähert werden kann. Zwischen den Kathoden beider Röhren befindet sich also eine Funken-

Fig. 9.

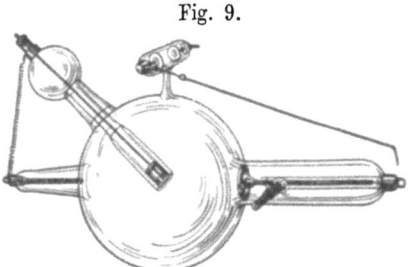

Wasserkühlröhre von Müller mit „automatischer" Regeneriervorrichtung.

strecke, die man um so kleiner (durch Annäherung des Metallhebels an die Kathode der Hauptröhre) machen wird, je weicher, um so größer, je härter man die Röntgenröhre haben will. Wird also die Röntgenröhre luftleerer, wächst demnach der Widerstand für den Strom, so springen Funken zwischen der Kathode der Hauptröhre und dem mit der Nebenröhre in Verbindung stehenden Metallhebel über. Die Kathode der Nebenröhre selbst besteht aus dem Stoffe, welcher bei Stromdurchgang sofort ein bestimmtes Quantum Gas abgibt und dadurch das Vakuum erniedrigt. Die Müllerschen Röhren werden auf Wunsch auch mit einer Vorrichtung zum Härtermachen geliefert, die aber ziemlich überflüssig

Röntgeninstrumentarium. 21

ist, ganz abgesehen davon, daß die häufigere Benutzung die Lebensdauer der Röhren beeinträchtigt.

Leider regulieren sich die Röhren von Müller „selbsttätig" nur sehr langsam und nur in der ersten Zeit. Man muß meist mittels eines langen Holzstabes den Metallhebel der Kathode so weit nähern, bis ein ausgiebiger Funkenübergang stattfindet, um sie „weicher" zu machen.

In der kleinen Nebenröhre sind jetzt gewöhnlich zwei Kohleplatten oder auch 1 Kohle- und 1 Glimmerplatte angebracht (s. Fig. 9). Wenn die eine ihren Gasvorrat erschöpft hat, wird der Hebel an der anderen befestigt.

Fig. 10.

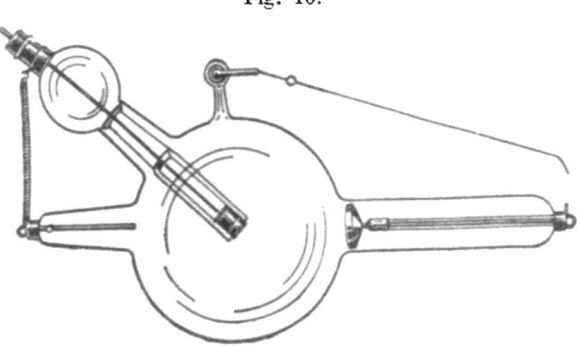

Rapidrohr (Müller).

Neuerdings werden die Müller-Röhren auf Wunsch auch mit Osmoregulierung oder mit der Luft-Fernregulierung nach Bauer versehen. Letztere besteht aus einer sinnreichen Vorrichtung, welche es gestattet, durch Druck auf einen Ballon oder ein Gebläse, ein minimales Quantum atmospärischer Luft in das Röhreninnere zu schicken und dadurch die Röhre weicher zu machen. Mittels eines entsprechend langen Schlauches kann man diese Manipulation aus großer Entfernung hinter seiner Schutzwand vornehmen.

Der Antikathodenspiegel bildet bei den Müller-Röhren den Boden eines Glasrohres, das während des Betriebes mit Wasser gefüllt sein muß und zur Ableitung der durch die aufprallenden Kathodenstrahlen erzeugten Wärme dient.

Infolge dieser Wasserkühlung verträgt die Röhre eine sehr starke Belastung, ohne ihren Härtegrad zu ändern, da eben eine Erhitzung des Platinspiegels und damit ein Freiwerden von Gas und ein Weicherwerden der Röhre erst eintritt, wenn auch das Wasser im Kühlrohr sich stark erhitzt resp. ins Kochen gerät. Dann muß entweder die Röhre oder aber das Wasser gewechselt werden.

Fig. 11.

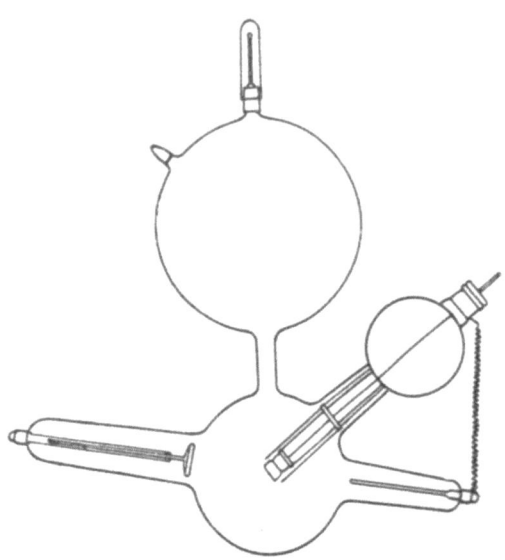

Penetransrohr (Müller).

Das Wechseln des heißen Kühlwassers muß allerdings sehr vorsichtig vorgenommen werden. Man muß zunächst die Röhre nur soweit neigen, daß ein geringes Quantum abfließt und der Platinspiegel jedenfalls immer noch vollkommen von Wasser bedeckt ist, dann füllt man etwas Wasser nach und wiederholt diese Prozedur so oft, bis das heiße Wasser allmählich wieder vollkommen durch kühles Wasser ersetzt ist.

Außer der Wasserkühlröhre mit dünner Antikathode fertigt Müller-Hamburg seit einigen Jahren ein zweites Modell mit verstärkter Antikathode „das Rapidrohr"

Fig. 12.

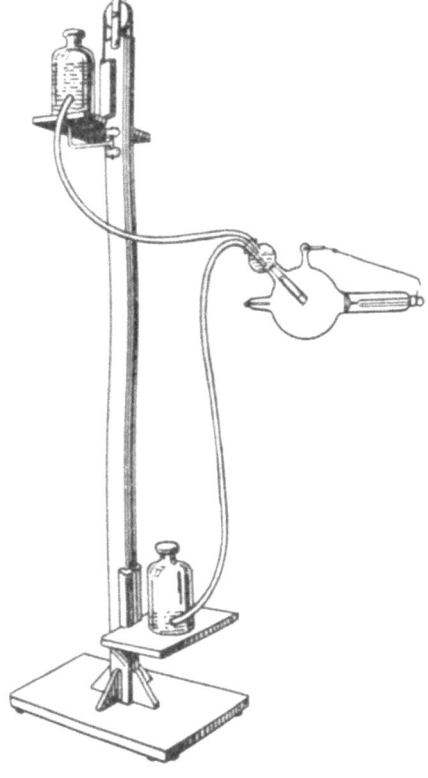

Vorrichtung zur Kühlung der Antikathode durch fließendes Wasser.

(Fig. 10) und trägt damit den erhöhten Anforderungen Rechnung, die sich aus der Anwendung größerer Stromstärken ergeben haben.

Die Verstärkung, aus einem guten Wärmeleiter hergestellt, ist so dimensioniert, daß einerseits ein Durchstechen auch bei höchster Belastung ausgeschlossen ist, und daß anderseits eine gute Wärmeabgabe an das Kühlmittel, also eine Konstanz des Vakuums, d. h. des Härtegrades gewährleistet ist.

Als Regulierung wird in der Regel die kombinierte Kohle-Glimmer-Regulierung angesetzt, auf Wunsch Osmo- oder Bauer-Luftregulierung.

Speziell als Tiefentherapierohr, unter Hinsicht auf möglichst kleine Fokus-Hautdistanz, fertigt Müller das Penetransrohr (Fig. 11). Die Elektroden derselben Art wie im Rapidrohr sind in einer kleinen Kugel untergebracht und die Nebenkugel bildet ein hinreichend großes Reservoir an Gasgehalt um einem frühzeitigen Hartwerden vorzubeugen.

Zum Zwecke einer Kühlung der Antikathode mit fließendem Wasser kann der Verschluß der Wasserkühlröhre mit einem Zu- und Abflußröhrchen versehen und diese durch Gummischläuche mit der in Fig. 12 abgebildeten Vorrichtung verbunden werden. Nach Entleerung der oberen Flasche wird die dann gefüllte untere Flasche gehoben, eine sehr bequeme Manipulation, da die beiden Flaschenträger durch ein über eine Rolle laufendes Seil verbunden sind. Die direkte Kühlung von der Wasserleitung ist wegen der auftretenden Ladungserscheinungen, die zur Zerstörung der Röhren führen können, zu verwerfen.

Die Dauerkühlung durch fließendes Wasser kommt ausschließlich für Tiefenbestrahlungen bei sehr starker Belastung in Betracht; für den üblichen Betrieb wird die Kühlung durch stehendes Wasser ausreichen.

Ein neues Prinzip, Antikathoden von Trockenröhren energisch zu kühlen, findet im „Müllerzangenrohr" Anwendung (Fig. 13).

In die hohle Antikathode wird eine federnde, massive Kupferzange eingesetzt, die als guter Wärmespeicher wirkt. Nach eingetretener Erwärmung wird die Zange entfernt, abgekühlt und wieder eingesetzt oder gegen eine kalte Reservezange ausgewechselt.

Die Müller-Röhren werden auf Wunsch mit einem Lithiumglasfenster (Lindemann-Glas) versehen, welches sich durch eine besondere Durchlässigkeit auszeichnet und auch die sehr weichen Röntgenstrahlen, die von gewöhnlichem Glase absorbiert werden, passieren läßt.

Bei den modernsten Röhren wird als Kühlmittel statt des Wassers die Luft verwendet, welche durch besondere

Apparate während des Betriebes dauernd gegen die Rückfläche der Antikathoden-Platte geblasen wird. Auch diese Röhren sind wie die Wasserkühlröhre besonders belastungsfähig und eignen sich darum gleichfalls in erster Linie für die Tiefen-Therapie. Eine solche Röhre zeigt Fig. 14.

In das Antikathodenrohr führt ein zweites Rohr von geringerem Durchmesser, welches nahe vor der Antikathodenplatte endet. Dieses Rohr steht durch einen Gummischlauch mit einem Preßluftgebläse in Verbindung.

Fig. 13.

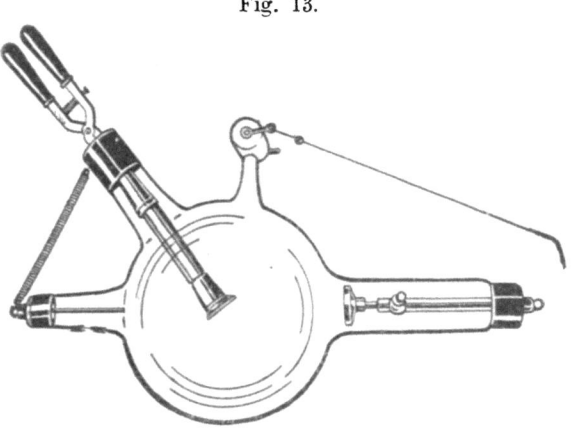

Zangenrohr (Müller).

Die eingeblasene Preßluft kühlt nicht nur die Antikathodenplatte, sondern auch das Antikathodenrohr, an dessen Innenwand sie ja wieder nach außen entweicht.

Bei einem anderen Typ (Fig. 15) wird die Kühlung durch eine elektrische Luftdusche besorgt, welche durch einen kurzen Schlauch mit dem Antikathodenrohr in Verbindung steht. Die Röhre wird mit Osmo-, Luft- und „automatischer" Regulierung geliefert.

Nächst den Wasserkühl- und Luftkühl-Röhren sind die Röhren mit starker Metallhinterlegung des Antikathodenspiegels noch am ehesten für länger dauernde Belastung geeignet, wenn auch die Belastung nicht so kräftig gewählt werden darf. Gut bewährt hat sich mir die Polyphos-

26 Röntgeninstrumentarium.

Therapie-Röhre (Dr. Rosenthal), schlecht bewährt dagegen die Delta-Röhre (Bauer).

Eine recht brauchbare Röhre für etwas stärkere Be-

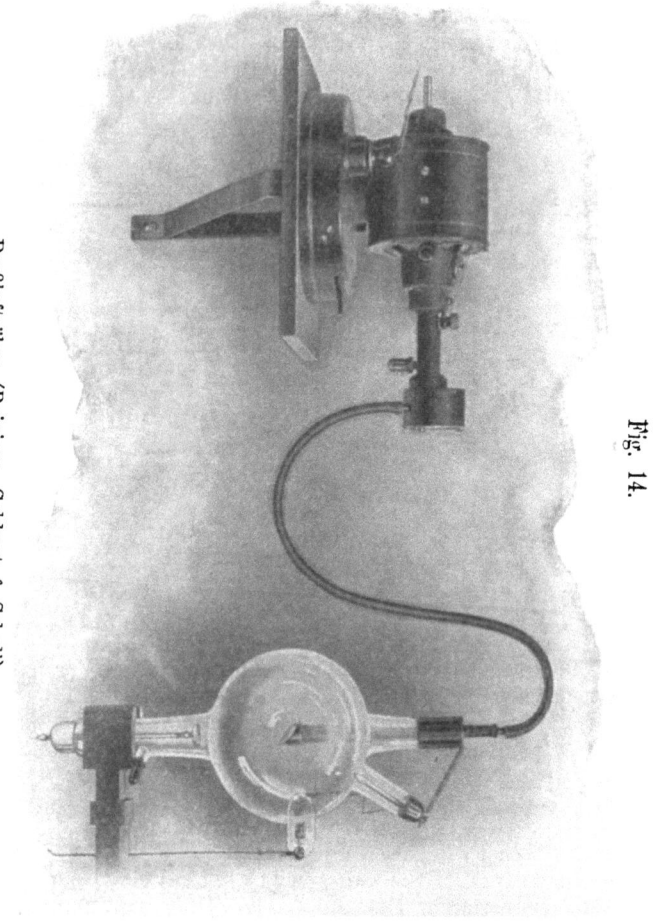

Preßluftröhre (Reiniger, Gebbert & Schall).

Fig. 14.

lastung, aber doch in erster Linie für Oberflächentherapie geeignet ist die Therapie-Zentral-Röhre (Burger) (Fig. 16).

Die eigentliche Röntgenröhre hat eine ähnliche Form wie das „Penetransrohr" von Müller (cf. Fig. 11). An die kleine Hauptröhre ist hier gleichfalls noch ein großer Gasballon angeblasen, welcher die Hilfsanode enthält, d. h. die Anode, an welche die Röhre beim Evakuieren angeschlossen ist. Die Antikathode ist im einem ziemlich kräftigen Metallklotz hinterlegt und zeigt keine plane, sondern eine konvexe Fläche. Ihr gegenüber zeigt

Fig. 15.

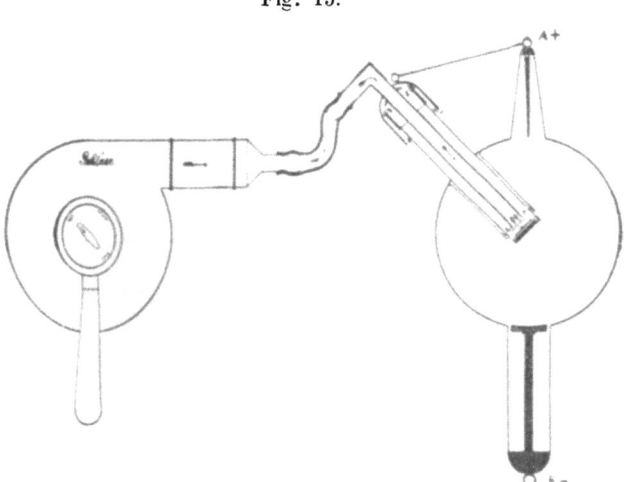

Therapie-Röhre mit Kühlung der Antikathode durch Luftzirkulation (Burger).

die Glaswand eine besonders dünn geblasene Ausbuchtung, entsprechend der Austrittsstelle des therapeutischen Strahlenbündels. Das positive Kabel wird an die Antikathode angelegt; legt man das Kabel an die Hilfsanode, so ist die Strahlung viel weicher, doch wird die Röhre durch diese Schaltung ziemlich rasch härter. Es empfiehlt sich also, immer an die Antikathode anzuschließen, zumal die Röhre dann auch wirksamer ist, da die weiche Strahlung — auch trotz der besonders dünn geblasenen Ausbuchtung — zum großen Teil von der Glaswand absorbiert wird. Die erhöhte Wirksamkeit erklärt

28 Röntgeninstrumentarium.

sich ohne weiteres aus der geringen Entfernung der Antikathode von der Glaswand (ca. 6 cm) und der Dünnheit des Glases an der Austrittsstelle des therapeutischen Strahlenbündels. Die Röhre hält sich gut konstant,

Fig. 16.

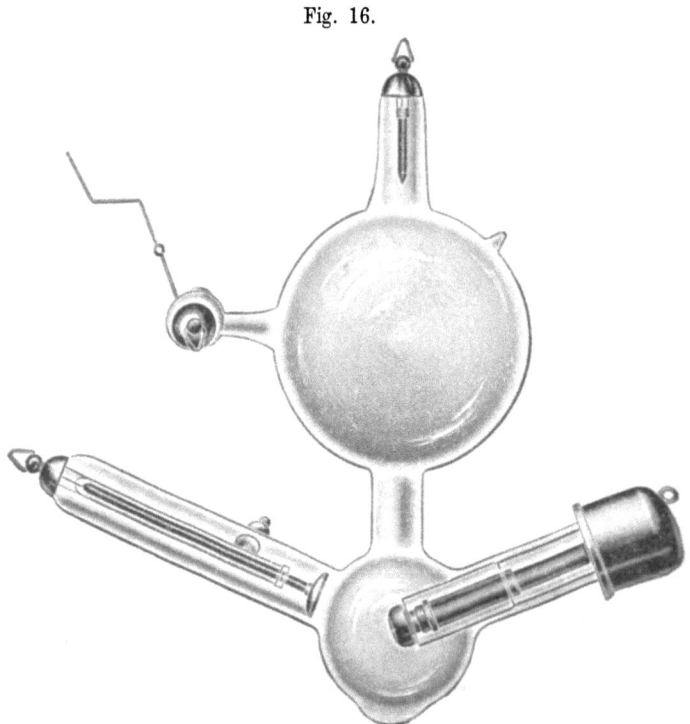

Therapie-Zentral-Röhre (Burger).

natürlich nur bei passender Belastung und läßt sich leicht durch Erwärmung eines in den Kathodenhals luftdicht eingefügten, nach außen geschlossenen Palladiumröhrchens durch eine Spiritusflamme regenerieren. Auch wird auf Wunsch Kohleregenerierung an der Röhre angebracht, wie sie z. B. Fig. 13 zeigt. Die Röhre ist für thera-

peutische Zwecke, besonders wenn es sich um kräftigere
Bestrahlungen kleinerer Krankheitsherde handelt, sehr
geeignet.

Eine Röhre, bei welcher sich der Antikathodenspiegel
gleichfalls der Glaswand sehr nahe befindet, und bei
welcher die Glaswand selbst im ganzen — nicht nur an
einer umschriebenen Stelle — sehr dünn geblasen ist,
ist die kleine Therapie-Röhre von Burger, deren
Röhrenkugel nur einen Durchmesser von 12 cm besitzt
(Fig 17).

Trotzdem sie nur eine schwache Belastung verträgt
wegen der dünnen Antikathode, ist sie doch recht wirksam
und eignet sich in mittelweichem Zustande vorzüglich für
Oberflächen-Bestrahlungen, besonders auch für Bestrahlung
größerer Flächen. Für Tiefen-Bestrahlungen ist sie nicht
zu gebrauchen.

Mit der Aufzählung der hier genannten Röhren-Typen
soll nicht gesagt sein, daß andere hier nicht genannte Typen
für therapeutische Zwecke ungeeignet sind.

Man wird immer einen Unterschied machen müssen in
der Auswahl der Röhren, je nachdem man sie für Oberflächen- oder Tiefen-Bestrahlungen gebrauchen will.

Für den erstgenannten Zweck genügen kleine Röhren
mit schwacher Antikathode, für den zweitgenannten sind
große Röhren mit kräftiger Antikathode, bei welcher besonders für gute Wärmeableitung gesorgt ist, erforderlich.

Alle geschilderten Vorrichtungen zum Regenerieren,
dienen dazu, die Lebensdauer der Röntgenröhren ganz erheblich zu verlängern. Schließlich werden aber auch derartige Röhren unbrauchbar. Die Erniedrigung des Vakuums
durch eines der angegebenen Mittel hält nur ganz kurze
Zeit vor, die Röhren werden rasch wieder hart und sprechen
schließlich gar nicht mehr an. Wichtig für die Schonung der Röhren ist, daß sie nur mit geeigneter
Belastung in Betrieb gesetzt werden. Harte Röhren
erfordern höhere, weiche niedrigere Belastung.

Bei Verwendung der mechanischen Unterbrecher wird
die Stromzufuhr durch den in den primären Stromkreis
eingeschalteten Regulierwiderstand und event. auch noch
durch Veränderung der Stromschlußdauer in völlig ausreichender Weise reguliert und dem jeweiligen Härtegrad
der Röhren angepaßt.

Alte vielgebrauchte Röhren färben sich, besonders in dem vor dem Antikathodenspiegel liegenden Kugelabschnitte, aber auch — wenn auch schwächer — hinter demselben. Hält man eine derartige alte Röhre gegen einen weißen Hintergrund, so zeigt sich der Kathodenhals ganz durchsichtig, die vor dem Antikathodenspiegel liegende Kugelhälfte dagegen mehr oder weniger violett, die hinter demselben gelegene Kugelhälfte gelblich verfärbt. Die violette Färbung durchsetzt die ganze Dicke des Glases und beruht auf einer chemischen Veränderung des Glases (Reduzierung von Mangan), wie sie auch durch die Radium- und Lichtstrahlen hervorgerufen wird. Außerdem kommt es bei älteren

Fig. 17.

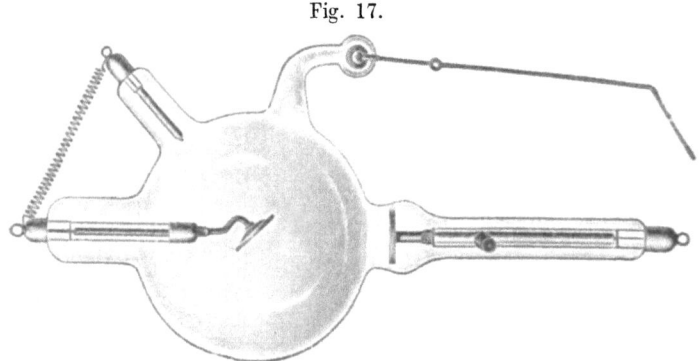

Kleine Therapie-Röhre (Burger).

Röhren zu einer Metallzerstäubung, welche zu einem Belag an der Innenfläche der Glaskugel führt. Diese Zerstäubung von Metallteilchen ist von Bedeutung für das ständige Härterwerden der Röhren, weil sie einen Teil der im Röhreninnern enthaltenen Luft binden.

Die Färbung der Glaswand erkennt man am besten bei durchfallendem, den Metallbelag bei auffallendem Lichte. Natürlich bewirkt der letztere auch bei durchfallendem Lichte eine mehr oder weniger starke Schwärzung der Glaswand.

Das Ende einer Röntgenröhre ist gewöhnlich dadurch bedingt, daß sich — häufig beim Regenerieren alter Röhren

Röntgeninstrumentarium. 31

— ein Funke den Weg durch die Glaswand bahnt; es dringt Luft in das Röhreninnere und zwischen Anode resp. Antikathode und Kathode gleicht sich nun die Elektrizität — wie immer in dichter Luft — in Form eines Funkenbandes aus. Zu den glücklicherweise sehr seltenen, aber dafür um so unangenehmeren Ereignissen gehört die Implosion einer Röntgenröhre, die unter lautem Knall und pulverförmiger Zerstäubung des Glases erfolgt, meist ohne jede nachweisbare Veranlassung, während die Röhre nicht in Betrieb ist.

Diese Implosion kommt anscheinend nur bei Röhren von großem Kugeldurchmesser vor, weil ja mit der Größe der Kugel die Angriffsfläche für den atmospärischen Druck wächst.

Vorrichtungen zur Unterdrückung der verkehrten Stromrichtung.

Die Röntgenröhren leiden bei dem Betriebe mit Induktor und Unterbrecher besonders durch die Schließungsströme, welche die gleiche Wirkung haben, wie verkehrte Stromrichtung, und die Röhre sehr schnell hart machen. Für den Schließungsstrom wird nämlich die Kathode zur Anode und die Antikathode zur Kathode, so daß die Kathodenstrahlen auf dem leicht zerstäubbaren Platinspiegel entstehen, feinste Platinteilchen losreißen, die schließlich einen gelbbraunen bis braunschwarzen Belag auf der Glaswand bilden und zur Bindung der Gase im Innern der Röhre führen. Das gilt vor allem für weiche Röhren wegen des an und für sich geringen Widerstandes, welchen sie dem Schließungsstrom bieten. Diese Tatsache benutzt man z. B. bei Röhren, die man „überregeneriert", also „zu weich" gemacht hat, indem man den Strom „wendet", so daß die Antikathode zur Kathode wird. Den Durchgang des Schließungsstromes erkennt man daran, daß auf der hinter dem Antikathodenspiegel gelegenen Kugelhälfte unregelmäßige fluoreszierende Ringe, konaxial zur Anode, resp. zur Antikathode auftreten. Uebrigens werden auch auf der vor dem Antikathodenspiegel gelegenen fluoreszierenden Kugelhälfte durch den Schließungsstrom fluoreszierende Ringe und Flecken hervorgerufen, die — eben weil sie innerhalb der fluoreszierenden Kugelhälfte gelegen — nicht so gut sichtbar sind. Der Schließungsstrom ist auch darum recht störend, weil er die exakte Messung der Stromstärke mittels eines in den sekundären Stromkreis eingeschalteten Milliampèremeters erschwert oder unmöglich macht, da er dieses in umgekehrter Richtung wie der Oeffnungsstrom durchfließt. Das Milliampèremeter zeigt also dann nicht die Stärke des Oeffnungsstromes an, sondern nur den aus den beiden entgegengesetzten Stromrichtungen resultierenden Mittelwert.

Sehr gut zeigt die Glimmtlichtröhre das Vorhandensein von Schließungsstrom an. Die Glimmlichtröhre ist eine mäßig evakuierte Glasröhre mit 2 stabförmigen Metallelektroden, welche in den sekundären Stromkreis eingeschaltet wird. Passiert nur der Oeffnungsinduktionsstrom die Röntgenröhre, so zeigt nur die Kathode der Glimmlichtröhre einen blauen Lichtmantel. Geht auch der Schließungsinduktionsstrom hindurch, so tritt auch um die Anode der Glimmlichtröhre ein blauer Lichtmantel auf.

Da nun der Schließungsstrom eine erheblich niedrigere Spannung besitzt als der Oeffnungsstrom, so kann man den ersteren dadurch ausschalten, daß man ihm einen Widerstand in den Weg legt, den er nicht überwinden kann, während der Oeffnungsstrom ihn mit Leichtigkeit überwindet. Diesem Zwecke dienen z. B. die sogenannten Ventilröhren. Die Ventilröhren sind evakuierte, meist mit Regeneriervorrichtung versehene, in ihrer Form den Röntgenröhren ähnelnde Glastuben, mit 2 Elektroden, die derartig angeordnet sind, daß die Ueberbrückung des Raumes zwischen ihnen dem Schließungsstrome sehr erhebliche, dem kräftigeren Oeffnungsstrome dagegen gar keine Schwierigkeiten macht. Die Ventilröhren werden aber — auch trotz der Regeneriervorrichtung — sehr schnell hart und damit unbrauchbar. Sie sind heute wohl allgemein dadurch verdrängt, daß man in den Stromkreis eine gewöhnliche Funkenstrecke einschaltet. Die beiden Elektroden sind in einer mit der Außenluft kommunizierenden Glasröhre angebracht, die an der negativen Polklemme des Induktors oder an irgend einer anderen Stelle in den sekundären Stromkreis eingeschaltet, z. B. am Röhrenstativ befestigt wird. Als Anode dient eine Metallspitze, als Kathode eine Metallplatte. Man wählt den Luftraum zwischen beiden so groß, daß gerade noch der Oeffnungsfunke von der Spitze zur Platte überspringen kann und an der in Betrieb befindlichen Röhre keine fluoreszierenden Flecken und Ringe mehr auftreten. Bei Einschaltung der Funkenstrecke wird die Röhre härter, weil eben der Widerstand im sekundären Stromkreis größer und damit die zur Ueberwindung dieses Widerstandes erforderliche Spannung höher wird. Denn streng genommen ist die Qualität nicht von dem Vakuum der Röhren abhängig, oder jedenfalls nur insofern, als auch mit dem

Fig. 18.

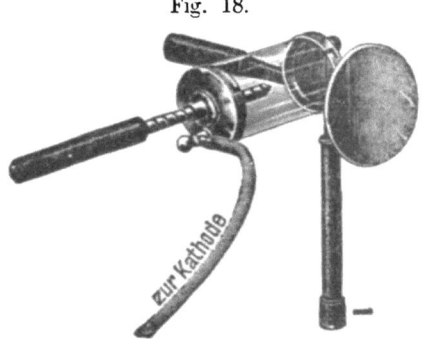

Vorschaltfunkenstrecke zur Unterdrückung des Schließungsstromes.

steigenden Vakuum der Widerstand und damit die sekundäre Spannung wächst. Es ist also richtiger, zu sagen: der Härtegrad einer Röhre ist abhängig von der sekundären Spannung, letztere wiederum von dem Widerstand im sekundären Stromkreis, der z. B. durch ein hohes Vakuum, aber auch durch eine in den sekundären Stromkreis eingeschaltete Funkenstrecke sehr groß werden kann.

Die Intensität der Schließungsströme ist im übrigen auch von der Bauart der Induktoren, von der Konstruktion der Röhren und der Unterbrecher abhängig. So überwiegt beim Wehnelt die Spannung des Oeffnungsstromes die des Schließungsstromes sehr wenig, bei den Quecksilbermotorunterbrechern dagegen sehr erheblich. Bei letzteren liegen also in dieser Beziehung die Verhältnisse für den Röhrenbetrieb viel günstiger.

Schließungsstrom macht sich besonders bei weichen Röhren wegen ihres sehr geringen Widerstandes bemerkbar und läßt sich dann durch Ventilröhren oder Vorschalt-Funkenstrecken eliminieren.

Aber auch sehr harte Röhren, welche eine besonders starke Belastung erfordern, zeigen bisweilen Schließungslicht, einfach aus dem Grunde, weil mit der stärkeren Belastung nicht nur die Spannung des Oeffnungsinduktionsstromes, sondern auch die des Schließungsinduktionsstromes wächst und infolgedessen auch den größeren Widerstand harter Röhren überwindet.

In solchen Fällen ist auch die Vorschaltung von Ventilröhren oder Funkenstrecken nutzlos, da deren Widerstand ja nicht größer sein darf wie der Widerstand der Röntgenröhre.

Instrumente zur Prüfung der Qualität der Röntgenstrahlen.

Während die Quantität der Röntgenstrahlen abhängig ist von der Intensität des primären Stromes, richtet sich die Qualität der Röntgenstrahlen nach dem Vakuum der Röhren oder, richtiger gesagt, nach der zur Ueberwindung des durch das Vakuum bedingten Widerstandes erforderlichen sekundären Spannung. Je höher das Vakuum, je „härter" also die Röhre, desto penetrationsfähiger die erzeugten Röntgenstrahlen; je niedriger das Vakuum, je „weicher" also die Röhre, desto geringer die Penetrationskraft der produzierten Strahlen.

Den Härtegrad einer Röhre, also die Qualität der Röntgenstrahlen kann man ungefähr schon nach der Intensität des Schattens, welchen die vorgehaltene Hand auf dem durch die Röntgenstrahlen zur Fluoreszenz gebrachten Barium-Platin-Cyanür-Schirm wirft, beurteilen; je dunkler der Schatten, desto weicher die Röhre und umgekehrt. Man tut gut, nicht seine eigene Hand, sondern ein Handskelett als Testobjekt zu benutzen, um Schädigungen der Haut und der Nägel zu vermeiden. Dieses Handskelett ist zweckmäßig in eine Masse eingebettet, welche einen den Weichteilen entsprechenden Schatten auf dem Fluoreszenzschirm erkennen läßt. Für therapeutische Bestrahlungen genügt die annähernde Schätzung der Strahlenqualität nach dem Handschattenbilde nicht, sondern es ist die zahlenmäßige Bestimmung des Härtegrades mittels der in den folgenden Zeilen genauer geschilderten „Härteskalen" oder „Härtemesser" erforderlich.

Radiometer.

Fig. 19.

Dieses von Benoist angegebene, von Walter verbesserte Instrument beruht auf der ungleichen Aenderung der Transparenz des Silbers und des Aluminiums. Diese Ungleichheit der Aenderung tritt auf, sobald sich die Qualität der Röntgenstrahlen ändert. Während die Transparenz beim Silber mit der Aenderung der Qualität nur sehr wenig wechselt, ist sie beim Aluminium bei den verschiedenen Härtegraden sehr verschieden.

Zum Vergleiche dient eine dünne Silberplatte und ein in arithmetischer Reihe zweiter Ordnung stufenförmig verdickter Aluminiumstreifen, dessen einzelne Stufen durch Bleizahlen kenntlich gemacht sind. Bei einem bestimmten Härtegrad wird eine bestimmte Stufe des Aluminiumstreifens, die natürlich um so dicker sein wird, je härter die Röhre ist, die gleiche Helligkeit zeigen wie die Silberplatte; die Bleizahl der betreffenden Stufe gibt den Härtegrad der Röhre direkt an.

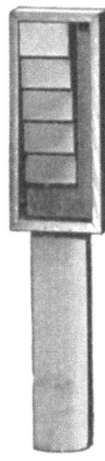

Radiometer nach Benoist.

Kryptoradiometer.

Eine weitere Vervollkommnung des Radiometers hat Wehnelt in seinem Kryptoradiometer erreicht, und zwar dadurch, daß der Aluminiumstreifen nicht stufenförmig, sondern keilförmig ist; es kann bei dieser Anordnung nicht vorkommen, daß die Qualität einer Röhre zwischen 2 Stufen liegt, und damit eine genaue Messung unmöglich ist. Ein weiterer Mangel des Stufen-Radiometers, nämlich die Irritation des Auges durch die verschiedene Helligkeit der der maßgebenden Stufe benachbarten Aluminiumfelder auf dem Leuchtschirm ist dadurch vermieden, daß sich zwischen den Metallstreifen und dem Schirm eine für Röntgenstrahlen undurchlässige Platte befindet, die nur durch einen schmalen Spalt den Röntgenstrahlen den Durchgang zum Fluoreszenzschirm gestattet. Beide Metallstreifen sind auf einem Schieber angebracht, der mittelst Zahn und Trieb an dem Spalt vorbeigeschoben werden kann. Auch der Leuchtschirm ist, um eine Ermüdung bei ständiger Beleuchtung

Fig. 20.

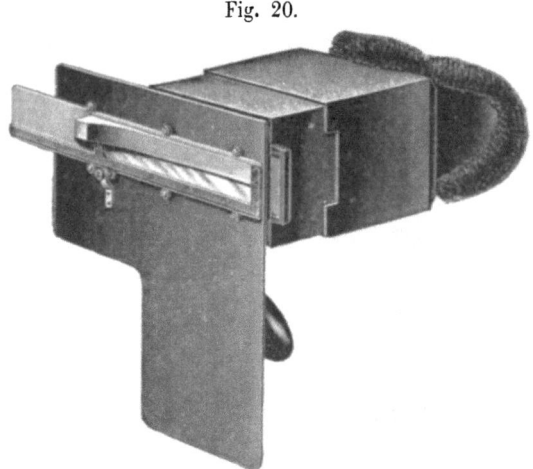

Kryptoradiometer nach Wehnelt.

derselben Stelle zu verhüten, verschiebbar. Eine am Schieber angebrachte Skala und ein an der undurchlässigen Platte markierter Index ermöglichen die Ablesung des Härtegrades. Es empfiehlt sich, den kleinen Leuchtschirm von Zeit zu Zeit dem Tageslicht auszusetzen, da er sich mit der Zeit bräunt. Diese Bräunung beeinträchtigt die Fluoreszenzfähigkeit und verschwindet wieder unter dem Einflusse des Tageslichtes.

Waltersche Härteskala.

Die Waltersche Härteskala besteht aus einer für Röntgenstrahlen undurchlässigen Bleiplatte, in welcher 8 Löcher ausgestanzt und mit Platinscheiben verschiedener Dicke ausgefüllt sind. Die Zunahme der Schichtdicke erfolgt in arithmetischer Reihe 2. Ordnung.

Vor der Bleiplatte ist ein Fluoreszenzschirm ange-

Röntgeninstrumentarium.

bracht, auf welchem um so mehr Platinscheiben als fluoreszierende Felder erscheinen, je penetrationsfähiger die Röntgenstrahlen sind, je härter also die Röhre ist.

Der absolute Härtemesser nach Christen.

Christen hat an Stelle der konventionellen Einheiten der verschiedenen Skalen (Benoist, Wehnelt, Walter u. a.) als absolutes Maß des Härtegrades die „Halbwertschicht" eingeführt.

Unter Halbwertschicht versteht man nach Christen diejenige Dicke einer Schicht destillierten Wassers, gemessen in Zentimetern, welche von der einfallenden

Fig. 21.

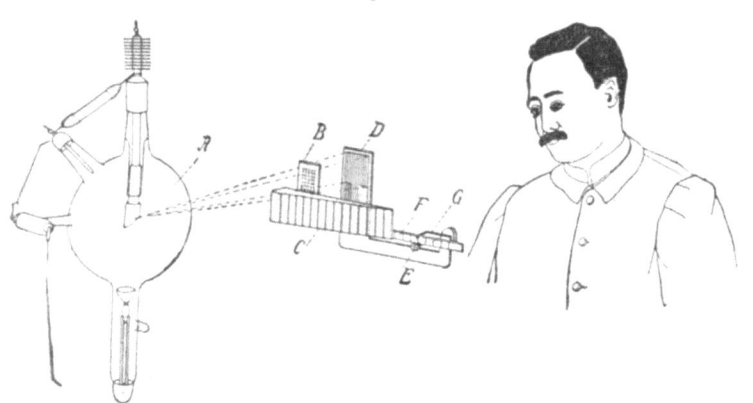

Schematische Darstellung der Messung der Halbwertschicht.

Strahlung gerade die Hälfte absorbiert und die andere Hälfte durchläßt.

Je weicher die Strahlung, desto dünner ihre Halbwertschicht; je härter eine Strahlung, desto dicker ihre Halbwertschicht, d. h. um so tiefer kann sie eindringen, bevor sie durch Absorption die Hälfte ihrer Intensität eingebüßt hat.

Da nun die Absorptionsfähigkeit der menschlichen Weichteile nur sehr unwesentlich von derjenigen des destillierten Wassers abweicht, so kann man praktisch annehmen, daß die auf Wasser bezogene Halbwertschicht ohne wesentlichen Fehler auf das menschliche Weichteilgewebe übertragbar ist.

Der absolute Härtemesser von Dr. Christen-Bern beruht auf folgendem Prinzip:

Die von der Röntgenröhre A ausgehende Strahlung fällt durch zwei Absorptionskörper B und C auf einen Fluoreszenzschirm D, dessen Fluoreszenzschicht dem Beschauer zugekehrt ist (cf. Fig. 21). Der „Halbwert" der von A ausgehenden Strahlung wird hergestellt, indem als Absorptionskörper B ein Metallblechsieb verwendet wird, bei welchem der Querschnitt sämtlicher Löcher gleich dem Querschnitt des stehengebliebenen Bleches ist. Durch diese „Halbwertplatte" geht stets die Hälfte der Strahlung, ob hart oder weich, denn die Summe aller Löcher ist gleich der halben Fläche der Scheibe. Durch das Metall geht nichts hindurch. Was durchgeht ist also bei jeder Strahlung gerade soviel wie das, was nicht durchgeht, d. h. die Hälfte dessen, was auffällt. Durch einen größeren Abstand zwischen Metallsieb B und Fluoreszenzschirm D, sowie durch die stets vorhandene räumliche Ausdehnung des Brennfleckes (Fokus) wird das Fluoreszenzbild der Sieblöcher nicht scharf, sondern verwaschen sein und es entsteht somit auf dem Fluoreszenzschirm D eine gleichmäßige Fluoreszenz, deren Helligkeit natürlich halb so groß (Halbwert) ist als beim direkten Auftreffen der Strahlen ohne das Sieb B. Mit dieser Fluoreszenzhelligkeit wird diejenige Helligkeit verglichen, welche von Röntgenstrahlen erregt wird, in deren Bahn der Absorptionskörper liegt. Dieser besteht aus Bakelit, einem Material, dessen Absorptionsfähigkeit genau gleich der des destillierten Wassers ist. Der Absorptionskörpers C ist treppenförmig abgestuft und kann mit Hilfe eines Zahntriebes E hin- und hergeschoben werden. **Es wird nun diejenige Dicke des Absorptionskörpers C durch den optischen Vergleich der beiden Fluoreszenzfelder gesucht, bei welcher die Fluoreszenzhelligkeit beider Felder genau die gleiche ist.** Die jeweilige Dicke des Absorptionskörpers C und dadurch auch die Halbwertschicht in Zentimetern wird abgelesen an einer seitlichen Skala F mit Hilfe des Zeigers G. Die Messung ist also praktisch genau die gleiche, wie sie bisher mit dem Präzisions-Kryptoradiometer von Prof. Wehnelt ausgeführt wurde.

Röntgeninstrumentarium.

Um ein einwandfrei richtiges Resultat bei der Messung zu erhalten, muß das Instrument unbedingt so gehalten werden
1. daß die Vergleichsfelder die größtmöglichste Breite haben und
2. daß an der Grenze der Vergleichsfelder weder eine helle noch eine dunkle Trennungszone auftritt. Nur dann haben die eintretenden Strahlen die korrekte Richtung parallel zu den Löchern der Halbwertplatte.

Fig. 22.

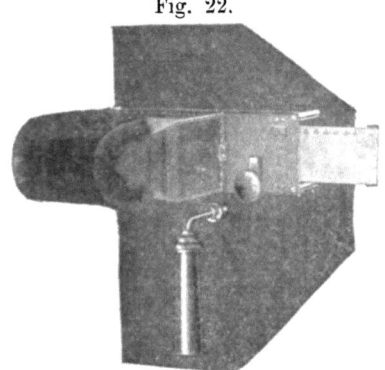

Absoluter Härtemesser nach Christen.

Der absolute Härtemesser von Dr. Christen wird in seiner äußeren Form durch Fig. 22 dargestellt, aus welcher ersichtlich ist, daß auf einem Schutzblech (gegen Schädigung der Hände und des Gesichts des Messenden) die Meßeinrichtung angebracht ist und die Betrachtung bzw. Messung bei unverdunkeltem Raum ermöglicht wird durch ein Kryptoskop, welches sich dicht an das Gesicht des Beobachtenden anlegt. Die Messung ist durch Abblendung jeden Seitenlichtes und Verwendung sehr helleuchtender Fluoreszenzmasse eine sehr genaue.

Die Halbwertschicht ist das einzige Maß, welches uns auch über die Tiefen-Dosen orientiert. Haben wir z. B. eine Strahlung von der Halbwertschicht 2 cm und applizieren auf die Hautoberfläche die Dosis 100, so wissen wir, daß wir in 2 cm Tiefe die Dosis 50, in 4 cm Tiefe die Dosis 25, in 8 cm die Dosis 12,5 haben, vorausgesetzt natürlich, daß kein Knochen unter der Haut liegt.

Nach dem Vorschlage von Christen empfiehlt es sich, statt von „Strahlen mit der Halbwertschicht 0,5, 1, 1,5, 2 cm" einfach von 0,5, 1, 1,5, 2 cm-Strahlen zu sprechen, geradeso wie wir ja auch nicht von „Kugeln mit dem Durchmesser 6 cm", sondern von „6 mm-Geschossen" sprechen.

Vergleichstabelle der konventionellen Härteskalen mit dem absoluten Maß der Halbwertschicht (nach einem Prospekt der Firma Reiniger, Gebbert u. Schall).

Halb-wert-schicht in cm	Härtebe-zeichnung	Wehnelt-Einh. We.	Benoist-Einh. B.	Walter-Einh. W.	Benoist-Walter B.-W.	Bauer Qualim. Grade
0,2	sehr weich	1,3	2—	—	1—	0,8
0,4	„ „	2,9	2+	3—	2—	2,0
0,6	weich	5,6	3+	5	3+	3,7
0,8	mittel	8,3	6+	7—	5+	5,6
1,0	hart	10,0	8+	8—	6+	6,4
1,2	sehr hart	11,2	—	—	—	7,5
1,4	„ „	12,3	—	—	—	8,1
1,6	„ „	13,2	—	—	—	8,7
1,8	„ „	14,0	—	—	—	9,3
2,0	„ „	14,8	—	—	—	9,9

Die Zeichen + und — bezeichnen „mehr" und „weniger" inbezug auf die folgende Zahl, z. B. 5— heißt, daß 5 Grade noch nicht bei dem Vergleichswert erreicht werden, 5+, daß 5 Grade überschritten werden.

Vergleichstabelle der Wehnelt-Skala und des Qualimeters mit dem Christenschen Härtemesser (nach Untersuchungen des Verfassers).

Wehnelt-Einh. (We.)	Halbwert-schicht in cm	Bauer Qualimeter Grade	Härtegrad
5—7	0,7—0,9	5—7	mittelweich
10	ca. 1,5	10	hart
12	ca. 2	—	sehr hart
13	ca. 2,25	—	„ „

Der Härtegrad 12 We. wurde durch Vorschaltung eines 1 mm dicken Aluminium-Filters, der Härtegrad 13 We. durch Vorschaltung eines 2 mm dicken Aluminium-Filters bei einer Röhre von 10 We. erhalten. Durch weitere Verstärkung des Aluminium-Filters (bis zu 6 mm!) wird die Halbwertschicht nicht deutlich größer. Nach Untersuchungen von Hans Meyer steigt die Halbwertschicht bei Vorschaltung eines 4 mm dicken Aluminium-Filters auf 2,5 cm, bleibt dann konstant bei weiterer Verstärkung des Filters bis zu 7 mm; erst bei 8 mm Dicke überschreitet die Halbwertschicht 2,5 cm, ohne aber 3 cm zu erreichen.

Fig. 23.

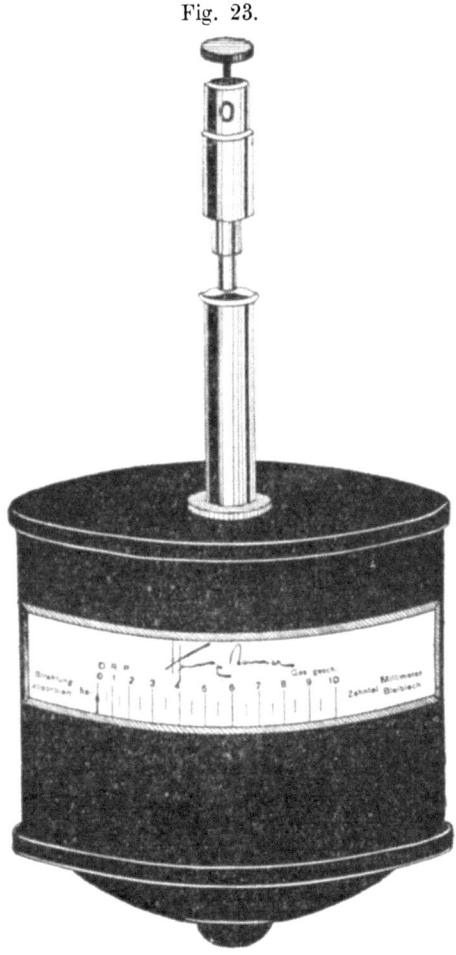

Qualimeter von Bauer.

42 Röntgeninstrumentarium.

Qualimeter von Bauer.

Das Qualimeter von Bauer ist ein Zeiger-Instrument, welches aus der sekundären Spannung den Härtegrad bestimmt. Es wird mit dem negativen Pol des Induktors verbunden. Seine Angaben erfolgen nicht in Volt, sondern in Graden, welche den Stufen einer Treppe aus Bleiblechen von Zehntel Millimetern entsprechen.

Ist das Instrument außer Betrieb, so steht der Zeiger auf Null; ist eine Röhre eingeschaltet, so erfolgt ein Zeigerausschlag, der um so größer ist, je härter die Röhre ist; steht der Zeiger also z. B auf 5, so haben wir eine mittelweiche, steht er auf 10, eine harte Röhre vor uns. Die Skala umfaßt die Zahlen 1—10 (cf. Fig. 23).

Das Qualimeter ist kein objektiver Härtemesser, aber trotzdem ein ganz ausgezeichnetes Mittel zur Kontrolle der Röhrenkonstanz.

Sklerometer von Klingelfuß.

Das Sklerometer von Klingelfuß ist ein Hitzdraht-Voltmeter und mißt eine der gesamten Sekundärspannung proportionale Teilspannung in Volt, zieht also wie das Qualimeter aus der Spannung Schlüsse auf den Härtegrad. Als objektiver Härtemesser dürfte das Instrument wohl ebensowenig in Betracht kommen wie das Qualimeter.

Instrumente zur Prüfung der Quantität der Röntgenstrahlen.

Einen Weg, die applizierten Röntgenstrahlen-Menge direkt zu messen, hat uns Holzknecht mit seinem Chromoradiometer im Jahre 1902 gewiesen. Ihm verdanken wir es, daß die Röntgenbehandlung aus einem unsicheren im Dunkeln tappenden Verfahren eine wissenschaftliche Disziplin geworden ist.

Die Wirkung der Röntgenstrahlen auf die Haut ist nämlich immer erst nach einer bestimmten Latenzzeit zu erkennen.

Dagegen zeigen gewisse chemische Substanzen unter der Einwirkung der Röntgenstrahlen eine Farbenänderung, die sofort sichtbar ist.

Röntgeninstrumentarium. 43

Sowohl die Reaktion von seiten der Haut, wie auch die Verfärbung dieser chemischen Substanzen ist abhängig von der absorbierten Strahlenmenge, sie ist um so stärker, je mehr Röntgenstrahlen zur Absorption gebracht werden.

Einer bestimmten Hautreaktion, z. B. einem Erythem, wird also eine ganz bestimmte Farbennuance entsprechen.

Wenn auch das erste „chemische Dosimeter", das Chromoradiometer, sich als unbrauchbar erwies und von Holzknecht selbst zurückgezogen wurde, so basieren doch auf ihm alle späteren Dosimeter, von denen besonders das Radiometer von Sabouraud-Noiré und das Quantimeter von Kienböck in der Praxis Verwendung finden.

Zu beachten ist, daß alle chemischen Dosimeter nur für eine mittelweiche Strahlung geeicht sind und also zunächst nur für diese Strahlenqualität Gültigkeit haben aus Gründen, welche aus dem später folgenden Abschnitt „Die Bedeutung der Röntgen-Strahlenqualität für die direkte Dosimetrie" ersichtlich sind.

Freundsches Meßverfahren.

Freund hat vorgeschlagen, die unter der Einwirkung der Röntgenstrahlen eintretenden, von der Menge des absorbierten Röntgenlichtes abhängigen Farbenänderungen einer 2%igen Lösung von Jodoform in Chloroform für die Beurteilung der absorbierten Röntgenstrahlenmenge zu verwerten. Das Verfahren ist umständlich und die Möglichkeit der Fehlerquellen (Einwirkung der Temperatur, des Lichtes, Fortschreiten der Färbung nach Unterbrechung der Bestrahlung) ist größer als bei den anderen direkten dosimetrischen Methoden, so daß es sich keinen Eingang in die Praxis verschafft hat.

Radiometer nach Sabouraud und Noiré.

Auch dieses Radiometer ist ein Chromometer und mißt direkt die absorbierte Röntgenstrahlenmenge. Es wird hier ein Reagenzpapier verwendet, und zwar ein Stück Barium-Platin-Cyanürpapier. Dieses Reagenzpapier hat eine hellgrüne Farbe, die durch Einwirkung des

44 Röntgeninstrumentarium.

Röntgenlichtes in ein Gelb und schließlich in Rot und Braun übergeht. Wird das durch die Röntgenstrahlen verfärbte Papier dem Tageslichte ausgesetzt, so nimmt es wieder seine hellgrüne Farbe an und kann dann von neuem benutzt werden. Es empfiehlt sich, die gleiche Tablette nach der Entfärbung höchstens 2—3 mal zu benutzen; zur

Fig. 24.

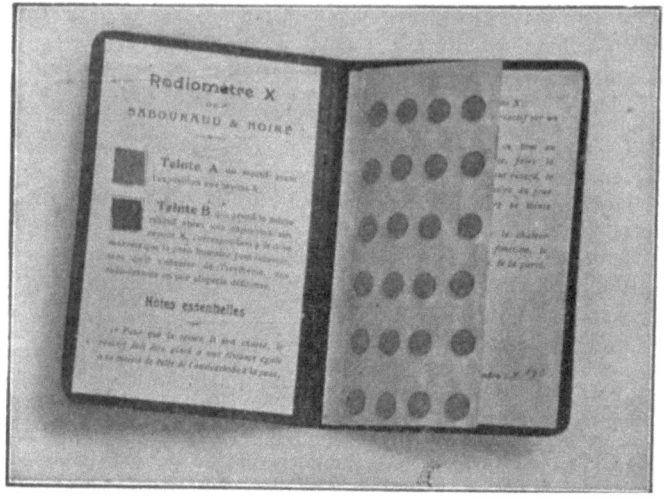

Radiometer nach Sabouraud-Noiré.

Abschätzung der erzielten Färbung dienen 2 Farben: ein dem Reagenzpapier entsprechendes Hellgrün (Teinte A) und ein Dunkelgelb (Teinte B). Man soll solange bestrahlen, bis das Reagenzpapier die dunkelgelbe Färbung angenommen hat; dann hat man die Maximaldosis appliziert, welche die Haut vertragen soll, ohne daß eine starke Dermatitis oder dauernder Haarausfall eintritt. Das Reagenzpapier muß von der Antikathode halb so weit entfernt sein wie die Haut. Diese Befestigung des Reagenzpapieres in der halben Entfernung ist etwas umständlich und muß mittels eines besonderen, am Röhrenstativ verschieblich angebrachten Halters aus Metall oder Holz bewerkstelligt werden. Im übrigen ist das Instrument, das die Form eines kleinen Taschenbuches hat, handlich, billig, und der Unterschied zwischen der normalen und der der Maximaldosis entsprechenden Färbung ist so deutlich, daß Irrtümer in der Abschätzung der Farbe kaum möglich sind.

Auch bei diesem Instrument sind gewisse Vorsichtsmaßregeln zu beachten, um Fehler in der Dosierung zu vermeiden. Vor allem muß die Einwirkung der Wärme ausgeschaltet werden, die Tabletten dürfen also der Glaswand nicht direkt anliegen, weil starke Erwärmung gleichfalls eine Gelb- bzw. Braunfärbung zur Folge hat, die allerdings nicht so gleichmäßig ist, wie die durch Röntgenstrahlen hervorgerufene, sondern sich auf die Randpartien der Tablette beschränkt, während das Zentrum fast immer grün bleibt oder jedenfalls eine sehr viel schwächere Verfärbung zeigt. Das dürfte sich so erklären, daß die Tabletten am Rande, wo sie ausgestanzt sind, die schützende Kollodiumschicht verloren haben, so daß dort die Wärmewirkung besonders leicht zur Geltung kommt. Für die Röntgenstrahlen bildet natürlich der dünne Kollodiumüberzug kein Hindernis, und Zentrum und Peripherie der Tablette sind daher bei reiner Röntgenstrahlenwirkung ganz gleichmäßig gefärbt.

Man sieht also der Tablette ohne weiteres an, ob die Färbung nur durch Röntgenstrahlen oder durch Röntgenstrahlen und Wärmewirkung bedingt ist. In letzterem Falle ist die Färbung am Rande immer erheblich dunkler, und man hat sich zur Abschätzung an die Farbe der zentralen Partie zu halten.

Die Erwärmung der Glaswand ist um so stärker, je näher die Antikathode der Glaswand und je stärker die Belastung ist. Besonders bei sehr starker Belastung wird man die Tablette der Glaswand nicht zu nahe bringen dürfen. Zweckmäßig ist es, jede Tablette durch einen Scherenschnitt zu halbieren und nur immer eine halbe Tablette zu bestrahlen. Erstens spart man auf diese Weise an Tabletten, und zweitens ist die Abschätzung der Färbung leichter, wenn man eine halbierte Tablette mit dem geraden Rand an die Testfarbe legt; man muß dann ein gleichmäßig gelb gefärbtes Feld haben, wenn die Teinte B erreicht ist.

Die Tabletten müssen ferner mit Metall ($^1/_2$ mm dickes Bleiblech) hinterlegt, genau in der halben Fokushautdistanz angebracht und während der Bestrahlung vor grellem Tageslicht geschützt sein. Es genügt, wenn die Bestrahlung — wie gewöhnlich — in einem nur leicht verdunkelten Raum oder bei gedämpftem Tageslicht vorgenommen wird. Auch die Aufbewahrung der Tabletten ist nicht ganz gleichgültig; sie sollen bei möglichst gleichmäßiger mittlerer Zimmertemperatur gehalten und vor Röntgenstrahlen und Wärmeeinwirkung geschützt werden.

Der Vergleich mit den Testfarben muß bei Tageslicht erfolgen und zwar bei diffusem Tageslicht, wie es durch die üblichen Vorhänge in das Zimmer dringt, nicht etwa bei direktem Sonnenlicht, da die Färbung der Reagenztabletten bei diesem und bei elektrischem Glühlicht bedeutend dunkler erscheint und so eine zu große Strahlendosis vortäuschen würde. Unbedingt erforderlich ist es ferner, daß man Testfarben und Reagenztabletten nur von L. Drault u. Ch. Raulot-Lapointe (Paris) bezieht, da es auf eine ganz gleichmäßige Herstellung der Tabletten ankommt. Um zu beurteilen, ob die Tabletten sich unter dem Einflusse des Tageslichtes wieder vollkommen entfärbt haben, betrachtet man sie am besten bei elektrischem Glühlicht (Kohlenfadenlampe) oder einer anderen Lichtquelle, die reich an gelben und roten Strahlen ist (Benzinlampe), weil man dann Spuren einer noch vorhandenen Gelbfärbung leichter erkennt.

Verfärbte Tabletten legt man zur Entfärbung an das Fenster, aber nicht in direktes Sonnenlicht, da hier wieder die Wärme die Entfärbung verhindern oder jedenfalls verlangsamen würde.

Die Tabletten sind nicht immer von gleicher Empfindlichkeit. Zu jedem Radiometer gehört ein bestimmter Satz Tabletten. Demnach ist auch die Teinte B bei den einzelnen Exemplaren verschieden und bei Nachbestellungen ist es durchaus erforderlich, die Nummer des betreffenden Exemplars, welche auf der zweiten Seite verzeichnet ist, anzugeben.

Beobachtet man genau die hier gegebenen Vorschriften, so ist das Radiometer für die Praxis genügend zuverlässig und wegen seiner Einfachheit und des billigen Preises von allen direkten Dosimetern das empfehlenswerteste.

Radiometer nach Bordier.

Das Radiometer nach Bordier ist eine Modifikation desjenigen von Sabouraud und Noiré. Die Barium-Platin-Cyanür-Tabletten werden hier direkt auf die zu bestrahlende Haut, resp. dicht daneben gelegt. Die Skala besteht aus 5 Farben (Teinte 0, 1, 2, 3, 4, gelbgrün bis gelbbraun). Teinte 1 entspricht ungefähr der Sabouraud-Noiréschen Teinte B, die folgenden stärkeren Farbennuancen intensiveren Reaktionsgraden. Die Modifikation ist nicht besonders empfehlenswert. Erstens sind Farbennuancen, welche einer stärkeren Dosis, als der Erythemdosis entsprechen, vollkommen überflüssig. Wichtiger wäre es viertel oder halbe Erythemdosen ablesen zu können.

Zweitens sind gerade die Anfangsfärbungen, auf welche es vor allem ankommt, nicht ganz zuverlässig und die Reaktion fällt meist stärker aus, als man erwarten sollte (Wetterer, Kienböck). Auch Verfasser konnte feststellen, daß die Teinte 0 nach Bordier noch nicht erreicht war, wenn die Sabouraud-Tablette in der halben Entfernung vom Fokus bereits die Teinte B anzeigte. Bei elektrischem Glühlicht erscheinen natürlich auch bei diesem Radiometer die Färbungen immer etwas dunkler.

Quantimeter nach Kienböck.

Bei dem quantimetrischen Verfahren wird die von der Haut absorbierte Strahlendosis nach der mehr oder weniger intensiven Schwärzung eines auf der Haut mitbestrahlten, schwarz kuvertierten Chlorbromsilbergelatinepapierstreifens von bestimmter Empfindlichkeit durch Vergleich mit einer Normalskala abgeschätzt. Diese besteht aus einer Reihe stufenweise dunkler werdender Felder, welche in „quantimetrischen" Einheiten, x genannt, die absorbierte Strahlenmengen angeben. Die mit 10 x bezeichnete Schwärzungsnuance entspricht ungefähr der Sabouraud-Noiréschen Normaldosis (Teinte B der in halber Fokus-Haut-Distanz bestrahlten Reagenztablette).

Der bestrahlte Papierstreifen wird „nach der Sitzung in der Dunkelkammer einer bestimmten Entwicklung

48   Röntgeninstrumentarium.

mit nachfolgender Fixierung unterzogen. Die Entwicklung des Streifens geschieht mit Entwickler von vorgeschriebener

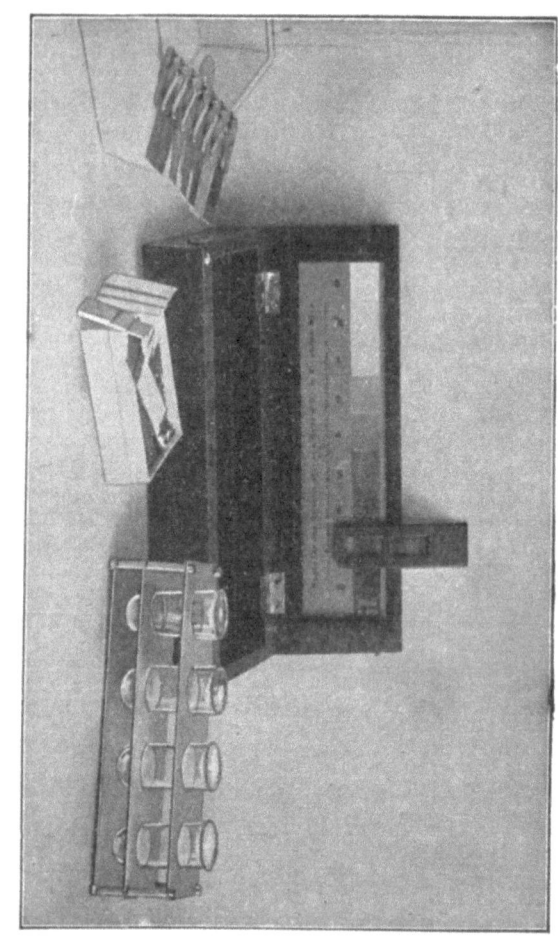

Fig. 25. Quantimeter nach Kienböck.

Zusammensetzung bei Zimmertemperatur (18⁰ C.) 1 Minute lang, wodurch sich das Reagenzpapier um so dunkler grau färbt, je größere Lichtmengen absorbiert wurden. Aus dem

Entwickler wird der Streifen nach raschem Eintauchen in Wasser in eine gewöhnliche Fixierlösung gebracht, wo er auch nur kurz verweilt und die Färbung des Papieres lichtbeständig wird. Der Streifen wird nun noch feucht oder nach dem Trocknen mit der Normalskala verglichen" (Kienböck).

Das Quantimeter gibt uns aber nicht nur über die verabfolgte Oberflächendosis Aufschluß, sondern gestattet uns auch eine Abschätzung der in tieferen Schichten absorbierten Strahlenmenge. Das geschieht mittels Aluminiumplättchen von 1 mm Dicke, welche ungefähr ebensoviel Röntgenstrahlen absorbieren wie eine Gewebsschichte von 1 cm Dicke und während der Bestrahlung derart auf den kuvertierten Papierstreifen gelegt werden, daß dieser nur partiell bedeckt ist. Der unter dem Aluminium erscheinende Schwärzungsgrad zeigt dann ungefähr die Dose an, die in einer 1 cm tiefen Gewebsschicht appliziert wurde.

Wenn man einen Quantimeterpapierstreifen durch mehrere solcher übereinander gelegter Aluminiumplättchen bestrahlt, kann man nach dem erhaltenen Schwärzungsgrad auch die in tieferen Schichten absorbierten Strahlenmengen annähernd abschätzen.

Das Quantimeter eignet sich gut zu physiologischen und physikalisch-technischen Untersuchungen. Ein entwickelter und fixierter Quantimeterpapierstreifen bildet ein bleibendes Dokument für die verabfolgte Strahlendosis und kann für wissenschaftliche und gerichtliche Zwecke von großem Werte sein.

Trotz dieser und anderer Vorzüge ist das Quantimeter als Dosimeter für die Praxis nicht besonders geeignet, erstens, weil das Entwicklungsgeschäft sehr viel Zeit und große Sorgfalt erfordert, und zweitens vor allem aus dem Grunde, weil die applizierte Dose nicht direkt abgelesen werden kann, da die Schwärzung des Papierstreifens erst nach der Entwicklung und Fixierung zu sehen ist, und Kienböck selbst gibt zu, daß man, wenn es sich nicht um ganz schwache Bestrahlungen handelt, noch gleichzeitig ein „offenes", d. h. ein direkt ablesbares Dosimeter — z. B. Sabouraud-Noiré — nötig hat.

Fällungsradiometer nach Schwarz.

Das Schwarzsche Dosimeter beruht auf der von ihm entdeckten Eigenschaft der Röntgenstrahlen, aus einer konzentrierten Ammonium-Oxalat-Sublimatlösung Calomel auszufällen, einer Eigenschaft, die bekanntlich auch das Tageslicht besitzt, und in der Tat ist ja die oben genannte Lösung schon von Eder zur Tageslichtmessung benutzt worden.

Durch den Ausfall von Calomel entsteht eine Trübung der wasserklaren Flüssigkeit, die schwarz verhüllt aufbewahrt werden muß, um die Einwirkung des Tageslichtes auszuschalten, das ja sonst gleichfalls eine Trübung herbeiführen würde.

Fig. 26.

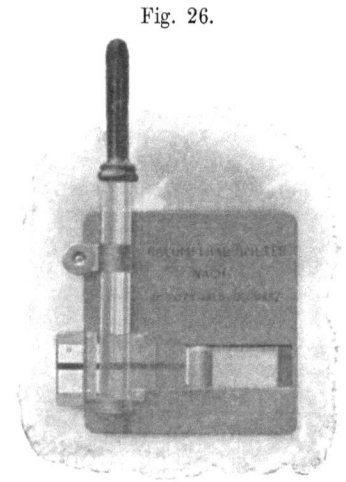

Trübungsskala mit Prüf-Eprouvette nach Schwarz.

Die Intensität der Trübung ist abhängig von der absorbierten Strahlenmenge. Zur Beurteilung der erzielten Trübung dienten zuerst Vergleichseprouvetten, die Flüssigkeiten von verschiedenen Trübungsgraden enthielten (Trübung 1, 2, 3). Trübung 3 entsprach ungefähr der Teinte B des Sabouraud-Noiréschen Radiometers. Neuerdings dient zur Beurteilung der erzielten Trübung eine Trübungsskala, welche aus übereinander gelegten matten Zelluloidstreifen besteht; diese Skala zeigt 4 verschiedene, an Intensität zunehmende Trübungsgrade. Die Röntgenstrahlenmenge,

Röntgeninstrumentarium. 51

welche in halber Fokushautdistanz gemessen die **erste
deutliche** Trübung hervorruft, nennt **Schwarz 1Kolom(K)**.

Nach der neuen Skala entspricht 4 K etwa der Erythem-Dosis, 3 K der Epilations-Dosis, 2 K der halben und 1 K einer viertel Erythem-Dosis.

Ein bestimmtes Quantum der Prüfflüssigkeit wird in einer umgestürzten mit hoher Gummikappe bedeckten Eprouvette bestrahlt, die an der einen Röhrenflanke in halber Fokushautdistanz mittels einer besonderen Fixiervorrichtung befestigt wird, während mit der anderen Röhrenflanke die betreffende Körperregion bestrahlt werden soll.

Die Flüssigkeit befindet sich also während der Bestrahlung in der Gummikappe, welche einerseits einen Schutz gegen die Einwirkung des Fluoreszenzlichtes und des Tageslichtes bietet und andererseits die Röntgenstrahlen fast ungehindert passieren läßt, während sich die Glaswand der Eprouvette natürlich in beiden Beziehungen gerade umgekehrt verhalten würde. Die Temperatur hat keinen Einfluß auf die Ausfällung von Calomel.

Holzknechts Skala zum Sabouraud.

Holzknecht hat eine „**Skala zum Sabouraud**" konstruiert, welche es gestattet, kleinere und größere Dosen abzulesen. Er benutzt halbkreisförmige Tabletten, die mit dem geraden Rand an den Rand der ebenfalls halbkreisförmigen Scheibchen der Skala gelegt werden, so daß die beiden aneinandergelegten halben Scheibchen einen Kreis mit **gleichfarbigen** Hälften ergeben müssen.

Die Farbenskala wird in der Weise hergestellt, daß ein halbkreisförmiges Leuchtschirmscheibchen unter einem Zelluloidstreifen hin- und her geschoben werden kann, der an dem einen Ende durchsichtig sich nach dem anderen Ende zu immer mehr verfärbt. Man erhält so eine Skala, welche zwischen einem Hellgrün (der Normalfarbe des unbestrahlten Scheibchens entsprechend) an dem einen und einem Rotbraun an dem anderen Ende die verschiedenen Uebergangsfarben zeigt. Die Einheit bezeichnet **Holzknecht** mit 1 H.

Einer Gelbfärbung, welche mit 5 H bezeichnet wird, entspricht ungefähr die Erythem-Dosis.

52   Röntgeninstrumentarium.

Neben der „kontinuierlichen" Skala ist noch eine „Stufenskala" dadurch geschaffen, daß eine Reihe runder Originaltabletten unter dem Farbband angebracht ist. Ueber der Skala befinden sich 4 Zahlenreihen; welche benutzt

Fig. 27.

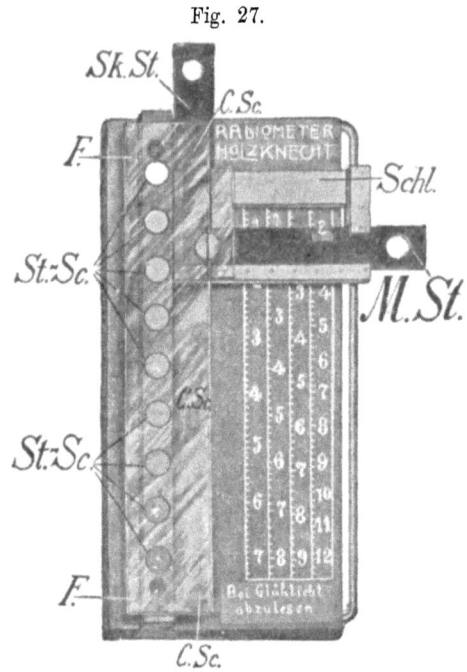

Holzknechts Skala zum Sabouraud.

M.St. = Reagenzstück oder Meßstück, Sk.St. = Skalenstück. Beide sind der Vorratsschachtel entnommen und in den Schlitten (Schl.) des Instrumentes eingeschoben.   F.F. = Farbband; C.Sc. = Kontinuierliche Skala; (St.Sc. = Stufenskala).

werden soll — je nach der verschiedenen Empfindlichkeit der Tabletten, die erste, zweite, dritte oder vierte —, wird vom Fabrikanten angegeben. Die Ablesung erfolgt bei elektrischem Glühlicht.

Röntgeninstrumentarium.

Fig. 28.

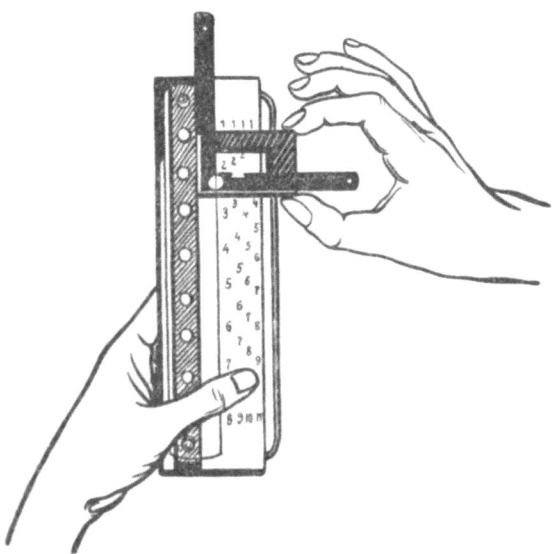

Handhabung des Apparates.

Maximaldosen nach den verschiedenen Radiometern
bei mittelweicher Strahlung.

Radiomètre Sabouraud-Noiré	Radiomètre Bordier	Quantimeter Kienböck	Fällungsradiometer Schwarz	Holzknechts Skala zum Sabouraud
Teinte B	Teinte 1	10 x	Trübung 4 (4 K)	5 H

Köhlersche Meßmethode.

Köhler hat eine besondere „Thermometerröhre"
(Hirschmann) herstellen lassen und benutzt die Erwärmung der Glaswand als Maß für die produzierte Strahlenmenge. Der Grad der Erwärmung steht nämlich in einem
bestimmten Verhältnis zu der Röntgenstrahlenemission, so

daß aus der am Thermometer nach einer bestimmten Zeit ablesbaren größeren oder kleineren Temperaturerhöhung Rückschlüsse auf die absorbierte Röntgenstrahlenmenge gezogen werden können, und zwar nach einer Tabelle, welche angibt, wie lange die Expositionszeit bei den verschiedenen nach einer bestimmten Zeit erreichten Temperatursteigerungen ausgedehnt werden muß, damit man — eine Glas-Hautdistanz von 5 cm vorausgesetzt — ein leichtes Erythem erhält. Die von Köhler aufgestellte Tabelle hat nur für ganz bestimmte Betriebsverhältnisse Geltung und muß für andere Betriebsverhältnisse ev. empirisch variiert werden. Dem Erfinder hat sich das Verfahren in seiner Praxis als verläßlich bewährt.

Die Selenzelle, deren Leitungswiderstand unter Röntgenbestrahlung abnimmt, hat bisher keine praktische Bedeutung für die Dosierung gewinnen können; dasselbe gilt von den auf der Ionisierung der Luft durch Röntgenstrahlen beruhenden elektrischen Methoden.

Vorrichtungen zur Kontrolle der Röhren= konstanz.

Es ist aus verschiedenen Gründen für therapeutische Bestrahlungen erwünscht, die Röhren für eine längere Betriebszeit konstant halten zu können, so daß sich Qualität und Quantität der Strahlung nicht, oder jedenfalls nicht wesentlich ändert.

Zunächst ist dazu vor allem eine geeignete Belastung der Röhren erforderlich, d. h. die Intensität des sekundären Betriebsstromes, als dessen direktes Umwandlungsprodukt die Röntgenstrahlen zu betrachten sind, muß so gewählt werden, daß der Röhre weder zuviel noch zu wenig elektrische Energie zugeführt wird. Natürlich ist bei dem üblichen Betrieb mit Gleichstrom, Induktor und Unterbrecher die sekundäre Leistung wieder von der primären Stromstärke abhängig, die in den Induktor geschickt wird.

Wenn man eine Röhre zu stark belastet, so wird sie weicher, d. h. die Penetrationsfähigkeit der Strahlen nimmt ab, und zwar aus dem Grunde, weil starke Erwärmung der Antikathode durch die aufprallenden Kathodenstrahlen und der Glaswand durch die auf der Antikathode entstehenden sekundären Kathodenstrahlen, die meines Erachtens mit sehr weichen Röntgenstrahlen identisch sein dürften (oder nach Köhler durch die von der Antikathode ausgehende Wärmestrahlung) ein Freiwerden der an die Metall- und Glasteile gebundenen Gasmengen bewirkt.

Nach Ausschaltung einer derartig **überlasteten** Röhre werden dann beim Erkalten offenbar viel mehr Gasmengen gebunden, als vorher freigeworden sind, die Röhre erscheint, wenn man sie nun wieder einschaltet, **härter**.

Ueberbelastung macht also die Röhren während des Betriebes zunächst weicher, auf die Dauer aber vorzeitig hart.

Ist eine Röhre andererseis zu schwach belastet, so wird von dem vorhandenen Gasgehalt ein Teil beim Durchgang des elektrischen Stromes verbraucht, ohne daß ein Ersatz durch Gasmengen, die von den Metall- und Glasteilen frei werden, stattfindet, da bei zu schwacher Belastung die Erwärmung der Röhre nicht ausreicht, um nennenswerte Gasmengen frei zu machen.

Unterbelastung macht die Röhren während des Betriebes zunächst härter.

Das Richtige liegt auch hier in der Mitte; eine Röhre hält sich während des Betriebes konstant bei einer Belastung, welche so gewählt ist, daß der beim Stromdurchgang entstehende Gasverlust durch die infolge von Erwärmung der Glas- und Metallteile (besonders der Antikathode) freiwerdenden Gasmengen gerade ausgeglichen wird. Eine derartige Belastung ist sowohl für die momentane Konstanz als auch für die Lebensdauer der Röhre am zweckmäßigsten, demnächst eine Belastung, welche etwas zu schwach für die Röhre ist, so daß sie die Neigung zeigt, während des Betriebes ganz langsam härter zu werden, weil man dann derartige geringe Aenderungen des Vakuums mittels der Regeneriervorrichtung wieder ausgleichen kann.

Schon das Aussehen der Röhre selbst bietet uns — natürlich nur im verdunkelten Raume oder bei gedämpftem Tageslicht — Anhaltspunkte für die Beurteilung der Röhrenkonstanz. Eine weiche Röhre zeigt fast immer blaues Anodenlicht und läßt kein oder nur sehr geringes Knistern hören, das immer durch die sich außerhalb der Röhre ausgleichenden Elektrizitätsmengen bedingt ist. Wird die Röhre härter, so verschwindet das blaue Anodenlicht immer mehr, das Knistern wird dagegen immer stärker. In umgekehrter

Reihenfolge spielen sich die eben geschilderten Vorgänge ab, wenn eine harte Röhre weicher wird. Wird eine weiche Röhre noch weicher, so tritt zunächst „Schließungslicht" auf, d. h. fluoreszierende Ringe auf der retrofokalen Kugelhälfte, ferner ein blaues Lichtband zwischen Kathode und Antikathode und schließlich zeigen sich violette Lichtnebel, welche die Röhrenkugel vollkommen ausfüllen, so daß man dann also eine Geißlersche Röhre vor sich hat, die überhaupt keine Röntgenstrahlen mehr produziert.

Bezüglich der Qualität der Strahlung gibt uns also schon der Anblick der Röhre selbst einen gewissen Aufschluß. Bezüglich der Quantität der Strahlung dagegen können wir aus dem Aussehen der Röhre nur sehr wenig schließen. Die Fluoreszenz gestattet fast gar keinen Rückschluß auf die Strahlenmenge, denn weiche Röhren fluoreszieren z. B. immer besonders stark, weil ein großer Teil der X-Strahlen eben von der Glaswand absorbiert wird und gar nicht aus der Röhre herauskommt. Es wäre also falsch, aus einer besonders lebhaften Fluoreszenz ohne weiteres auch auf eine besonders große Röntgenstrahlenmenge (außerhalb der Röhre) zu schließen.

Jedenfalls sind Aenderungen der Qualität und Quantität der Strahlung aus der einfachen Beobachtung der Röhrenbeschaffenheit während des Betriebes nicht genügend genau zu beurteilen. Dagegen ist das mittels eines in den sekundären Stromkreis eingeschalteten Milliampèremeters und einer parallel zur Röhre geschalteten Funkenstrecke, oder bequemer mittels des Qualimeters, möglich. Das Milliampèremeter orientiert uns über die sekundäre Stromstärke, welche die Röhre durchfließt, vorausgesetzt, daß neben dem Oeffnungsinduktionsstrom nicht gleichzeitig auch der Schließungsinduktionsstrom in umgekehrter Richtung durch die Röhre und durch das Milliampèremeter fließt und infolgedessen die Angaben des Milliampèremeters in dem Sinne modifiziert, daß es nicht den wahren, sondern einen zu niedrigen Wert anzeigt. Die Schließungsinduktion stört weniger, wenn sie nur stoßweise die Röhre passiert, ein Vorgang, der sich dann jedesmal durch ein geringes momentanes Zurückschnellen des Milliampèremeterzeigers bemerkbar macht. Aber selbst bei gleichzeitigem Durchgang des Schließungsstromes haben die Angaben des Milliampèremeters für den geübten und denkenden Beobachter noch einen gewissen Wert insofern, als bei einer Röhre, die immer die gleiche, wenn auch sehr geringe Menge Schließungsstrom hindurchläßt, bei gleich bleibendem Härtegrad auch die Milliampèrezahl konstant bleiben muß, so daß man also bei einer Röhre, welche außer dem Oeffnungsstrom auch Schließungsstrom hindurchläßt, aus dem Steigen der Milliampèrezahl die Abnahme, aus dem Sinken die Zunahme des Schließungsstromes erkennen kann.

Zur Beurteilung der Konstanz einer Röhre genügt aber das Milliampèremeter allein noch nicht, sondern man muß außer der Stromstärke auch noch die sekundäre Spannung kennen, die ja entsprechend dem Widerstande der Röhren — proportional dem Härtegrade — wächst. Man kann sich zu diesem Zwecke einer parallel zur Röhre geschalteten Funkenstrecke bedienen, welche aus 2 Elektroden, am besten einer Metallspitze (positive Elektrode) und einer Metallplatte (negative Elektrode) besteht, von denen die eine der anderen beliebig genähert, bzw. von ihr entfernt werden kann. Die Länge der Luft-Funkenstrecke muß auf einer Skala mit Zentimeterteilung ablesbar sein. Bequemer ist die Benutzung des Qualimeters an Stelle der parallelen Funkenstrecke.

Haben wir nun eine Röhre eingeschaltet und wollen uns über ihren Härtegrad bzw. über die gerade im sekundären Stromkreis herrschende Spannung orientieren, so nähern wir die eine Elektrode der anderen so weit, bis eben Funken von der Spitze zur Platte überzuspringen beginnen; diese Funkenstrecke bezeichne ich als parallele oder äquivalente Funkenstrecke, sie ist um so größer, je härter eine Röhre ist und umgekehrt. Ebenso ist der Qualimeter-Ausschlag um so größer, je härter die Röhre ist und umgekehrt. Bei der gleichen primären Belastung stehen also die Angaben des Milliampèremeters und der Funkenstrecke, resp. des Qualimeters in umgekehrtem Verhältnis zueinander. Also: bei einer weicheren Röhre hat man eine größere Miliampèrezahl und eine kleinere Funkenstrecke, resp. einen kleineren Qualimeter-Ausschlag, bei einer härteren ist die Sache umgekehrt.

Haben wir nun eine Röhre bei einer bestimmten, für die Röhre gerade passenden, „optimalen" Belastung eingeschaltet, so muß die Röhre längere Zeit konstant bleiben, d. h. die der gerade gewählten primären Belastung entsprechenden Angaben des Milliampèremeters und der parallelen Funkenstrecke, resp. des Qualimeters dürfen sich nicht ändern. War die primäre Belastung nicht richtig gewählt, z. B. zu schwach, so wird die Röhre während des Betriebes härter, die Milliampèrezahl sinkt, die parallele Funkenlänge, resp. der Qualimeter-Ausschlag wird größer; war die primäre Belastung zu stark, so wird die Röhre während des Betriebes weicher, die Milliampèrezahl steigt, die parallele Funkenlänge, resp. der Qualimeter-Ausschlag wird kleiner. Wird an der primären Belastung nichts geändert und die Milliampèrezahl sinkt, ohne daß die parallele Funkenstrecke, resp. der Qualimeter-Ausschlag gleichzeitig größer wird, ohne daß sich also der Härtegrad ändert, so ist das ein Zeichen dafür, daß Schließungsinduktionsstrom durch die Röhre fließt, der ja dem Oeffnungsinduktionsstrom entgegenarbeitet und dadurch ein Zurückgehen des Milliampèrezeigers bedingt; in diesem Falle würde also das Milliampèremeter einen falschen, zu niedrigen Wert anzeigen.

Das Produkt aus Stromstärke und Spannung ist nun maßgebend für die Beurteilung der Wirksamkeit einer Röntgenröhre. Denn wie sich jede elektrische Energie aus diesem Produkt (Ampère × Volt) berechnet, so auch die Intensität der Röntgenstrahlen, die ja nur eine aus dem sekundären Strom direkt entstandene Energieform darstellen.

Das Milliampèremeter und die parallele Funkenstrecke, resp. das Qualimeter sind also gleichsam die beiden Zügel, mittels deren man die Röhre vollkommen in seiner Gewalt hat, und wenn man einmal eine Röhre mittels eines direkten Dosimeters bei einer ganz bestimmten sekundären Stromstärke und Spannung ausdosiert hat, so ist die Anwendung des direkten Dosimeters bei allen weiteren Bestrahlungen mit dieser Röhre überflüssig, wenn man immer unter diesen gleichen Betriebsverhältnissen arbeitet.

Der Rhythmeur.

Der Rhythmeur ist ein Zusatz-Unterbrecher, welcher neben dem eigentlichen Haupt-Unterbrecher eingeschaltet werden kann und den vom Haupt-Unterbrecher in schneller Folge unterbrochenen Primärstrom in langsamer Folge öffnet

Röntgeninstrumentarium. 59

und schließt. Dadurch wird erreicht, daß die Röhre immer nur einen Moment in Tätigkeit, im nächsten Moment wieder außer Betrieb ist, so daß sie sehr viel stärker belastet werden kann, weil die im Brennfleck der Antikathode angehäufte Wärme sich in der nachfolgenden Pause immer wieder im Antikathodenmetall verteilen kann. Der Rhythmeur be-

Fig. 29.

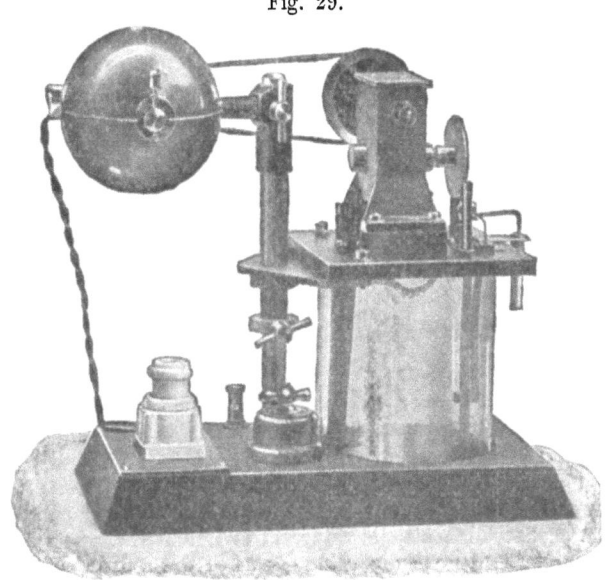

Rhythmeur.

steht aus einem für hohe Stromstärken eingerichteten Stiftunterbrecher, welcher von einem kleinen regulierbaren Motor angetrieben wird. Man ist durch Verstellung der Stifteintauchtiefe und der Geschwindigkeit in der Lage, das Verhältnis der Pause zur Arbeitszeit nach Bedarf zu regulieren. Im allgemeinen gibt der Rhythmeur 100 bis 120 Pausen in der Minute und die Zeitdauer der Pause ist ungefähr doppelt so lang als die der Einschaltung. Auf diese Weise gelingt es entsprechend trainierte Röhren von zweckentsprechender Konstruktion mit 4—5 Milliampère Belastung bei 10 Wh. Härte bis zu einer Stunde ohne Aenderung ihres Vakuums zu betreiben. Störend wirken beim Rhythmeur die großen Schwankungen der Zeigerinstrumente, des Amperemeters, des Milliampèremeters und des Qualimeters; denn in den Pausen geht der Zeiger sofort auf Null zurück, um im Moment der Einschaltung zunächst sogar über den eigentlichen Wert hinauszuschnellen, so daß ein exaktes Ablesen sehr erschwert ist.

Im übrigen ist der Rhythmeur bei den Wasserkühl-Röhren und den Röhren mit Kühlung der Antikathode durch Luftzirkulation entbehrlich, da sich diese Röhren infolge der ausgezeichneten Wärmeableitung von der Antikathode auch ohne Rhythmeur konstant halten. Allerdings kann man sie dann nicht ganz so stark belasten.

Strahlungsregionen der Röntgenröhre.

Die Röntgenstrahlen pflanzen sich von dem Fokus auf dem Antikathodenspiegel im Innern der Röhre nach allen Seiten hin gleichmäßig fort, die Intensität der Strahlung ist also im Innern der Röhre überall die gleiche, nur die äußerste Randstrahlung ist darum etwas schwächer, weil ein Teil der Randstrahlen durch das Metall des Antikathodenspiegels selbst absorbiert wird.

Anders liegen die Dinge außerhalb der Röhre. Denkt man sich die Röhre durch eine Ebene, in welcher Anode, Kathode und Antikathoden liegen, in eine rechte und eine linke Kugelhälfte geteilt, und bezeichnet diese Ebene als ersten Hauptschnitt der Röhre (Kienböck), so ist die Strahlung in diesem ersten Hauptschnitt außerhalb der Röhre nicht gleichmäßig, sondern nimmt an Intensität nach dem Anodenansatz zu erheblich ab, weil dort — ebenso wie am Uebergang der Röhrenkugel in den Kathodenhals — die Dicke der Glaswand erheblich zunimmt und also mehr Strahlen absorbiert (Kienböck, Walter).

Denkt man sich senkrecht zum ersten Hauptschnitt durch den Antikathodenspiegel eine zweite Ebene gelegt, welche die Röhrenkugel in eine vordere und eine hintere Hälfte teilt, so ist in diesem zweiten Hauptschnitt der Röhre (Kienböck) die Strahlung am intensivsten und fast ganz gleichmäßig, weil in diesem Teil der Röhrenkugel, welcher vom Anoden- und Kathodenhals gleich weit entfernt ist, die Glaswand am dünnsten und außerdem recht gleichmäßig dünn ist. Es liegt das an der Herstellungsweise der Röhren, die ja bekanntlich geblasen werden.

Reagenzkörper oder Reagenztabletten soll man daher immer nur im zweiten Hauptschnitt der Röhre anbringen und außerdem am besten während der Bestrahlung noch öfter verschieben.

Am sichersten ist es meines Erachtens, bei der Prüfung mittels eines direkten Dosimeters das Strahlenbündel zu verwerten, welches man auch zur Therapie benutzt, um Fehlerquellen, welche durch die wechselnde Dicke der Glaswand bedingt sein könnten, zu vermeiden. Natürlich ist es nicht angängig, während der therapeutischen Sitzung die Reagenztablette in das therapeutische Strahlenbündel zu legen, da ja durch die Tablette ein Teil der Strahlung absorbiert wird und für die therapeutische Wirkung verloren geht.

Will man wirklich das Strahlenbündel, das man für die Therapie verwendet, hinsichtlich seiner Oberflächenwirkung mittels eines direkten Dosimeters prüfen, so muß man zunächst die Belastung ausprobieren, bei welcher sich die Röhre konstant hält, und die Konstanz durch Milliampèremeter und parallele Funkenstrecke (oder bequemer durch das Qualimeter) kontrollieren. Dann macht man zunächst einmal die Prüfung der Oberflächenwirkung, indem man die Reagenztablette oder den Reagenzkörper oder die Reagenzflüssigkeit direkt in das therapeutische Strahlenbündel bringt. Bei allen weiteren Bestrahlungen ist dann die Anwendung eines direkten Dosimeters überflüssig, weil man dann immer unter den gleichen Betriebsverhältnissen (gleiche Entfernung, gleiche Milliampèrezahl, gleiche parallele Funkenstrecke (bzw. Qualimeter-Ausschlag) arbeitet.

Die Bedeutung der Röntgenstrahlen-Qualität für die direkte Dosimetrie.

Wie schon früher erwähnt, sind die chemischen Dosimeter nur zuverlässig bei einer mittelweichen Strahlung (5—7 der Wehnelt-Skala). Diese Tatsache wird durch die folgenden Versuche experimentell bewiesen:

I.

8. VI. 09. Frl. L. H., Tätowierung an der Beugeseite des rechten Vorderarmes. Versuchsweise Röntgenbestrahlung. Zwei Sitzungen: linke Hälfte der Tätowierung mit mittelweicher Therapie-Zentral-Röhre (6—7 Wehnelt) bei 0,8—0,6 Milliampère, 6—8 cm paralleler Funkenstrecke und 18 cm Fokus-Hautdistanz 10 Min. bestrahlt. Dosis: der Teinte B des Radiometers von Sabouraud und Noiré entsprechend.

Rechte Hälfte der Tätowierung mit der gleichen Röhre, aber in sehr weichem Zustande (2—3 Wehnelt, 2—1,6 Milliampère, 4 bis 5 cm paralleler Funkenstrecke, 12 cm Fokus-Hautdistanz) 18 Min. bestrahlt. Dosis: der Teinte B des Radiometers von Sabouraud und Noiré entsprechend.

9. VI. 09. An beiden bestrahlten Stellen leichtes Erythem.
22. VI. 09. Erythem stärker, besonders auf der rechten Hälfte der Tätowierung; etwas Oedem, Schmerzhaftigkeit.
30. VI. 09. Einzelne Blasen auf der rechten Hälfte der Tätowierung: Erythem auf der linken Hälfte der Tätowierung etwas schwächer.
6. VII. 09. Auf der linken Hälfte Bräunung und Abschuppung, auf der rechten Hälfte noch Erythem, Blasen eingetrocknet.
15. VII. 09. Reaktionen auf beiden Stellen abgeheilt, Haut leicht pigmentiert, auf der rechten Hälfte stärker wie links.
15. X. 09. Nachuntersuchung ergibt normale Verhältnisse. Tätowierung nicht beeinflußt.
20. II. 10. Status idem.

II.

14. VII. 09. 12—1 Uhr mittags. Vier sternförmige Stellen an der Innenfläche meiner linken Hand werden mit verschieden harten Röhren bestrahlt unter Abdeckung der Umgebung durch Bleiblechplatten mit entsprechenden Ausschnitten.

Stelle 1: Die gleiche Röhre wie in den vorigen Versuchen. 5—7 Wehnelt, 10 Min. Dosis: der Teinte B entsprechend.

Stelle 2: Die gleiche Röhre, nur sehr viel weicher, 2 bis 3 Wehnelt, 18 Min., im übrigen unter den gleichen Verhältnissen (Milliampère, parallele Funkenstrecke, Fokus-Hautdistanz)

Die Bedeutung der Röntgenstrahlen-Qualität usw. 63

wie bei Bestrahlung der rechten Hälfte der Tätowierung im vorigen Versuch. Dosis: der Teinte B entsprechend.

Stelle 3: Bauer-Röhre, 0,5 Milliampère, 15 cm paralleler Funkenstrecke, 22 cm Fokus-Hautdistanz, 10 Wehnelt, 18 Min. Dosis: der Teinte B entsprechend.

Stelle 4: Bestrahlung ebenso wie bei Stelle 3.

7 Uhr abends: Erythem auf Stelle 1 und 2.

17. VII. 09. Erythem auf Stelle 1 und 2 etwas schwächer.
24. VII. 09. Erythem auf Stelle 1 und 2 noch immer deutlich.
30. VII. 09. Erythem auf Stelle 1 und 2 intensiver.
31. VII. 09. Erythem auf Stelle 2 stärker als auf Stelle 1, außerdem Schwellung und Schmerzhaftigkeit.

4. VIII. 09. Blasenbildung im ganzen bestrahlten Bezirk auf Stelle 2.

9. VIII. 09. Rötung auf Stelle 1 und 2 abgeblaßt; Eröffnung der Blase auf Stelle 2. Keine Reaktion auf Stelle 3 und Stelle 4.

12. VIII. 09. Entfernung der Blasendecke auf Stelle 2.
15. VIII. 09. Trockene Abstoßung der Oberhaut auf Stelle 1, nochmalige Häutung auf Stelle 2.

20. VIII. 09. Schwache Rötung und Schuppung auf Stelle 1 und 2. Stelle 3 und 4 immer noch ohne Reaktion.

18. X. 09. Stelle 1 und 2 markieren sich immer noch bei genauer Betrachtung durch leichte Rötung und geringe Schuppung. Auf Stelle 3 und 4 normale Verhältnisse.

1. III. 10. Status idem. Keine Hautatrophie.
1. III. 11. Hautatrophie und Teleangiektasien auf Stelle 1 sehr gering, auf Stelle 2 ziemlich stark.
11. XII. 12. Status idem.

Aus den geschilderten Versuchen I und II geht hervor, daß das Radiometer von Sabouraud und Noiré nur für eine mittelweiche Strahlung (Strahlung von mittlerer Penetrationsfähigkeit, ca. 5—7 der Wehneltschen Härteskala) Gültigkeit hat. Wenn man bei diesem Härtegrad bestrahlt, bis die Reagenztablette (in halber Fokus-Hautdistanz) die Teinte B erreicht hat, erhält man ein Erythem.

Bestrahlt man bei härterer Strahlung (größerer Penetrationsfähigkeit der Strahlen, ca. 10 der Wehneltschen Härteskala und darüber), bis die Tablette die Teinte B zeigt, so erhält man gar keine sichtbare Reaktion.

Bestrahlt man mit sehr weicher Röhre (Strahlung von sehr geringer Penetrationsfähigkeit, ca. 2—3 der Wehneltschen Härteskala), bis die Reagenztablette die Teinte B angenommen hat, so erhält man eine zu starke Reaktion: Rötung, Schwellung und Blasenbildung.

Diese Ergebnisse finden ihre Erklärung darin, daß das

Absorptionsvermögen der Sabouraud-Noiréschen Reagenztablette sehr viel größer ist als das der menschlichen Haut, wie das schon die Untersuchung mit dem Leuchtschirm zeigt.

Nun ist das Dosimeter offenbar mit der ja am häufigsten gebrauchten mittelweichen Strahlung geeicht.

Wenn man mit dieser bestrahlt, bis die Teinte B erreicht ist, so hat die in doppelter Entfernung befindliche Haut in der Tat eine Dosis Röntgenstrahlen absorbiert, welche ein Erythem zur Folge hat.

Bestrahlt man nun mit härterer Röhre (penetrationsfähigerer Strahlung), so wird die Tablette vermöge ihrer größeren Absorptionsfähigkeit bereits die Teinte B anzeigen, wenn die Haut noch nicht einen entsprechenden Bruchteil der Strahlung absorbiert hat. Die Hautreaktion muß demnach schwächer ausfallen. Umgekehrt liegen die Verhältnisse bei sehr weichen Röhren. Mit anderen Worten: **Man wird mit dem Radiometer von Sabouraud und Noiré richtig dosieren bei einer Strahlung von mittlerer Penetrationskraft, unterdosieren bei einer Strahlung von großer Penetrationskraft, überdosieren bei einer Strahlung von geringer Penetrationskraft.**

Meine zahlreichen klinischen Erfahrungen bestätigen die auf experimentellem Wege gemachten Feststellungen vollkommen und gestatten außerdem noch weitere Schlüsse: Ich habe nämlich gefunden, daß man bei einer härteren Strahlung, von ca. 10 Wehnelt ungefähr doppelt so lange bestrahlen muß, wie nach den Angaben ds Radiometers von Sabouraud und Noiré zu erwarten eware, um ein Erythem zu bekommen, bei einer weicheren Strahlung von ca. 2 Wehnelt nur ungefähr halb so lange.

Aehnlich müssen die Verhältnisse bei allen direkten Dosimetern, die auf chemischen Dissoziationen beruhen, liegen; alle diese Dosimeter können nur für eine bestimmte Strahlenqualität, wahrscheinlich auch für die gebräuchlichste mittelweiche Strahlung Gültigkeit haben.

Für jede Strahlenqualität brauchbar könnte nur ein Reagenspapier sein (resp. ein Reagenskörper oder eine Reagensflüssigkeit), dessen Absorptionsvermögen dem der menschlichen Haut vollkommen entspricht.

Behandlung der Röntgenröhren.

Die Behandlung der Röntgenröhren ist von größter Bedeutung für ihre Lebensdauer. Natürlich sind die einzelnen Fabrikate nicht gleichwertig, aber auch die bestkonstruierte Röhre kann durch unzweckmäßige Behandlung rasch, unter Umständen beim ersten Einschalten ruiniert werden.

Zunächst sollen die Röhren bei gleichmäßiger mittlerer Zimmertemperatur aufbewahrt und jeden Tag durch Abwischen mit einem weichen Flanelllappen vom Staub gereinigt werden. Wenn man eine Röhre aus dem Schrank oder von dem Wandbrett nimmt, fasse man sie stets an dem Kathodenhals, der besonders widerstandsfähig ist.

Dann befestigt man die Röhre in dem Schutzkasten, legt die Kabel an und schaltet ein; zunächst wird schwächste Belastung gewählt, um zu sehen, ob die Kabel richtig angelegt sind, ob also der Oeffnungsinduktionsstrom von der Anode zur Kathode geht. Dann sieht man — im leicht verdunkelten Zimmer resp. bei gedämpftem Tageslicht — die vor dem Antikathodenspiegel gelegene Kugelhälfte gleichmäßig grün aufleuchten. Sieht man dagegen auf der hinter dem Antikathodenspiegel gelegenen Kugelhälfte unregelmäßige fluoreszierende Flecke und Ringe — letztere immer conaxial zur Anode und Antikathode —, während die antefokale Hälfte dunkel erscheint oder höchstens auch einzelne fluoreszierende Ringe und Flecken zeigt, so geht der Oeffnungsinduktionsstrom von der Kathode zur Antikathode bzw. Anode, die Kabel sind also verkehrt angelegt und müssen umgelegt werden.

Bei verkehrter Schaltung entstehen die Kathodenstrahlen auf dem Platinspiegel, treffen — da sie sich senkrecht zu der Ebene, auf welcher sie entstehen, fortpflanzen — auf einen kleinen, ungefähr der Größe des Platinspiegels entsprechenden Bezirk der gegenüberliegenden Glaswand, die dadurch — bei sehr starker Belastung, von welcher ja die Menge der produzierten Kathodenstrahlen abhängig ist — so stark erhitzt werden kann, daß die Röhre „durchbrennt" und damit zerstört ist.

Ist die Röhre richtig eingeschaltet, so wird die primäre Stromstärke mittels der Regulierkurbel des Rheostaten soweit gesteigert, daß die Röhre hinreichend hell aufleuchtet. Bei Röhren mit starker Metallantikathode oder Wasserkühlröhren wählt man die Belastung möglichst kräftig, da die widerstandsfähige Antikathode den Anprall der Kathodenstrahlen gut aushält, ohne sich zu sehr zu erwärmen, ohne daß also eine zu große Gasabgabe und damit ein Weicherwerden der Röhre zu befürchten ist. Bei Röhren mit schwacher Antikathode muß man natürlich auch eine entsprechend schwächere Belastung wählen, wenn man sie für einige Zeit konstant halten will.

Wird eine Röhre weicher, so muß man die Belastung ein wenig verringern, wird sie härter, etwas erhöhen, hält sie sich konstant, so ist die Belastung richtig. Wird eine Röhre weicher, so kann man sie dadurch, daß man sie ein paar Mal kräftig überbelastet, zwingen, sich später bei der gleichen Belastung, bei welcher sie früher weicher wurde, konstant zu halten.

Es sei hier von vornherein bemerkt, daß man jede Röntgenröhre für längere Zeit — durch Monate hindurch bei mehrstündiger täglicher Betriebsdauer — annähernd konstant halten kann, aber nur bei einer bestimmten, gerade passenden Belastung.

Weiche Röhren sind weniger wirksam als mittelweiche, weil ein großer Teil der Strahlung durch Absorption in der Glaswand verloren geht, harte Röhren weniger wirksam, weil die Penetrationskraft der Strahlen zu groß ist, gleiche Belastung vorausgesetzt. Weiche Röhren kann man außerdem nur schwach belasten, weil sie sonst während des Betriebes noch weicher, und damit also noch weniger wirksam werden. Härtere Röhren dagegen kann man stärker belasten und so die geringere Absorption durch Steigerung der Quantität wieder ausgleichen.

Die kräftigste Belastung vertragen also die Röhren, bei welchen die Ableitung der auf der Antikathode durch die aufprallenden Kathodenstrahlen erzeugten Wärme am vollkommensten ist, d. h. die Röhren, bei welchen die ausgehöhlte Antikathode durch eingeblasene Luft (Preßluft-Röhre von Reiniger, Gebbert & Schall, Burger-Röhre mit elektrischer Luftduschenkühlung) oder durch Wasser gekühlt wird (Rapid-Röhre von Müller). Derartige Röhren kann man in hartem Zustande mit 2—3—5 Milliampère belasten und längere Zeit im Betrieb haben, ohne daß der Härtegrad sich ändert.

Eine derartige kräftige Belastung kann erwünscht sein bei Tiefenbestrahlung, bei welcher nur möglichst harte Röhren verwandt und die Strahlen außerdem durch Filtration noch weiter gehärtet werden. Um die hierdurch bedingte Strahlenvergeudung wieder wett zu machen, ist eben eine besonders kräftige Belastung erforderlich, zumal, wenn es darauf ankommt, die wirksame Dosis in möglichst kurzer Zeit zu applizieren. Die Belastung ist noch weiter steigerungsfähig durch Einschaltung des Rhythmeurs (cf. S. 58). Doch sind dann die fortwährenden Schwankungen der Zeiger des Milliampèremeters und des Qualimeters so groß, daß eine exakte Kontrolle der Röhrenkonstanz sehr erschwert ist. Ich ziehe es aus diesem Grunde vor, ohne Rhythmeur zu arbeiten.

Kommt es auf die Dauer der Expositionszeit nicht so sehr an, kann man für Tiefentherapie auch Röhren mit metallreicher Antikathode (Polyphos, Gundelach) benutzen, die man allerdings nicht ganz so kräftig belasten darf, wenn man sie einigermaßen konstant halten will; sie vertragen in hartem Zustande höchstens 1 Milliampère.

Die Röhren mit schwacher Antikathode (kleine Therapie-Röhre (Burger, Rodde) vertragen nur eine schwache Belastung (0,4—0,6 Milliampère) und eignen sich demnach nicht für Tiefen-, sondern nur für Oberflächen-Bestrahlungen.

Hat man eine Röhre längere Zeit in Betrieb gehabt und läßt sie dann längere Zeit ruhen, so werden beim Erkalten der erwärmten Glas- und Metallteile die vorher freigewordenen Gasmengen wiedergebunden, außerdem ist ein bestimmtes Gasquantum beim Stromdurchgang verbraucht worden, so daß die Röhre, wenn man sie nach längerer Ruhepause wieder in Betrieb nimmt, etwas härter erscheint. Diese Erhöhung des Vakuums muß man dann wieder durch Benutzung der Regeneriervorrichtung ausgleichen.

Ueber den Härtegrad der Röhren orientiert man sich, wie gesagt, mittels der verschiedenen „Härtemesser" (cf. den Abschnitt: Instrumente zur Prüfung der Qualität der Röntgenstrahlen).

Ueber die Konstanz der Röhren bzw. über Aenderungen der Konstanz gibt uns in feinster Weise das Milliampèremeter und die parallele Funkenstrecke, resp. das Qualimeter Aufschluß (cf. den Abschnitt: Vorrichtungen zur Kontrolle der Röhrenkonstanz).

Behandlung der Röntgenröhren.

Eine bestimmte primäre Stromstärke, etwa für weiche, mittelweiche und harte Röhren anzugeben, ist sinnlos. Bei großem Induktorium wird man z. B. viel weniger Ampère brauchen, um die gleiche sekundäre Leistung zu erzielen wie bei einem kleinen Induktorium. Die Unterbrechungszahl soll man nicht unnötig hoch wählen, sondern nur so hoch, daß die Röhre ruhig, gleichmäßig aufleuchtet, und die einzelnen Unterbrechungen nicht durch stoßweises Aufleuchten zu erkennen sind. Man soll bei therapeutischer Bestrahlung immer die gleiche Unterbrechungszahl beibehalten. Die primäre Stromstärke kann man durch die Kurbel des Rheostaten, außerdem natürlich auch durch Veränderung der Stromschlußdauer in völlig ausreichender Weise regulieren.

Therapeutischer Teil.

Die Entwicklung der Röntgentherapie.

Bie Behandlung mit Röntgenstrahlen ist eine rein empirische Methode. Sehr bald nämlich machte man bei Durchleuchtungen zu diagnostischen Zwecken die Beobachtung, daß gelegentlich auf den bestrahlten Partien Haarausfall oder Rötung, mitunter auch Ulzeration der Haut auftrat. Schon im Juni 1896 wurde Freund durch eine Zeitungsnotiz, nach welcher bei einem Herrn, der viel mit X-Strahlen zu arbeiten hatte, eine Dermatitis mit gleichzeitigem Haarausfall auf dem Kopfe aufgetreten war, und durch eine bald darauf erschienene Publikation von W. Marcuse in Berlin, der bei einem jungen Manne nach 14 tägiger Bestrahlung dasselbe Resultat erzielte, zu dem Versuche angeregt, die Behaarung eines großen Naevus pigmentosus pilosus bei einem Mädchen durch Röntgenbestrahlung zu beseitigen. Es lag natürlich nahe, ein Agens, das eine so ausgesprochene Einwirkung auf die Haut ausübte, bei verschiedenen Dermatosen als therapeutischen Faktor zu verwerten. In einer — ich möchte beinahe sagen — etwas planlosen Weise wurde fast jede Hauterkrankung der Behandlung mit Röntgenstrahlen unterzogen. Bereits Ostern 1897 berichtete Kümmell auf dem Kongreß der deutschen chirurgischen Gesellschaft über günstige Erfolge beim Lupus vulgaris. Zur selben Zeit und unabhängig von Kümmell berichtete auch Schiff über die Heilung des Lupus vulgaris durch Röntgenstrahlen. Bald folgten Mitteilungen über günstige Erfolge bei anderen Hautleiden. So behandelte Hahn zuerst Ekzeme, Schiff Lupus erythematodes, Freund Favus und Sycosis, Ehrmann Dermatitis papillaris, Pokitonoff Acne vulgaris, Kienböck und Holzknecht Alopecia areata, Scholtz Lepra und Mycosis fungoides, Sjögren und Stenbeck Epitheliome und Warzen mit Röntgenstrahlen. Im Laufe der Zeit machte man die Beobachtung, daß die Röntgenstrahlen auf bestimmte Zellelemente eine elektive Wirkung ausüben, daß z. B. die Zellen des Haarbalges und die Zellen des Epithelioms unter dem Einflusse der Röntgenstrahlen zu Grunde gehen, ohne daß entzündliche Veränderungen der Haut aufzutreten brauchen. Scholtz hat auch histologisch nach schwacher Bestrahlung degenerative Veränderungen (mangelhafte Färbbarkeit der Kerne, Vakuolisierung der Kerne und des Protoplasmas) an den Stachelzellen, an den Zellen der Haarbälge und Wurzelscheiden, in geringerem Maße auch an den Zellen der Schweißdrüsen und der Media und Intima der Gefäße nachgewiesen. Nach intensiverer Bestrahlung waren die degenerativen Veränderungen der zelligen Elemente noch stärker und außerdem zeigten sich entzündliche Erscheinungen: Erweiterung der Gefäße, Randstellung der Leukozyten, seröse Durchtränkung des Gewebes, Einwanderung der Leukozyten in die degenerierten Zellmassen. Zunächst werden also, wie es scheint, die zelligen Elemente der Haut geschädigt. Erst nach stärkerer Einwirkung des Röntgenlichtes lassen sich degenerative Veränderungen an den Gefäßwänden und schließlich auch Schädigungen des bindegewebigen Teiles der Haut konstatieren. Gaßmann konnte an den Gefäßen der Kutis und Subkutis eines etwa 2 Monate bestehenden Röntgen-Ulkus Wucherung und vakuolisierende Degeneration der Intima, Auffaserung der Elastica, Vakuolisierung und Schwund der Muskularis und außerdem eine Zerfaserung des Bindegewebes nachweisen. Auch Scholtz konnte in Röntgen-Ulzerationen eine Zerfaserung und Vakuolisierung des Bindegewebes konstatieren.

Während man im Anfang der röntgentherapeutischen Aera eine besondere Empfindlichkeit der normalen und pathologischen Epithelzellen annahm, zeigten die klinischen Erfahrungen und experimentellen Untersuchungen späterer Jahre, daß diese Annahme nicht richtig war· War es doch schon auffallend, daß innerhalb des Hautorganes nicht alle Zellen in gleicher Weise beeinflußt wurden, daß nur die Zellen des Rete Malpighi, der Haarwurzelscheiden, der Schweiß- und der Talgdrüsen nach schwachen Bestrahlungen degenerative Veränderungen erkennen ließen. Diese Schädigung bestimmter Zellen innerhalb des Hautorgans ließ sich auch makroskopisch durch Herabsetzung

Entwicklung der Röntgentherapie. 73

oder völligen Stillstand ihrer spezifischen Funktion erkennen, z. B. an dem elektiven Haarausfall. Buschke und Verfasser konnten experimentell durch Bestrahlung der an Schweißdrüsen besonders reichen Katzenpfote den Nachweis der besonderen Empfindlichkeit dieser Zellen erbringen, indem nach Pilokarpininjektionen in solcher Dosis, daß der Exitus des betreffenden Tieres eintrat, an der bestrahlten, im übrigen völlig normal aussehenden Pfote nicht die geringste Schweißsekretion eintrat, während an den anderen nicht bestrahlten Pfoten der Schweiß in großen Tropfen hervorperlte. Albers-Schönberg erbrachte 1903 zuerst den Nachweis, daß es Organe gibt, deren Zellen noch empfindlicher sind als beispielsweise die schon besonders radiosensiblen Zellen der Haarpapillen. Es gelang ihm durch Röntgenbestrahlung der Bauchgegend bei Kaninchen und Meerschweinchen Sterilität zu erzielen, ohne daß dabei die Libido sexualis oder die Kohabitationsfähigkeit litt. Die Sterilität beruht auf Nekrospermie oder Azoospermie. Die histologische Untersuchung der bestrahlten Hoden (Frieben, Seldin) ergab degenerative Veränderungen nur an den Hodenepithelien.

Buschke und Verfasser erbrachten 1905 zuerst den Nachweis, daß nicht alle Hodenepithelien in gleicher Weise geschädigt werden, sondern in erster Linie die Spermatoblasten, also das eigentliche spermabildende Zellgewebe, während die sogen. Stützzellen (Sertolische Zellen), welche mit der Spermaproduktion nichts zu tun haben, nach schwachen Bestrahlungen gar keine Veränderung erkennen lassen, ebenso wie die Zellen der ja schon zum System der Ausführungsgänge gehörenden geraden Hodenkanälchen und des Nebenhodens; auch die Blutgefäße des Hodens und Nebenhodens sind nach derartigen schwachen Bestrahlungen intakt.

Diese schweren atrophischen Veränderungen werden also von Röntgenstrahlen hervorgerufen, die bereits die Haut passiert haben, ohne daß dort entzündliche Erscheinungen aufzutreten brauchen. Auch beim Menschen ist die Sterilisation durch Röntgenbestrahlung möglich, wie z. B. die Versuche Philipps beweisen, der bei Tuberkulösen das Skrotum bestrahlte und 6 Monate später eine Atrophie der Hoden und vollständige Azoospermie nachweisen konnte, ohne daß die Potentia coeundi gelitten hatte. Beobachtungen von Albers-

74   Entwicklung der Röntgentherapie.

Schönberg, Tilden Brown und Osgood sind beweisend dafür, daß auch bei Technikern und Aerzten, die sich häufig, wenn auch nur ganz schwachen Röntgen-

Fig. 30.

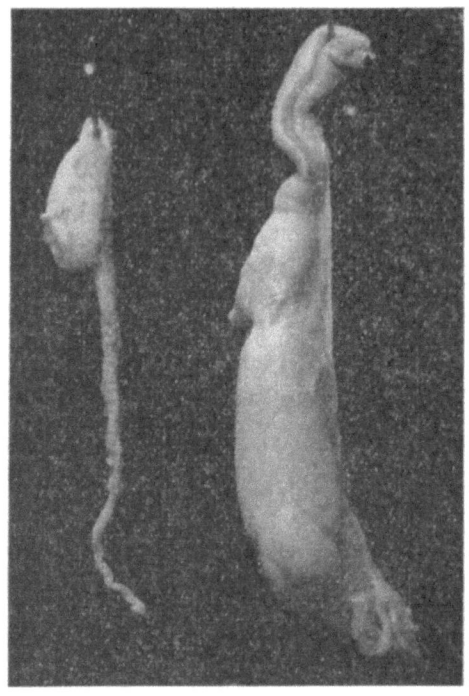

Hodenatrophie nach einmaliger Röntgenbestrahlung. Beide Hoden vom selben Kaninchen. Der rechte normale war während der Bestrahlung durch eine $^1/_2$ mm dicke Bleiplatte abgedeckt. Der bestrahlte Nebenhoden (am oberen Ende des Präparates) annähernd ebenso groß wie der nicht bestrahlte (Buschke u. H. E. Schmidt).

bestrahlungen aussetzen, Azoospermie eintreten kann, ohne daß auch in solchen Fällen eine Abnahme der Potenz zu konstatieren ist. Die Sterilität kann — je nach der In-

Entwicklung der Röntgentherapie. 75

tensität, resp. der Anzahl der Bestrahlungen — eine vorübergehende oder dauernde sein.

Regaud und Dubreuil haben beim Kaninchen nach Röntgenbestrahlung außer dem Erlöschen der Befruchtungsfähigkeit eine ganz bedeutende Steigerung der Libido und der Potenz beobachtet. Da nun die Azoospermie durch die besondere Empfindlichkeit der

Fig. 31.

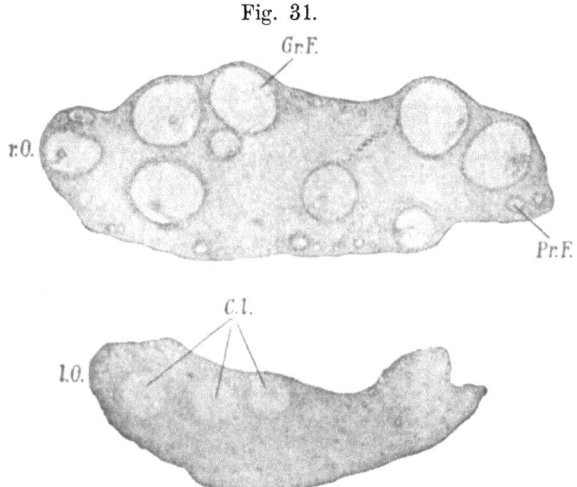

Ovarien vom Meerschweinchen, halbiert; Schnittflächen bei Lupenvergrößerung. r.O. rechtes Ovarium (nicht bestrahlt), l.O. linkes Ovarium (bestrahlt), Gr.F. Graafscher Follikel, Pr.F. PrimordialFollikel, C.l. Corpus luteum (Manfred Fraenkel).

Spermatoblasten zu erklären ist, so könnte man vielleicht annehmen, daß die Potentia coeundi an die Intaktheit der interstitiellen (Stütz-) Zellen gebunden ist, die für Röntgenstrahlen sehr wenig empfindlich sind, und auf die daher die gleiche Strahlenmenge, welche auf die hochempfindlichen Spermatoblasten destruierend wirkt, einen incitierenden Einfluß ausüben könnte, welcher die Steigerung der Libido und der Potenz verständlich erscheinen ließe. Regaud und Dubreuil haben auch zum ersten Male den Nachweis erbracht, daß Spermatozoen, die kurz nach der Bestrahlung ihre volle Beweglichkeit besitzen und in ihrer Lebensfähigkeit gar nicht gestört erscheinen, trotzdem nicht mehr befruchtungsfähig sind.

Auch die Ovarien werden durch Röntgenbestrahlung zur Atrophie gebracht (Halberstädter). Bei weiblichen Kaninchen kommt es zum Schwund der Graafschen Follikel, nach stärkeren Bestrahlungen gehen auch die Primordialfollikel und Ureier zugrunde. Dieselben Veränderungen sind auch bei den menschlichen Ovarien nach Röntgenbestrahlung festgestellt (Fraenkel, Faber, Reifferscheid) (cf. Fig. 31).

Ganz besonders empfindlich für Röntgenstrahlen sind ferner die lymphatischen Organe. Schon wenige Stunden nach der Bestrahlung konnte Heineke (1903) bei Hunden degenerative Veränderungen in den Zellen der Milz, der Lymphdrüsen und der Darmfollikel nachweisen, ohne daß die Bestrahlung Schädigungen der Haut zur Folge gehabt hatte. Auch die blutbildenden Zellen des Knochenmarks werden in elektiver Weise durch schwache Röntgenbestrahlung geschädigt (Milchner und Mosse). Die Schädigung dieser Organe kann ebenfalls — je nach der Intensität resp. der Dauer der Strahlenwirkung — eine vorübergehende oder dauernde sein. Nach Krause und Ziegler nimmt zunächst die Zahl der Lymphozyten ab.

Nach Schmid und Géronne sind von den Formbestandteilen des Blutes am röntgenempfindlichsten die polynukleären Leukozyten, demnächst die Lymphozyten, während die roten Blutkörperchen auch durch sehr kräftige Bestrahlung anscheinend gar nicht beeinflußt werden.

Wöhler hat nach kurzdauernden Bestrahlungen (von 1—3 Min. Dauer) zu diagnostischen Zwecken schon in der nächsten halben Stunde eine Zunahme der Leukozyten nachweisen können, deren Zahl in den folgenden 5—8 Stunden noch weiter anstieg, um dann wieder allmählich auf die Norm zurückzukehren.

Auch nach mehrfachen therapeutischen Bestrahlungen bei Patienten (mit Ausnahme Blutkranker!) konnte Wöhler niemals einen so gewaltigen Absturz der Leukozytenzahl beobachten, wie wir ihn häufig bei Leukämikern sehen. Auch hier trat zunächst eine Leukozytose, dann allerdings eine mäßige Verringerung der Leukozytenzahl ein, die sich aber doch immer fast in normalen Grenzen hielt. Die Zahl der Erythrozyten und der Hämoglobingehalt nahmen meist zu. Es scheint demnach, daß der gesunde menschliche Körper Regulierungsmöglichkeiten gegenüber den Röntgenstrahlen hat. Bei fortgesetzter Einwirkung der Röntgenstrahlen kann auch das Blut Gesunder anscheinend Veränderungen erleiden. So ist bei Röntgenologen fast immer Verminderung der weißen Blutkörperchen, speziell der neutrophilen polynukleären Leukozyten zu konstatieren (v. Jagié, Schwarz, v. Siebenrock, Aubertin).

Aus dem Gesagten geht schon hervor, daß die Schädigung durch Röntgenstrahlen in elektiver Weise die Zellen betrifft, die sich in ständiger Regeneration resp. Proliferation befinden, oder deren Stoffwechsel, infolge ihrer sekretorischen Tätigkeit besonders lebhaft vor sich geht (Haarpapille, Schweißdrüsen, Talgdrüsen, Hoden, Ovarien, Knochenmark, Milz).

Das wird auch bestätigt durch die wachstumshemmende Wirkung der Röntgenstrahlen auf junge Zellen. So konnte Perthes an Eiern von Ascaris megalocephala nach Röntgenbestrahlung eine Verlangsamung der Furchung und unregelmäßige Entwicklung der Embryonen hervorrufen.

Recht charakteristische Entwicklungshemmung und Mißbildung erzielte Verfasser durch Röntgenbestrahlung von Axolotleiern des gleichen Entwicklungsstadiums (Medullarrinne eben geschlossen). Sämtliche bestrahlten Larven gingen außerdem schließlich zugrunde, während sämtliche nicht bestrahlte Kontrollarven am Leben blieben.

Auffallend war der histologische Befund, der lediglich schwere Schädigungen des Hirns und Rückenmarks erkennen ließ. Die Hirnzellen waren fast vollkommen zerstört und füllten als körnige Detritusmassen die Ventrikel aus. Degenerative Veränderungen ließen sich auch an den Zellen des Rückenmarks nachweisen.

Ueber Schädigungen des Zentralnervensystems beim Menschen wissen wir so gut wie nichts, und ich selbst habe in zahlreichen Fällen von Favus, Makro- und Mikrosporie — auch bei kleinen, noch nicht 2 Jahre alten Kindern — nach Röntgenbestrahlung des Kopfes niemals Symptome beobachtet, welche etwa auf eine Schädigung des Hirns zurückzuführen gewesen wären. Trotzdem ist es nicht unmöglich, daß auch die Nervenzellen sehr empfindlich für Röntgenstrahlen sind; dafür spräche erstens

78 Entwicklung der Röntgentherapie.

der Befund in meinen oben erwähnten experimentellen Versuchen über die Einwirkung der Röntgenstrahlen auf Amphibienlarven, zweitens der meist eklatante Einfluß der Röntgenstrahlen auf Neuralgien (Trigeminus, Ischiadicus, Intercostales usw.) und drittens die von Birch-

Fig. 32.

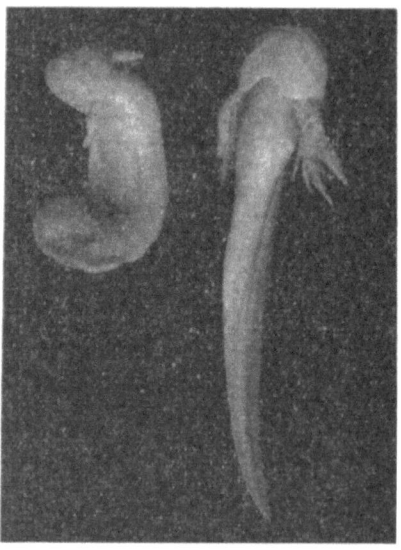

Links: bestrahlte in der Entwicklung zurückgebliebene, verkrüppelte Larve mit Blasenbildung am Schwanzende. Rechts: nicht bestrahlte, weiter differenzierte normale Larve desselben Alters (H. E. Schmidt).

Hirschfeld nach Röntgenbestrahlung des Auges festgestellten degenerativen Veränderungen an den Zellen der Retina und des Nervus opticus. Allerdings sind in den Birch-Hirschfeldschen Tierversuchen ungewöhnlich hohe Strahlendosen verabfolgt worden, die zu Ulzerationen der Lider führten. Trotzdem scheint mir der Schutz des Auges auch bei schwachen Bestrahlungen empfehlenswert. Erwähnt sei hier, daß nach Röntgenbestrahlung trächtiger Kaninchen die Jungen mit Katarakt geboren werden (Tribondeau und Belley, von Hippel), und daß sich überhaupt nach Röntgenbestrahlung kleiner Tiere, z. B. Mäuse, ein- oder doppelseitig Katarakt entwickeln kann (Kienböck und von Decastello). Besonders interessant sind aber ähnliche Beobachtungen beim Menschen, welche Gutmann und Treutler gemacht haben. Gutmann fand bei einem Ingenieur, der sich viel mit Herstellung von Röntgenröhren beschäftigte und über Sehstörungen klagte, Tropfenbildung an der hinteren Corticalis beider Linsen, die trotz Aussetzen der Beschäftigung stationär blieb. In dem Falle von Treutler handelte es sich um den Angestellten eines Röntgenlaboratoriums, der beiderseits hinteren Polarkatarakt und eine Sehschärfe von $6/60$ zeigte, während er vor seiner Anstellung im Röntgenlaboratorium gut gesehen haben wollte.

Diese Veränderungen der Linse ließen sich durch die große Zahl der immer wieder einwirkenden, sich summierenden und kumulierenden kleinsten Röntgenstrahlen-Dosen erklären, entweder durch direkte Schädigung der Linsenfasern oder des Kapselepithels oder aber durch Schädigung der für die Ernährung der Linse sehr wichtigen Ciliarkörpergefäße.

Vielleicht bildet tatsächlich das Lezithin, das nach Hoppe-Seyler in allen jungen, rasch wachsenden, „entwicklungsfähigen oder in der Entwicklung begriffenen Zellen, als Eidotter, Spermatozoen, farblosen Blutkörperchen, pathologisch schnell wachsenden Geschwülsten, Pflanzensamen, Sporen, Knospen junger Triebe im Frühling, Pilzen, Hefezellen" ebenso wie gerade im Nervengewebe in besonders großer Menge vorkommt, den Angriffspunkt für die Röntgenstrahlen, eine Theorie, die zuerst von Schwarz aufgestellt worden ist und in der Tat viel für sich hat, zumal sie in zwangloser Weise eine elektive Wirkung auf das Nervensystem und auf alle Zellen, deren Stoffwechsel besonders lebhaft vor sich geht, erklären würde.

Lezithin wird durch Röntgenbestrahlung zersetzt und die Zersetzungsprodukte führen zur Schädigung der Zellen: von den Zersetzungsprodukten des Lezithins kommt besonders das Cholin in Betracht. Werner und Lichtenberg, Hoffmann und Schulz konnten durch Cholininjektionen in verschiedenen Organen Veränderungen erzielen, welche denen nach Röntgenbestrahlung entsprechen. Von

80 Entwicklung der Röntgentherapie.

großem Interesse ist demnach die Tatsache, daß Benjamin, v. Reuß, Sluka und Schwarz nach Röntgenbestrahlung im Blute ihrer Versuchstiere Cholin fanden. Das allmäh-

Fig. 33.

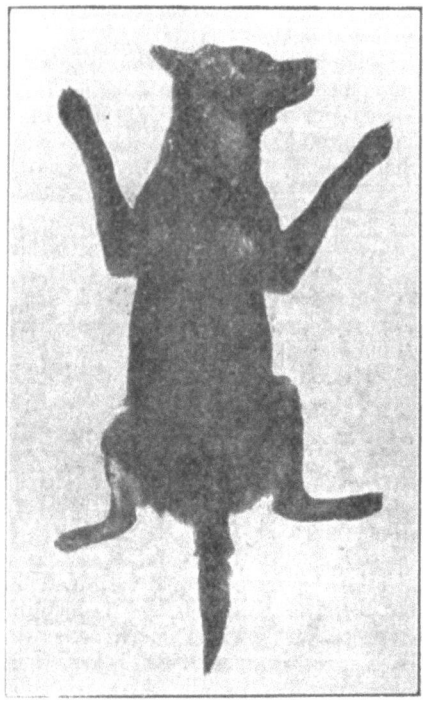

Junger Hund, dem im Alter von 8 Tagen die linke Hinterpfote einmal 10 Minuten lang bestrahlt wurde. Resultat: Die bestrahlte Hinterpfote war nach $7^{1}/_{2}$ Monaten 8 cm kürzer als die nicht bestrahlte (30:38 cm) (Försterling).

liche, langsame Fortschreiten des Zersetzungsprozesses würde auch die Latenzzeit, die zwischen Röntgenbestrahlung und Röntgenwirkung liegt, ganz gut erklären.

Daß man beim Menschen bisher Schädigungen des Hirns oder Rückenmarks nicht beobachtet hat, erklärt sich ja — selbst wenn man eine hohe Röntgenempfindlichkeit

Entwicklung der Röntgentherapie.

dieser Organe annimmt — ohne weiteres daraus, daß sie in gut schützenden Knochenhüllen liegen, welche die Röntgenstrahlen absorbieren.

Da alle jungen, rasch wachsenden Zellen besonders empfindlich für Röntgenstrahlen sind, so ist es verständlich, daß junge Säugetiere, die einer Röntgenbestrahlung ausgesetzt werden, im Wachstum zurückbleiben, und zwar in toto. wenn das ganze Tier oder auch nur der Kopf des Tieres bestrahlt wird.

Wird nur eine Seite des Tieres bestrahlt, so bleibt nur diese im Wachstum zurück, auch die betreffenden inneren Organe; wird nur eine Extremität bestrahlt, so zeigt sich die Wachstumshemmung nur an dieser, wahrscheinlich infolge einer Schädigung des Primordial- und Epiphysenknorpels (cf. Fig. 33). Alle diese Störungen können schon durch schwache Dosen, die auf der Haut keine Reaktion hervorrufen, zustande kommen (Försterling). Bei stärkerer Bestrahlung tritt Exitus des Tieres ein. Diese Verhältnisse darf man nicht ohne weiteres auf den Menschen übertragen, und ein sicherer Fall von Wachstumshemmung ist bisher auch nicht nach Röntgenbestrahlung kleiner und kleinster Kinder bekannt geworden, so daß die Röntgentherapie auch bei diesen erlaubt ist.

Es dürfte sich ja auch meist um Behandlung irgend eines Hautleidens (Ekzem, Psoriasis, Herpes tonsurans) handeln, bei welchem nicht besonders tief wirkende Strahlen angewandt werden, und eine Schädigung des Epiphysenknorpels wäre wohl nur bei großen Dosen harter Strahlung denkbar.

Durch Bestrahlung trächtiger Kaninchen von der Bauchseite aus kann man die Schwangerschaft unterbrechen. In frühen Stadien kommen die abgestorbenen Embryonen offenbar zur Resorption, in späteren Stadien werden entweder tote Junge geworfen, oder die lebend geborenen Jungen sterben wenige Stunden oder wenige Tage nach der Geburt (Fellner, Lengfellner, v. Hippel und Pagenstecher, Verfasser). Es ist nicht ausgeschlossen, daß auch bei der Frau durch Röntgenbestrahlung des Abdomens ein Abort herbeizuführen ist. Ueber einen derartigen Fall hat Fränkel berichtet. Es handelte sich um eine im dritten Monat gravide Tuberkulöse, bei welcher nach 25 maliger Bestrahlung der rechten und linken Ovarialgegend (und der Schilddrüse, die allerdings nur kürzere Zeit bestrahlt wurde) ein spontaner Abort unter wehenartigen Krämpfen und starker Blutung erfolgte. Fränkel glaubt, daß der Abort in seinem Falle sekundär durch Schädigung der Ovarien herbeigeführt wurde.

Im Gegensatz zu Fränkel konnte Pinard bei einer großen Anzahl von Frauen in allen Schwangerschaftsperioden und Wöchnerinnen durch Bestrahlungen von 30—40 Minuten Dauer keinen ungünstigen Einfluß auf Mutter oder Kind feststellen; auch auf den Verlauf späterer Graviditäten war kein Einfluß zu konstatieren.

Diese verschiedenartigen Resultate können natürlich lediglich durch verschiedenartige Technik bedingt sein. Es ist aber auch möglich, daß ein Abort durch Röntgenbestrahlung beim Menschen überhaupt nicht zu erzielen ist. Ich selbst konnte bei einer im III. Monat graviden Tuberkulösen trotz kräftiger Bestrahlung innerhalb 4 Wochen keinen Abort erreichen. Zum mindesten steht soviel fest, daß sich die Unterbrechung der Schwangerschaft durch Röntgenstrahlen nicht mit Sicherheit und nicht mit der nötigen Schnelligkeit herbeiführen läßt, so daß also die Röntgenstrahlen als Mittel zur Einleitung des Abortes nicht geeignet sind. Auch Friedrich und Försterling haben über 2 Fälle berichtet, in welchen kein Abort durch Röntgenbestrahlung zu erzielen war.

Es dürfte bei Kaninchen und Meerschweinchen eine direkte Abtötung der Embryonen im Mutterleibe durch die Röntgenstrahlen stattfinden; aber auch die Möglichkeit einer indirekten Schädigung der Embryonen durch irgendwelche Zerfallsprodukte (Röntgentoxine), die durch Bestrahlung des Muttertiers entstehen und durch den Kreislauf auf den Embryo übergehen, dürfte nicht von der Hand zu weisen sein. Trächtige Kaninchen, bei denen nur der Kopf unter Abdeckung des übrigen Körpers bestrahlt wurde, brachten zwar zum richtigen Termin ihre Jungen zur Welt, die sich auch in den ersten 14 Tagen in nichts von den Jungen nicht bestrahlter Kontrolltiere unterschieden; aber dann setzte eine enorme Wachstumshemmung ein; die Zwergtiere hatten ein struppiges Fall, waren müde und matt und litten zum Teil an Augenerkrankungen (Blepharitis, Keratitis), einzelne Tiere starben auch (Max Cohn).

Erwähnt sei hier, daß nach Röntgenbestrahlung trächtiger Tiere die Jungen nicht selten mit Katarakt geboren werden (v. Hippel), und daß sich überhaupt nach Röntgenbestrahlung kleiner Tiere, z. B. Mäuse, ein- oder doppelseitig Katarakt entwickeln kann (Kienböck und v. Decastello).

Bakterien sind nur wenig röntgenempfindlich und jedenfalls nur durch so große Strahlendosen abzutöten, wie sie in der Therapie garnicht angewendet werden dürfen (Rieder, Holzknecht).

Die Röntgenstrahlen-Dermatitis.

Während man anfangs darüber im Zweifel war, was eigentlich die Ursache der beobachteten Hautveränderungen sei, die von der Röntgenröhre ausgehenden elektrischen

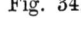
Fig. 34.

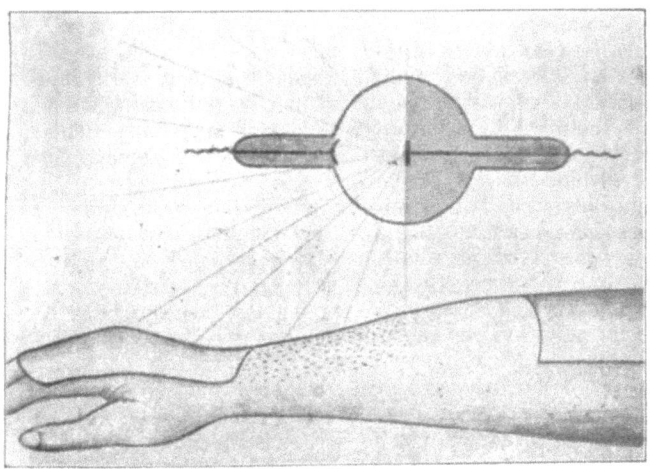

Entladungen oder die Röntgenstrahlen selbst wissen wir durch die im Jahre 1900 erschienenen Arbeiten Kienböcks und Sträters, daß die Röntgenstrahlen selbst das wirksame Agens sind. Kienböck brachte eine Röntgenröhre so über der Haut an, daß die Ebene des Antikathoden-

84 Die Röntgenstrahlen-Dermatitis.

spiegels, von welchem die Röntgenstrahlen ausgehen, senkrecht zu der bestrahlten Hautfläche stand (cf. Fig. 34). Es trat eine Reaktion nur unter der vor dem Antikathodenspiegel gelegenen leuchtenden Kugelhälfte auf (in Fig. 34 durch die punktierte Partie angedeutet), nicht aber da, wo keine Röntgenstrahlen aufgefallen waren (in der hinter der Ebene des Antikathodenspiegels gelegenen Hautpartie und in dem vor der Ebene gelegenen durch eine Bleiplatte geschützten Hautbezirk). Scholtz bestrahlte eine runde Stelle auf dem Rücken eines Schweines $^3/_4$ Stunden lang. Diese Stelle war in 5 Segmente geteilt, von welchen 4 mit Blei, Glas, Aluminium und Papier bedeckt waren, während das fünfte unbedeckt blieb. Nach 30 Tagen trat zunächst in dem unbedeckten und in dem mit Papier bedeckt gewesenen Segment Haarausfall ein; später als sich auch in dem mit Aluminium bedeckt gewesenen Segment Haarausfall zeigte, kam es in den beiden erstgenannten Segmenten zu einer oberflächlichen Nekrose, während unter dem Blei und dem Glas gar keine Veränderungen auftraten.

Sträter, Kienböck und Scholtz konstatierten ferner, daß weiche Röhren, welche viel und stark absorbierbare Röntgenstrahlen liefern, bei demselben Individuum eine stärkere Reaktion hervorrufen als sehr harte Röhren, welche nur wenig und stark penetrierende Röntgenstrahlen produzieren.

Die durch die Einwirkung der Röntgenstrahlen erzeugten Hautveränderungen können natürlich ebenso gut nach einer einzigen „kräftigen", wie nach sehr zahlreichen „schwachen" Bestrahlungen auftreten. In letzterem Falle summieren sich eben die vielen kleinen Dosen, so daß das Endresultat vollkommen dem durch eine einzige große Dosis Röntgenstrahlen erzielten entsprechen kann.

Bei der Röntgendermatitis kann man, wie bei jeder durch irgend einen anderen „Reiz" hervorgerufenen Entzündung der Haut 3 Grade unterscheiden: 1. Rötung, 2. Blasenbildung, 3. Geschwürsbildung. **Eine Eigentümlichkeit der Röntgenstrahlen ist die, daß sie, in schwacher Dosis appliziert, einen Haarausfall hervorzurufen vermögen, ohne daß es zu irgendwelchen makroskopisch wahrnehmbaren entzündlichen Erscheinungen kommt.** Diesen Vorgang kann man besonders gut an der behaarten Kopfhaut beobachten; an anderen

Die Röntgenstrahlen-Dermatitis. 85

Stellen ist der Haarausfall mitunter kein vollständiger, auch nicht, wenn es zu einer oberflächlichen Entzündung der Haut kommt. Charakteristisch für die Röntgendermatitis ist die Latenzzeit, welche ihr vorangeht, und welche um so länger dauert, je schwächer die Einwirkung der Röntgenstrahlen war. Am längsten also ist sie bei einer Dosis, welche lediglich einen unkomplizierten Haarausfall zur Folge hat, der in der Regel nach 3 Wochen eintritt; die Haut erscheint dann glatt und kahl, ohne sonstige Veränderungen. Nach mehreren (meist 4—6) Wochen beginnen die Haare wieder zu wachsen. Das Effluvium der Haare ist also die harmloseste Folgeerscheinung einer schwachen Röntgenbestrahlung.

War die verabfolgte Röntgenstrahlenmenge größer, so tritt gewöhnlich nach 2 Wochen eine Rötung, die meist einen zyanotischen Ton zeigt, auf; dieser Hyperämie folgt nach einigen Tagen ein vollständiger Haarausfall, Braunfärbung und starke Schuppung der Haut. Nach der Abstoßung der obersten braungefärbten Epidermislagen zeigt die Haut wieder ihr normales rosa-weißes Kolorit, erscheint einige Wochen auffallend zart und schließlich wieder völlig normal. Nur ausnahmsweise tritt eine Hyperpigmentation oder eine Verschiebung des Hautpigmentes an den Rand der bestrahlten Partie ein. Ist außer der Rötung auch eine stärkere Schwellung aufgetreten, so kann die Haut später ein leicht atrophisches Aussehen bekommen.

Bei noch stärkerer Einwirkung der Röntgenstrahlen kommt es — meist nach 1 Woche — zu einer starken Rötung, der sehr bald eine Blasenbildung, häufiger eine Exfoliation der Epidermis folgt, so daß man eine dem bestrahlten Bezirk entsprechende total erodierte Fläche vor sich hat. Die Heilung erfordert in der Regel 3—6 Wochen. Der Nachwuchs der Haare tritt nur unvollständig oder gar nicht ein. Die neugebildete Haut zeigt immer ein narbigatrophisches Aussehen; fast immer treten — oft erst Wochen und Monate nach der Bestrahlung — fleckweise Teleangiektasien und bei brünetten Personen Pigmentanhäufungen in dem narbig-atrophischen Bezirk oder — seltener — am Rande desselben auf.

Die schwerste Veränderung der Haut durch die Röntgenstrahlen stellt das „Röntgenulkus" dar. Wenige Tage nach einer oder mehreren wirksamen Bestrahlungen tritt starke Rötung und Schwellung und bald darauf im Zentrum

Ulzeration ein, die einen eigenartigen mißfarbigen Belag zeigt und je nach dem Umfang und der Tiefe des gangränösen Substanzverlustes mehrere Wochen, Monate oder auch Jahre zur Vernarbung braucht. In der Narbe zeigen sich fast immer gleichfalls Teleangiektasien und — bei brünetten Personen — Pigmentflecke. In seltenen Fällen kann das vernarbte Ulkus später wieder aufbrechen. Ob es sich in den Fällen, in welchen 6—10—12 Monate nach Abschluß der Röntgenbehandlung — ausnahmsweise — Ulzerationen aufgetreten sind, wirklich um Spätreaktionen mit ungewöhnlich langer Latenzzeit handelt oder um mechanische Läsionen der durch die vorangegangene Röntgenbehandlung geschädigten (atrophischen) und dadurch besonders empfindlich gewordenen Haut, ist zum mindesten zweifelhaft.

Das Auftreten der Röntgendermatitis kündigt sich bisweilen durch subjektive und objektive Symptome an, durch Jucken oder Brennen oder durch eine eigentümliche diffuse gelbbraune Färbung der Haut. Seltener zeigen sich als Vorboten der kommenden Reaktion eine eigenartige Turgeszenz der Haut oder mehr oder weniger zahlreiche oder mehr oder weniger dunkle Pigmentflecken. Mitunter treten schon unmittelbar oder wenige Stunden nach einer Bestrahlung Erytheme auf, „Frühreaktionen"; sie treten nach großen Dosen anscheinend immer, nach kleinen Dosen nur bei einer besonderen Empfindlichkeit des Gefäßsystems auf. Diese Frühreaktion wurde zuerst von Köhler beschrieben und von ihm als Wärmeerythem aufgefaßt. Bei sehr intensiven oder sehr ausgebreiteten Röntgenreaktionen tritt gelegentlich hohes Fieber mit auffallend geringen Allgemeinerscheinungen auf. Auch kleinpapulöse, oft skarlatiniforme Exantheme, offenbar bedingt durch Resorption von Toxinen, welche als Degenerationsprodukte der durch die Röntgenstrahlen geschädigten Zellen aufzufassen sind, hat man mitunter beobachtet (Holzknecht).

Die durch Einwirkung der Röntgenstrahlen hervorgerufenen bleibenden Hautveränderungen treten gewöhnlich bei Leuten auf, die sich jahrelang, wenn auch nur kurze Zeit, der Wirkung der Röntgenstrahlen ausgesetzt haben, also bei Elektrotechnikern und Aerzten, oder auch nach sehr zahlreichen aber schwachen Bestrahlungen, die längere Zeit zu therapeutischen Zwecken verabfolgt wurden, und zwar immer erst, nachdem häufiger Dermatitiden,

Die Röntgenstrahlen-Dermatitis.

die nicht besonders intensiv gewesen zu sein brauchen, vorausgegangen sind. Natürlich können die gleichen bleibenden Veränderungen auch nach einer einzigen kräftigen Bestrahlung zustande kommen. Sie können als eine eigentümliche Dystrophie der Haut (Kienböck) bezeichnet werden. Man kann 3 verschiedene Formen unterscheiden: 1. eine Verdickung der Oberhaut, die spröde, rissig und braunrot verfärbt ist, mit stärkerer Ausprägung der normalen Falten, Degeneration der Haare, Riffung und Brüchigkeit der Nägel, Bildung von verhornten Epidermismassen, die sich vorn unter dem Rand des Nagels, hinten und seitlich über den Nagel vorschieben, und eigenartigen zirkumskripten warzenartigen Wucherungen der Haut; dieses „chronische Röntgenerythem" findet man besonders an der Hand, die in den ersten Jahren der Röntgenära leider häufig als Testobjekt benutzt wurde; dementsprechend ist der von den Röntgenstrahlen wenig oder gar nicht getroffene Daumen von den beschriebenen Veränderungen meist frei. Aus dieser Form kann sich die 2. Form entwickeln, welche in einer Atrophie der Haut besteht, welche verdünnt, glatt, auffallend weiß und von Teleangiektasien durchsetzt ist. Häufig sind auch warzige Wucherungen und — bei brünetten Personen — Pigmentflecken, so daß ein dem Xeroderma pigmentosum ähnliches Bild zustande kommt. Recht charakteristisch sind auch kleinste Blutextravasate von tintenschwarzer Färbung. Seltener ist eine andere Form der Atrophie, welche dem Bilde der Atrophia cutis idiopathica entspricht. In diesen Fällen ist die Haut nicht weiß und glatt, sondern livide nnd gefältet „wie zerknittertes Zigarettenpapier" (Verfasser). Die 3. Form ist eine alabasterähnliche, sklerodermieartige Verdickung der Haut (Barthélemy, Hallopeau, Oudin u a.), welche sich bretthart anfühlt und mit leicht abhebbaren Schuppen bedeckt ist. Wenn die Gesichtshaut derartig verändert ist, so sind die normalen Falten verstrichen, das Gesicht erhält ein maskenähnliches Aussehen. Das Mienenspiel kann fehlen, durch Verdickung der Lidhaut Ektropium und Entropium zustande kommen. An den Händen können klauenförmige Stellungen der Finger, deren Beweglichkeit erschwert oder unmöglich ist, eintreten.

Bei dieser sklerodermieartigen Veränderung der Haut kommt es besonders häufig zur Bildung sehr schmerzhafter

Rhagaden und torpider Ulzerationen. Auch die Entwicklung von Karzinomen ist wiederholt beobachtet worden (Unna, Kümmell, Frieben, Allen). Ich selbst kenne einen Röntgendiagnostiker, bei welchem sich auf der Basis einer sklerodermieartigen Hautverdickung auf dem rechten Handrücken ein etwa pflaumengroßer, sehr harter, oberflächlich ulzerierter Tumor gebildet hatte, der exstirpiert und histologisch als Karzinom festgestellt wurde.

Interessant sind die histologischen Befunde, welche von Unna bei der chronischen Röntgendermatitis der Radiologen erhoben wurden.

Um das Wichtigste aus den histologischen Befunden anzuführen, so sei hier in erster Linie betont, daß gerade die Blutgefäße, deren Schädigung für die schwere Heilbarkeit der akuten Röntgenulzera mit Vorliebe verantwortlich gemacht wird, bei der chronischen Röntgendermatitis am wenigsten leiden; ihre Wandungen sind intakt und jedenfalls nicht in deutlicher Weise verändert. Das, was nicht nur klinisch, sondern auch pathologisch-anatomisch nachgewiesen werden kann, ist lediglich eine Alteration der Blutverteilung, eine der Schröpfwirkung vergleichbare Blutüberfüllung der Arterien und Venen. Gleichzeitig findet sich eine schwere Veränderung aller zelligen Gebilde der Haut. „Die Oberhaut ist stärker verhornt, zum Teil hypertrophisch und zum Krebs prädisponiert, zum Teil atrophisch, stets zu hornigen Auflagerungen in Gestalt von Schwielen und warzigen Bildungen neigend." Zuerst atrophieren die Haare und Talgdrüsen, dann die Nägel und Knäueldrüsen; in der Kutis findet sich ein chronisches interstitielles Oedem, das zu einer Atrophie der elastischen Fasern führt. Die Hautmuskeln sind dagegen auffallenderweise verdickt.

Zu berücksichtigen bei der Applikation der Röntgenstrahlen zu therapeutischen Zwecken ist die Tatsache, daß 1. verschiedene Personen verschieden empfindlich sind (individuelle Disposition), und daß 2. die Haut verschiedener Körpergegenden verschieden reagiert (regionäre Disposition), daß aber diese verschiedene Empfindlichkeit sowohl der einzelnen Individuen, als auch der einzelnen Körperregionen in sehr engen Grenzen schwankt. So sind Schleimhäute, Gesicht und Handrücken etwas empfindlicher als Rumpf und Extremitäten; ein Knochen, welcher dicht unter der Haut liegt (Schädeldach, Kiefer, Handknochen), verstärkt die Wirkung der Röntgen-

Die Röntgenstrahlen-Dermatitis. 89

strahlen; ferner ist die Haut heruntergekommener, in schlechtem Ernährungszustand befindlicher Individuen empfindlicher, als die gesunder, kräftiger Personen; ebenso reagiert eine krankhaft (z. B. favös oder sykotisch) veränderte Haut leichter auf die Bestrahlung als normale Haut, desgleichen eine Haut, welche schon einmal eine stärkere Röntgendermatitis überstanden oder eine chronische Veränderung erlitten hat (Holzknecht). Daß es eine eigentliche Idiosynkrasie in dem Sinne gibt, daß eine Bestrahlung, welche bei einem Individuum z. B. einen unkomplizierten Haarausfall hervorruft, bei einem anderen eine Nekrose der Haut erzeugt, ist nach allen bisher vorliegenden Erfahrungen unwahrscheinlich. Von vornherein erscheint die Annahme einer derartigen Idiosynkrasie, wie sie ja z. B. auch gegen die Ultraviolettstrahlen (Gletscherbrand) und gegen alle möglichen Medikamente (Jod, Quecksilber usw.) besteht, durchaus gerechtfertigt. Es braucht wohl nicht besonders betont zu werden, daß wir gegen eine etwa bestehende Idiosynkrasie in dem angegebenen Sinne vollkommen machtlos wären, gerade so wie wir es nicht verhüten können, daß ein Patient nach einer einzigen Sublimatinjektion an einer schweren Enteritis zugrunde geht, während hundert andere 20—30 derartige Injektionen anstandslos vertragen.

Was die Behandlung der akuten Röntgendermatitis anlangt, so muß sie so indifferent als möglich sein. Ungünstig wirken kalte Umschläge; dagegen leisten warme Borwasserumschläge gute Dienste. Die Heilung der Röntgenulzerationen scheint durch strahlende Wärme beschleunigt zu werden. Freund verwendet zu diesem Zwecke kräftige (100 kerzige) Glühlampen. Hahn empfiehlt Eosinpinselung und nachfolgende Besonnung. Hartnäckige Ulzera müssen im Gesunden exzidiert, die Defekte plastisch gedeckt werden. Eine Behandlung der atrophischen und sklerodermieartigen Hautveränderungen nach Röntgenbestrahlung ist nutzlos. Bei starker Sprödigkeit und Rissigkeit der Haut ist in erster Linie Einfettung mit folgender Salbe zu empfehlen: Emplastri Lithargyri, Vaselini flavi $\overline{aa}$ 25,0.

Was die Pigmentationen nach abgelaufener Röntgendermatitis anbelangt, die, wie es scheint, nur bei brünetten Personen auftreten, so verschwinden die diffusen Pigmentierungen spontan, wenn auch oft erst nach Monaten. Man kann diesen Prozeß durch Applikation von Sublimatsalben (1—2%) beschleunigen. Das Gleiche gilt — wenigstens in den meisten Fällen — von den bisweilen, aber keineswegs immer auftretenden fleck- oder strichförmigen Pigmentanhäufungen, die sich mitunter auch einstellen, ohne daß eine Entzündung der Haut vorangegangen ist. Kurz erwähnt sei hier die Tatsache, daß auch bereits ergrautes Haar nach Röntgenbestrahlung mitunter eine dunkle Färbung annimmt und auch nach wiederholtem Schneiden immer wieder in dunkler Färbung nachwachsen kann (Ullmann, Imbert und Marquès. Die warzigen Wucherungen lassen sich durch Aetzungen mit Mercks H_2O_2 (Unna) oder durch Elektrolyse beseitigen, die Teleangiektasien nach den Erfahrungen des Verfassers am besten durch Behandlung mit Kohlensäureschnee.

Das „Röntgen-Karzinom".

Wie gesagt kann sich gelegentlich auf der Basis einer Röntgenatrophie oder eines Röntgenulkus ein Karzinom entwickeln. Hesse hat 1911 alle bis dahin bekannten Fälle zusammengestellt. Von diesen 94 sind nur 54 sichere Fälle; der größte Prozentsatz entfällt auf Amerika. In 26 Fällen waren die Karzinomträger Aerzte, in 24 Techniker und nur in 4 Fällen Patienten.

Den Hauptausgangspunkt bilden die ulzerierenden Stellen auf den mit einer chronischen Röntgendermatitis behafteten Händen, dann die Keratosen, und erst an letzter Stelle rangiert die einfache Atrophie. Nur 1 Fall ist bekannt, in welchem das Karzinom anscheinend in einer intakten Röntgennarbe entstand (Rowntree). Häufig kündigt sich die maligne Entartung eines bis dahin benignen Ulkus durch heftigen Schmerz an.

Wenig bekannt dürfte es sein, daß gelegentlich auch eigenartige Veränderungen an den Fingerknochen (Fehlen der Struktur, Dellenbildung), einmal auch Beteiligung des Os am karzinomatösen Prozeß beobachtet wurde.

Die Basis des Karzinoms bildet also der durch Röntgenstrahlen geschädigte Haut, in erster Linie kleine Ulzerationen, welche in dieser spröden und starren Haut leicht entstehen. Das Karzinom selbst entwickelt sich unabhängig von der

Strahlenwirkung, oft jahrelang nach Aussetzung der Beschäftigung mit Röntgenstrahlen. Ein eigentliches Röntgenkarzinom gibt es also — streng genommen — nicht, wie das der Verfasser schon wiederholt betont hat.

Was die Therapie anbelangt, so ist bemerkenswert, daß kräftige Röntgenbestrahlung sichtlichen Erfolg bringt (Fall Radiguet), wie sie auch bei chronischer Röntgendermatitis recht günstig wirken kann (Sequeira).

Als Grundsatz gilt natürlich, jedes sicher karzinomatöse oder auch nur suspekte Ulkus so radikal als möglich zu behandeln, d. h. es kommt nur die Exzision, resp. Amputation in Frage eventuell mit Ausräumung der regionären Drüsen, wenngleich das Röntgenkarzinom wenig Neigung zur Metastasierung zeigt.

Wenn auch das Karzinom auf der Basis einer Röntgenschädigung in einigen Fällen zum Tode geführt hat, so muß doch betont werden, daß diese Karzinomentwicklung immer eine äußerst seltene Komplikation, eine Ausnahme darstellt. Ob das „Röntgenkarzinom" überhaupt als eine Erkrankung sui generis aufzufassen ist, dürfte doch sehr fraglich sein. Beobachten wir ja auch sonst, daß sich auf alten Narben oder aus torpiden Ulzerationen ausnahmsweise mal ein Karzinom entwickelt. Nach Ansicht des Verfassers ist es ebenso wenig richtig, von einem „Lupuskarzinom" zu sprechen wie von einem „Röntgenkarzinom".

Besser ist schon die Bezeichnung „Narbenkarzinom", resp. „karzinomatöse Degeneration eines Ulkus".

Ob dabei die Narbe oder das Ulkus auf die Einwirkung der Röntgenstrahlen oder irgend eine andere Ursache zurückzuführen ist, dürfte wohl gleichgültig sein.

Dosierung der Röntgenstrahlen.

Die zum Teil verblüffenden Erfolge der Röntgentherapie haben eine große Anzahl Aerzte, besonders Dermatologen, veranlaßt, sich einen Röntgenapparat anzuschaffen. Das wäre an sich sehr erfreulich, wenn alle diese Aerzte auch die nötige Zeit hätten, sich in eingehender Weise mit Röntgentherapie zu befassen, eine Voraussetzung, die aber leider bei wirklich beschäftigten Praktikern nur in den seltensten Fällen zutreffen dürfte. Denn eine sachgemäße

Röntgenbestrahlung ist immerhin recht umständlich und zeitraubend, wenn der Arzt die Abdeckung, Einstellung und Kontrolle der Röhre während der Sitzung selbst vornehmen will, was meines Erachtens unbedingt erforderlich ist. Die Zahl der wirklich über größere Erfahrung verfügenden Röntgentherapeuten dürfte daher auch heute immer noch recht klein sein. Es ist natürlich auch keineswegs gesagt, daß ein erfahrener Röntgendiagnostiker immer ein erfahrener Röntgentherapeut ist. Jedenfalls dürften heute alle Aerzte, die sich wirklich intensiv mit der Röntgenbehandlung beschäftigt haben, wohl endlich sich darüber einig sein, daß eine rationelle Röntgentherapie ohne direkte Dosimetrie nicht möglich ist, und die passionierten Minutenbestrahler, die mit souveräner Verachtung auf jedes Dosimeter herabsahen und die verabfolgte Strahlenmenge nur nach dem „Gefühl" oder nach der „Erfahrung" abschätzten, sind wohl heute gänzlich ausgestorben.

Manche Aerzte haben sich gegen die Anwendung eines direkten Dosimeters gesträubt, weil keines der zur direkten Messung der absorbierten Strahlenmenge dienenden Instrumente theoretisch, vom Standpunkt des Physikers aus allen Anforderungen, die man an ein wissenschaftlich exaktes Dosimeter stellen kann, genügen solle. Praktisch brauchbare und genügend zuverlässige Dosimeter besitzen wir ungeachtet dessen mehrere. Das billigste, bequemste und für den Anfänger die geringste Uebung erfordernde Dosimeter dürfte das von Sabouraud und Noiré sein, das ich wohl zuerst außerhalb Frankreichs angewandt und empfohlen habe (Erfahrungen mit einem neuen Radiometer von Sabouraud und Noiré, Fortschr. a. d. Geb. d. Röntgenstrahlen, Bd. VIII.) und auch heute noch benutze. Bedingung für die Brauchbarkeit der Reagenztabletten, welche mit Barium-Platin-Cyanür imprägniert sind, ist 1. ihre gleichmäßige Herstellung, 2. ihre Aufbewahrung vor Tageslicht geschützt bei möglichst gleichmäßiger Zimmertemperatur, 3. der Ausschluß stärkerer Wärmewirkung während der Bestrahlung. Ich habe das Radiometer in vielen tausend Fällen ausprobiert und als zuverlässig befunden. Ich halte es außerdem für einen Vorteil, daß das Radiometer nur eine Testfarbe und keine mehrstufige Skala hat.

Die Mehrzahl der Röntgentherapeuten benutzt bei jeder einzelnen Sitzung ein direktes Dosimeter, während meine Methode der Dosierung darin besteht, daß ich nur einmal mittels eines direkten Dosimeters eine Röhre ausdosiere und dann immer unter den gleichen Betriebsverhältnissen halte, welche ich durch ein Milliampèremeter und eine parallel geschaltete Funkenstrecke, neuerdings durch ein Qualimeter, kontrolliere (kombinierte Dosierungsmethode). Zur Ausdosierung verwende ich ausschließlich das Dosimeter von Sabouraud und Noiré.

Eine wirklich exakte Dosierung mit einem direkten Dosimeter bei jeder einzelnen therapeutischen Sitzung ist schon darum nicht möglich, weil man die Sabouraud-Noirésche Reagenztablette nicht in das therapeutische Strahlenbündel legen kann, sondern einem Strahlenbündel aussetzen muß, welches die Röhrenwand an einer anderen Stelle verläßt. Das ist darum nötig, weil sonst die Tablette einen Teil der für den Behandlungsbezirk bestimmten Strahlung absorbieren würde. Es ist nun aber keineswegs gesagt, daß an dieser Stelle die Glaswand die gleiche Dicke besitzt, wie dort, wo das therapeutische Strahlenbündel austritt.

Am besten ist es noch, wenn man überhaupt in der zuletzt angedeuteten Weise vorgeht, die Tablette möglichst nahe dem Rande der Austrittsstelle für das therapeutische Strahlenbündel anzubringen; nicht besonders empfehlenswert ist die Teilung der Röhrenkugel in ein „Meßfeld" und ein „Arbeitsfeld", so daß z. B. die eine Röhrenflanke dem Durchtritt des therapeutischen Strahlenbündels dient, während sich an der anderen Röhrenflanke die Reagenztablette befindet, ein Modus, den Schwarz und Holzknecht vorgeschlagen haben. Denn je weiter die Stellen, an welchen das therapeutische Strahlenbündel austritt, und an welcher sich die Tablette befindet, von einander entfernt sind, desto mehr wächst die Gefahr einer erheblichen Differenz in der Dicke der Röhrenglaswand an diesen Stellen.

Ich verwende daher zur „Aichung" der Röhre das therapeutische Strahlenbündel und vermeide dadurch mit Sicherheit Fehlerquellen, welche durch die wechselnde Dicke der Röhrenglaswand bedingt sein können. Daß es in der Tat möglich ist, Röhren immer wieder unter die gleichen Bedingungen zu bringen, unter denen sie einmal ausdosiert sind, sie gleichsam zu zwingen, bei gleichbleibender Stromzufuhr auch immer den gleichen Härtegrad zu behalten, so daß sich an der Qualität und Quantität der Strahlung und mithin auch an ihrer Wirksamkeit nichts ändert, ist von vielen Therapeuten bestätigt worden, welche nach meiner Methode arbeiten.

Und wenn Holzknecht noch 1910 die Behauptung aufstellte, daß die Aichung einer so „schwankenden Maschine" wie der Röntgenröhre nicht möglich sei, sondern auf „Selbsttäuschung" beruhe, so bekennt er damit nur, daß er damals nicht imstande war, eine Röntgenröhre so zu belasten, wie es für die Konstanz der Röhre erforderlich ist. Denn nur unter dieser Voraussetzung ist er allerdings auch nicht imstande, eine Röhre zu aichen.

Eine sehr einfache Ueberlegung zeigt uns, daß theoretisch eine Konstanz sehr wohl möglich ist. Und die Praxis bestätigt die Theorie.

Es ist allgemein bekannt, daß eine Röntgenröhre weicher wird, wenn man sie zu stark belastet, daß sie andererseits härter wird, wenn man sie zu schwach belastet. Dazwischen muß es also eine Belastung geben, bei welcher die Röhre weder weicher, noch härter wird, also konstant bleibt, und das ist die für die betreffende Röhre gerade passende „optimale" Belastung.

Während des Betriebes spielen sich offenbar zwei Vorgänge ab: einmal wird beim Stromdurchgang ein bestimmtes Quantum von dem Gasgehalt im Innern der Röhre verbraucht, dann wird aber auch durch die Erwärmung des Antikathodenmetalls infolge der aufprallenden Kathodenstrahlen aus dem Metall ein bestimmtes Gasquantum frei. Wird nun genau so viel frei, wie beim Stromdurchgang (durch Elektrolyse?) verbraucht wird, so muß das Vakuum, i. e. der Härtegrad konstant bleiben.

Wird die Röhre aber so stark belastet, daß durch zu starke Erwärmung des Antikathodenmetalls mehr Gas frei wird, als beim Stromdurchgang verbraucht wird, so muß die Röhre weicher werden. Wird sie so schwach belastet, daß für das beim Stromdurchgang verbrauchte Gasquantum infolge ungenügender Erwärmung des Antikathodenmetalls keine entsprechenden Gasmengen aus dem Metall frei werden, so muß die Röhre härter werden.

Das folgt einfach aus der täglichen Erfahrung, die zeigt, daß man jede Röhre durch Ueberbelastung weicher, durch Unterbelastung härter machen kann. Es wird also sehr wichtig für die Röhrenkonstanz sein, daß das Antikathodenmetall bei der Herstellung der Röhren gut entgast

Dosierung der Röntgenstrahlen. 95

ist; etwas Gas muß es bei der Erwärmung abgeben können, weil das als Ersatz für das beim Stromdurchgang verbrauchte Gasquantum nötig ist, aber es soll auch bei mittelstarker Belastung nicht zuviel Gas abgeben und dadurch die Röhre weicher machen. Das ist nun leider bei den meisten neuen Röhren die Regel.

Um diesem Uebelstand abzuhelfen, überbelaste ich neue Röhren zunächst so stark, daß durch Erwärmung des Antikathodenmetalls die überschüssigen Gasmengen frei werden („Training" der Röhren). Bei der kleinen Therapie-Röhre von Burger, welche eine ziemlich schwache Antikathode besitzt, treibe ich die Ueberbelastung bis zur Rotglut der Antikathode, schalte dann aus, lasse abkühlen und wiederhole diese Prozedur mehrmals.

Dadurch erreiche ich folgendes: aus dem Antikathodenmetall werden überschüssige Gasmengen in das Röhreninnere ausgetrieben; der Gasgehalt im Innern der Röhre nimmt also zu, die Röhre wird zunächst weicher; ist sie zu weich, so lasse ich sie bei schwacher Belastung laufen; dadurch wird von dem zu großen Gasquantum ein bestimmter Teil verbraucht, ohne daß sich bei der gewählten schwachen Belastung das Antikathodenmetall erwärmen und wieder Gas abgeben kann; die Röhre wird also härter; habe ich den gewünschten Härtegrad erreicht — durchschnittlich 5—7 We. bei Haut-, 10 We. bei Tiefenbestrahlungen—, so belaste ich nun die Röhre etwas stärker. Ich werde das jetzt tun können, ohne daß die Röhre weicher wird, weil ja durch die vorangehende wiederholte Ueberbelastung der Röhre erhebliche Gasmengen aus dem Metall frei gemacht worden sind, so daß jetzt gar nicht mehr viel Gas abgegeben werden kann.

Man wird also jetzt auch bei mittelkräftiger Belastung die Röhre konstant halten können, weil nicht mehr so leicht ein größeres Quantum Gas durch Erwärmung des Metalls frei gemacht werden kann, als der Strom vom Gasgehalt im Innern der Röhre verbraucht, ja bei ungenügender Belastung wird jetzt die Röhre sogar härter werden, da dann nur ein Gasverbrauch, aber kein Freiwerden von Gas (wegen der unzureichenden Erwärmung der Antikathode) stattfindet.

Die Hauptgefahr des Weicherwerdens neuer Röhren vermeidet man also in der Weise, daß man durch Ueberbelastung und dadurch bedingte kräftige Erwärmung die überschüssigen Gasmengen aus dem Antikathodenmetall heraustreibt, dann die Röhre ausschaltet und abkühlen läßt. Diese Prozedur muß gewöhnlich mehrmals wiederholt werden. Natürlich ist eine Konstanz nur bei einer ganz bestimmten Belastung zu erzielen; die Belastungsmöglichkeit richtet sich wiederum 1. nach der Beschaffenheit der Antikathode, 2. nach dem (höheren und niedrigeren) Vakuum, 3. nach der Betriebsdauer.

Selbstverständlich kann man für einen Moment die Röhre sehr stark belasten, ohne daß sie weicher wird, und selbstverständlich muß man die Röhre schwächer belasten, wenn man sie für längere Zeit konstant halten will. Für schwache Belastungen (Oberflächen-Bestrahlungen) wird man daher mit Röhren, welche eine schwache Antikathode besitzen, vollständig auskommen. Für kräftige Belastungen (Tiefen-Bestrahlungen) sind dagegen auch Röhren mit widerstandsfähigerer Antikathode empfehlenswert.

Die passendste „optimale" Belastung findet man am einfachsten durch Vermehrung oder Verminderung der primären Stromstärke. Arbeitet man mit einem Unterbrecher-Instrumentarium, so ändert man an der Tourenzahl und Stromschlußdauer am besten nichts; natürlich ist eine Variierung der Stromzufuhr auch durch Veränderung der Stromschlußdauer möglich; doch kompliziert das die Sache unnötig, und es ist jedenfalls einfacher, bei gleichbleibender Umdrehungszahl und Stromschlußdauer nur mittels des Rheostaten für den Primärstrom die Belastung zu regulieren.

Die günstigste Stromschlußdauer ist die, bei welcher der Unterbrecher möglichst wenig knackende Geräusche hören läßt und die Röhre möglichst ruhig aufleuchtet. Bei der günstigsten Stromschlußdauer ist auch — gleiche primäre Stromstärke vorausgesetzt — die sekundäre Leistung am größten.

Ist die Stromschlußdauer zu kurz, so geht zu wenig Strom hindurch, die Intensität steigt nicht bis zu der nötigen Höhe an und bei der folgenden Oeffnung ist dann der Abfall ein zu geringer und infolgedessen auch die Oeffnungsinduktionswirkung.

Ist die Stromschlußdauer zu lang, so steigt allerdings die Stromintensität zu einer bedeutenden Höhe an, aber die folgende Pause ist dann zu kurz, so daß die Intensität bei der Oeffnung gar nicht bis 0 abfallen kann, ehe der nächste Stromschluß eintritt, und infolgedessen die Oeffnungs-

Dosierung der Röntgenstrahlen. 97

induktionswirkung wieder nicht auf der erreichbaren Höhe steht.

Das Richtige liegt also auch hier in der Mitte, die Stromschlußdauer darf weder zu kurz noch zu lang sein.

In praxi findet man nun nicht immer eine Belastung, bei welcher die Röhre eine absolute Konstanz zeigt. Erstens kann es vorkommen, daß die Unterteilung des Rheostaten für den primären Strom nicht fein genug ist, daß z. B. eine Röhre weicher wird, wenn der Hebel auf dem 8. Kontaktknopf steht, daß sie dagegen schon härter wird, wenn man die Belastung nur um einen Kontaktknopf verringert. Hier würde also die richtige, „optimale" Belastung zwischen den beiden genannten Kontaktknöpfen liegen. In solchen Fällen wählt man am besten den Kontaktknopf, bei welchem die Röhre die Neigung zeigt, härter zu werden, weil man dieser Neigung mittels der Regeneriervorrichtung jederzeit Einhalt tun kann.

Zweitens kann es vorkommen, daß kleine Schwankungen in der Konstanz nicht zu beseitigen sind, daß also z. B. bei einer bestimmten primären Belastung die durch die Röhre fließende Stromstärke z. B. 1 Milliampère beträgt, daß die Röhre in den ersten Minuten härter wird, so daß die Milliampèrezahl z. B. auf 0,8 sinkt, um dann infolge der in den nächstfolgenden Minuten allmählich zunehmenden Erwärmung des Antikathodenspiegels und der dadurch bedingten Gasabgabe langsam wieder auf 1 zu steigen. Solche kleinen Schwankungen im Härtegrad sind bedeutungslos, zumal sie ja auch bei der Ausdosierung der Röhre mit berücksichtigt werden.

Ganz ausnahmsweise bekommt man allerdings Röhren geliefert, mit denen nichts anzufangen ist, die fortwährend „umschlagen", erhebliche Schwankungen des Härtegrades zeigen, wie man die Belastung auch wählt. Solche Röhren schicke ich als unbrauchbar an den Lieferanten zurück.

In der Regel aber findet man für eine gute Röhre eine Belastung, bei welcher sie sich absolut, oder wenigstens relativ konstant hält.

Haben wir nun auch zuverlässige Mittel zur Kontrolle der Röhrenkonstanz? Auch diese Frage muß unbedingt bejaht werden, so daß auch bei der Kontrolle eine „Selbsttäuschung" ausgeschlossen ist.

Diese Mittel sind das Milliampèremeter und die parallele Funkenstrecke, resp. das Qualimeter. Das Milliampèremeter zeigt uns die Stromstärke an, welche durch die Röhre fließt, die parallele Funkenstrecke oder das Qualimeter den Widerstand, welchen die Röhre dem Strom bietet, resp. die Spannung, welche zur Ueberwindung dieses Widerstandes erforderlich ist. Kleinste Aenderungen des Vakuums — bei gleichbleibender Belastung — erkennen wir ohne weiteres. Wird die Röhre härter, wächst also ihr Widerstand, so muß selbstverständlich auch die parallele Funkenstrecke, resp. der Zeigerausschlag des Qualimeters größer werden; andererseits muß die Milliampèrezahl sinken, weil nun ja wegen des größeren Widerstandes weniger Strom durch die Röhre geht.

Nun ist das Sinken der Milliampèrezahl an sich nicht ohne weiteres ein Zeichen für das Härterwerden einer Röntgenröhre, nämlich dann nicht, wenn die parallele Funkenstrecke, resp. der Zeigerausschlag des Qualimeters kleiner wird; dann muß die Röhre weicher geworden sein, und das Sinken der Milliampèrezahl erklärt sich dann aus dem Auftreten von Schließungsstrom, der mit sinkendem Widerstand die Röhre leichter passieren kann und, da er dem Oeffnungsstrom entgegengesetzt gerichtet ist, eine Verminderung der Milliampèrezahl bedingt. Wird die Röhre weicher, ohne daß infolgedessen Schließungsstrom auftritt, so muß die Milliampèrezahl natürlich steigen, da ja tatsächlich mehr Strom durch die Röhre hindurchgeht.

Daß man über den Härtegrad einer Röhre genau orientiert ist und die Röhre bei einem bestimmten Härtegrad längere Zeit konstant hält, ist auch — abgesehen von dem Vorteil der größeren Einfachheit und Sicherheit und der rationellen Röhrenbehandlung — schon darum nötig, weil alle direkten Dosimeter, die wir ja vorläufig noch nicht entbehren können, nur für eine bestimmte Strahlenqualität geeicht sind. So ist das Radiometer von Sabouraud und Noiré nur zuverlässig bei einer Strahlung von 5—7 Wehnelt. Wenn man bei diesem Härtegrad bestrahlt, bis die der „Normaldosis" entsprechende Gelbfärbung der Reagenztablette erreicht ist, erhält man eine Reaktion ersten Grades. Dagegen muß man bei einer härteren Strahlung länger, bei einer weicheren kürzer exponieren, um die gleiche Wirkung auf die Haut zu erzielen.

Das erklärt sich aus der Tatsache, daß das Absorptionsvermögen der Reagenztabletten größer ist als das der menschlichen Haut (cf. den Abschnitt: Die Bedeutung der Röntgenstrahlenqualität für die direkte Dosimetrie!)

Dosierung der Röntgenstrahlen. 99

Wäre es also nicht möglich, eine Röntgenröhre für längere Zeit zum mindesten annähernd konstant zu halten, so würde damit die ganze Dosimetermethode fallen.

Die Aichung selbst ist sehr einfach, wenn man erst einmal in der früher geschilderten Weise die geeignete Belastung für die Röhre herausgefunden hat.

Hält sich z. B. eine mittelweiche Röhre von 6 Wehnelt konstant, wenn der Hebel am Rheostaten für den Primärstrom auf dem 6. Kontaktknopf steht, und das Milliampèremeter zeigt bei dieser Belastung 1, während die parallele Funkenstrecke 6 cm beträgt, so weiß man genau, daß sich die Quantität und Qualität der Strahlung nicht ändern kann, solange diese Werte konstant bleiben. Man legt dann die Sabouraud-Noiré-Tablette auf ein Bleiblech, bringt die Röhre so darüber an, daß die Längsachse der Röhre parallel zur Tischplatte steht, auf welcher die Tablette liegt, und ein von der Mitte des Antikathodenspiegels auf die Tischplatte gefälltes Lot gerade die Tablette treffen würde. Wählt man die Entfernung der Tablette von der Glaswand der Röhrenkugel 2 cm, und beträgt der Durchmesser der Röhrenkugel z. B. 12 cm, so befindet sich die Tablette $2 + 6 = 8$ cm vom Fokus entfernt. Man muß demnach die Fokus-Hautdistanz $2 \times 8 = 16$ cm groß wählen. Da man vom Fokus direkt nicht messen kann, sondern nur von dem — bei der Einstellung — der Haut zunächst befindlichen Teil der Glaswand, muß man, um diese Glas-Hautdistanz zu finden, von der Fokus-Hautdistanz noch den Radius der Röhrenkugel, in diesem Falle also 6 cm subtrahieren, so daß die Glas-Hautdistanz dann $16 - 6 = 10$ cm betragen würde.

Man schaltet die Röhre ein, läßt sie 5 Min. laufen und sieht dann — bei Tageslicht — nach, wie weit die Färbung der Reagenztablette vorgeschritten. Während der Bestrahlung selbst muß die Tablette vor der Einwirkung grellen Tageslichtes geschützt, eventuell in lichtdichtes schwarzes Papier eingewickelt sein.

Ist die Färbung, welche der Volldosis (Teinte B) entspricht, nach 5 Min. noch nicht erreicht, was meistens der Fall sein dürfte, so wird wieder 5 Min. lang bestrahlt und wiederum mit der Skala verglichen. Je mehr sich die Gelbfärbung der Tablette der Teinte B nähert, desto kürzer muß man die Bestrahlungen wählen, um zu vermeiden, daß die Teinte B plötzlich schon überschritten ist.

Braucht man beispielsweise 20 Min., um diese Teinte B unter den eben geschilderten Betriebsverhältnissen zu erreichen, so heißt das nicht immer, daß sich die Röhre 20 Min. lang konstant hält, sondern man muß der Röhre, wenn die Antikathode nicht sehr kräftig ist, eben alle 5 bis 10 Min. eine kleine Ruhepause zum Abkühlen gönnen, die etwa $^1/_2$—1 Min. beträgt; erst dadurch wird es möglich, die Röhre auch für längere Betriebsdauer konstant zu halten.

Das Nationale der Röhre wird am besten auf einen Zettel geschrieben und dieser am Kathodenhals festgeklebt. In dem vorstehend geschilderten Fall würde man z. B. notieren: 6 Wehnelt, 1 Milliampère, 6 cm parallele Funkenstrecke, 10 cm Glas-Haut, Teinte B in 20 Min. Eventuell kann man noch hinzufügen, bei welcher primären Belastung man diese sekundären Werte erhält, also z. B.: primär 6. Kontaktknopf. **Dann ist man über die Wirksamkeit der betreffenden Röhre, welche man wochen-, mitunter monatelang unter den gleichen Bedingungen halten kann, jederzeit orientiert.** Man wird z. B. 20 Min, (4×5 oder 2×10 Min.) bestrahlen, wenn man die volle Erythemdosis (1 E.-D.), 10 Min. (ev. 2×5 Min.), wenn man $^1/_2$ E.-D., 5 Min., wenn man $^1/_4$ E.-D. applizieren will.

Hat die Röhre nach längerem Betriebe längere Zeit geruht, so erscheint sie meist beim Wiedereinschalten — gleiche primäre Belastung vorausgesetzt — härter, was wir aus der kleineren Milliampèrezahl und der größeren Funkenstrecke erkennen. Man muß dann die Röhre vor Beginn der therapeutischen Sitzung entweder so lange **überbelasten** oder **regenerieren**, bis die sekundären Werte (Milliampèrezahl, parallele Funkenstrecke) wieder denen entsprechen, bei welchen die Röhre ausdosiert ist.

Genau so wie bei mittelweichen wird auch bei harten Röhren verfahren. Dort wird die dem Widerstand der Röhre entsprechende parallele Funkenstrecke, resp. der Zeigerausschlag des Qualimeters natürlich immer erheblich größer sein, um so größer, je härter die Röhre.

Bei härteren Röhren muß man ferner berücksichtigen, daß man noch nicht 1 E.-D. appliziert hat, wenn man solange exponiert, wie zum Erreichen der Teinte B erforderlich war. Nach meinen Erfahrungen muß man z. B bei 10 Wehnelt etwa doppelt solange bestrahlen, bei 2 Wehnelt andererseits nur etwa halb so lange.

Ferner wird man, da man bei Tiefenbestrahlungen im allgemeinen eine etwas größere Fokus-Hautdistanz wählt (wegen des günstigeren Verhältnisses der Oberflächen- zur Tiefen-Dosis), auch die Fokus-Tablettendistanz beim Ausdosieren entsprechend größer bemessen. Da bei härteren Röhren, zumal bei Anwendung von Filtern immer eine sehr kräftige Belastung erforderlich ist, empfiehlt es sich, für langdauernde Bestrahlungen (Tiefen-Therapie) nur solche Röhren zu benutzen, bei welchen für eine ausgiebige Ableitung der Wärme von der Antikathode gesorgt ist, also am besten Wasserkühlröhren oder Röhren mit Kühlung der Antikathode durch Luftzirkulation; solche Röhren sind natürlich viel leichter, und zwar bei großer Belastung und für längere Zeit konstant zu halten, wenngleich auch hier meist erst ein „Training" der Röhren durch mehrmalige Ueberbelastung erforderlich ist.

Wenn wir die Vorzüge der kombinierten Dosierungsmethode kurz zusammenfassen wollen, so ist diese Methode einfacher, billiger und zuverlässiger als die Anwendung eines Dosimeters bei jeder Einzelbestrahlung, weil sie die rationellste Belastung der Röhren gewährleistet, weil man für Wochen und Monate jederzeit über die Wirksamkeit der Röhren orientiert ist, und weil vor allen Dingen Dosierungsfehler ausgeschlossen sind, welche durch Aenderung des Härtegrades während der therapeutischen Sitzung und durch die wechselnde Dicke der Glaswand bedingt sein können.

Desensibilisierung und Sensibilisierung für Röntgenstrahlen.

Aus klinischen Beobachtungen und experimentellen Untersuchungen geht hervor, daß die Röntgenempfindlichkeit eines Gewebes von seiner Stoffwechselgröße abhängig ist; je größer der Stoffwechsel, desto größer die Radiosensibilität.

Diese Tatsache veranlaßte Schwarz, die Röntgenempfindlichkeit der Haut dadurch zu vermindern, daß er ihren Stoffwechsel herabsetzte. Das erreichte er durch anämisierende Kompression der Haut mittels Holzplättchen.

Wenn er auf dem behaarten Kopf zwei kleine, nebeneinander gelegene Stellen, die eine mit, die andere ohne Kompression bestrahlte, so trat nur auf der nicht komprimierten — während der Bestrahlung natürlich mit einem gleichen Holzplättchen lose bedeckten — Stelle Haarausfall ein (Münch. med. Wochenschr. 1909, Nr. 24).

Diese Experimente veranlaßten mich nun, Versuche darüber anzustellen, wie hoch man die Röntgenstrahlendosis bei Kompression der Haut wählen kann, ohne die Haut in irgend einer Weise zu schädigen, und darüber, ob man durch Erhöhung des Stoffwechsels die Haut für Röntgenstrahlen sensibilisieren kann.

I.

29. VI. 09. Röntgenbestrahlung, wie in Abb. 35 skizziert ist. Es wurde dieser Versuch an dem Mittelfinger der linken Hand eines Bekannten — natürlich mit dessen Einwilligung — vorgenommen. Das erste Fingerglied befand sich unter normalen Verhältnissen, das zweite war stark komprimiert, das dritte gestaut, so daß es blaurot aussah und sich kalt anfühlte.

Die übrigen Finger, die Innenfläche der Hand und der Arm waren durch Bleiblechplatten abgedeckt.

Zur Bestrahlung wurde eine Burgersche Therapie-Zentral-Röhre verwendet, welche bei 0,8—0,6 Milliampère und 6—8 cm paralleler Funkenstrecke in mittelweichem Zustande (5—7 der Wehneltschen Härteskala) und einer Fokus-Hautdistanz von 16 cm die Erythemdosis in 10 Minuten gab.

Es wurde die ganze Beugefläche des linken Mittelfingers 20 Minuten bestrahlt, also die doppelte Erythemdosis (2 E.-D.) appliziert.

12. VII. 09. Erythem an der Beugefläche des 1. und 3. Fingergliedes. Das Mittelglied zeigt eine ovale Partie normaler Haut an der komprimiert gewesenen Stelle.

14. VII. 09. Blaurote Verfärbung und Blasenbildung an der Beugeseite des 1. Fingergliedes, nur noch schwaches Erythem an der Beugeseite des 3. Fingergliedes. Komprimierte Partie des Mittelgliedes normal, nur die nicht komprimierte Umgebung gerötet und geschwollen.

18. VII. 09. Blasige Abhebung der Oberhaut im ganzen Bereiche der nichtgestauten und nicht komprimierten Haut. Komprimierte Partie des Mittelgliedes völlig normal, gestaute Haut des 3. Fingergliedes kaum noch gerötet.

23. VII. 09. Schwellung und Rötung fast ganz verschwunden; Eröffnung der Blase. Leichte Schuppung an der Beugefläche des gestauten 3. Fingergliedes.

7. VIII. 09. Glatte Heilung, Haut normal.

Desensibilisierung und Sensibilisierung für Röntgenstrahlen. 103

1. VII. 10. Haut in der Furche zwischen 1. und 2. Glied des Mittelfingers etwas verdickt und schuppend, im Bereiche der früheren Reaktion 2. Grades Atrophie und Teleangiektasien.

Fig. 35.

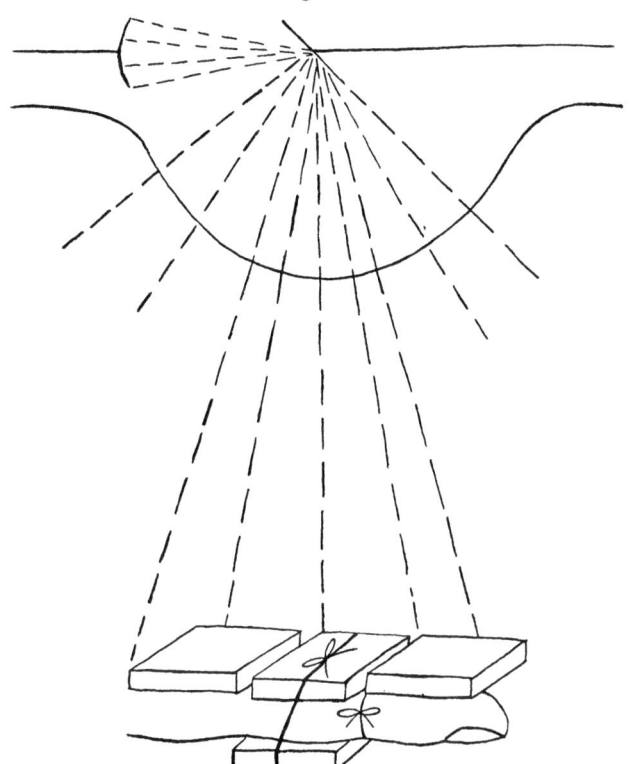

Röntgenbestrahlung der Beugefläche des linken Mittelfingers; Mittelglied zwischen 2 Holzplättchen stark komprimiert; Endglied durch einen in der Furche zwischen Mittel- und Endglied festgeschnürten Faden gestaut; Anfangsglied unter normalen Verhältnissen, mit einem gleichen Holzplättchen ebenso wie das Endglied lose bedeckt.

II.

19. VII. 09. Bestrahlung der Haut an der Beugeseite meines linken kleinen Fingers mit der Mininschen Lampe (hochkerzige

Fig. 36.

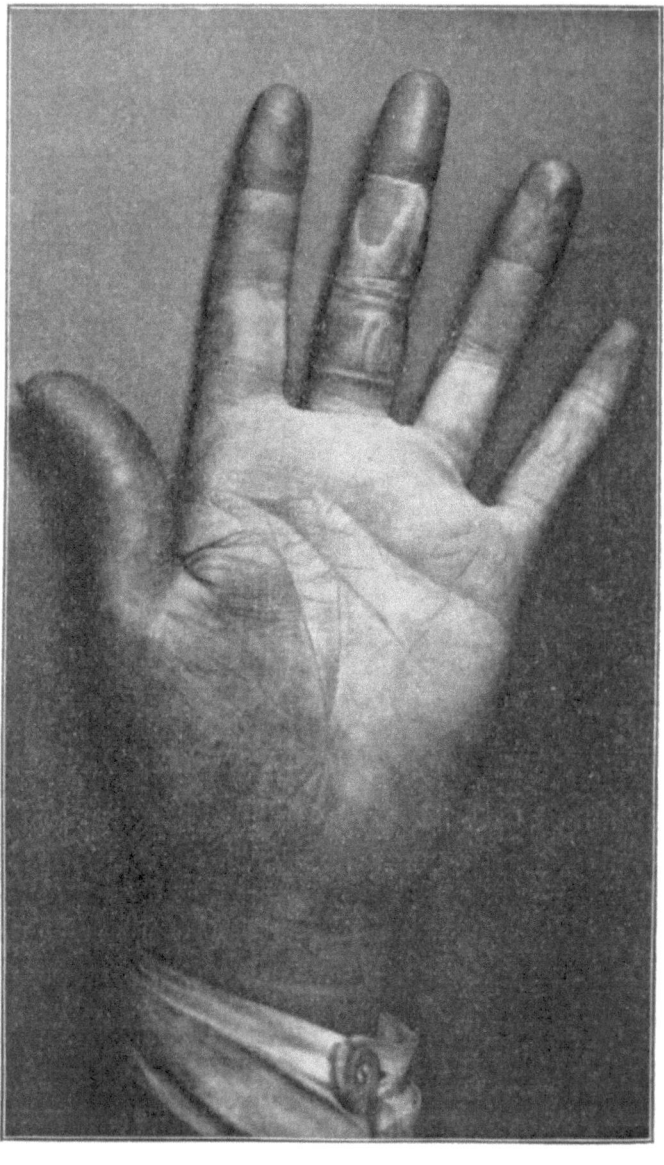

Desensibilisierung und Sensibilisierung für Röntgenstrahlen. 105

Erklärung zu Fig. 36.

Mittelfinger ca. 3 Wochen nach der Röntgenbestrahlung. Blasige Abhebung der Oberhaut im ganzen Bereich der während der Bestrahlung nicht komprimierten und nicht gestauten Haut. Am Mittelglied eine annähernd ovale, der komprimierten Stelle entsprechende Partie völlig normaler Haut. Die Haut des gestauten Endgliedes jetzt ebenfalls kaum noch gerötet. Die Blasenbildung schneidet oben, entsprechend der Umschnürungsstelle und unten, entsprechend dem Rande der Bleiplatte mit scharfer, gerader Linie ab.

Glühbirne mit Reflektor) solange, bis die Hitze schmerzhaft empfunden wurde, unter Schutz des Anfangs- und Mittelgliedes des kleinen Fingers und der übrigen Teile der Hand durch feuchte Tücher.

Starke Hyperämie der Haut des Endgliedes. Röntgenbestrahlung des Mittel- und Endgliedes (Beugefläche) unter Abdeckung der Umgebung durch Bleiblechplatten mit der Burgerschen Therapie-Zentral-Röhre unter den in Versuch I geschilderten Betriebsverhältnissen; Härtegrad 5—7 der Wehneltschen Härte-Skala; Dosis: $^3/_4$ E.-D.

26. VII. 09. Haut an der Beugeseite des Endgliedes stärker gerötet, schmerzhaft.

7. VIII. 09. Rötung der Haut an der Beugeseite des Endgliedes noch intensiver, geringe Schwellung, Schmerzhaftigkeit. Mittelglied normal.

Die Haut in den Furchen zwischen Anfang- und Mittel-, und Mittel- und Endglied gleichfalls gerötet.

9. VIII. 09. Erythem im Abblassen. Mittelglied ohne Reaktion.

20. VIII. 09. Haut auch an der Beugeseite des Endgliedes wieder normal.

1. VII. 10. Normale Verhältnisse.

III.

28. VII. 09. Bestrahlung einer viereckigen Hautstelle an der Beugeseite meines rechten Vorderarmes mit der Mininschen Lampe. Gleich darauf Erythem.

29. VII. 09. Erythem, der bestrahlten Partie genau entsprechend, noch vorhanden.

Röntgenbestrahlung eines Teils der erythematösen Partie und eines Teils der angrenzenden normalen Haut, wie in dem vorigen Versuch. Dosis: $^3/_4$ E.-D.

30. VII. 09. Kräftiges Erythem auf der mit Glühlicht vorbehandelten Stelle, kaum sichtbare, schwache Rötung auf der angrenzenden normalen Partie.

7. VIII. 09. Status idem.

9. VIII. 09. Auf der nur mit Glühlicht bestrahlten Partie Bräunung und Abschuppung.

106 Desensibilisierung und Sensibilisierung für Röntgenstrahlen.

Auf der mit Glühlicht und Röntgenstrahlen behandelten Partie noch Erythem.

Fig. 37.

Auf der angrenzenden nur mit Röntgenstrahlen behandelten Haut ebenfalls Bräunung und ganz geringe Schuppung.

22. VIII. 09. Erythem auf der mit Glühlicht und Röntgenstrahlen behandelten Partie noch vorhanden.

Die beiden anderen, nur mit Glühlicht und nur mit Röntgenstrahlen behandelten Partien völlig normal.

31. VIII. 09. Bräunung und Schuppung auf der doppelt bestrahlten Partie.

1. VII. 10. Normale Verhältnisse.

IV.

28. VII. 09. 1 Uhr mittags: Bestrahlung einer sternförmigen Stelle an der Radialseite meines linken Vorderarmes mit Quecksilber-Licht.

6 Uhr nachmittags: Erythem an der sternförmigen Stelle. Röntgenbestrahlung einer kreisförmigen Stelle in der Weise, daß sie das sternförmige Licht-Erythem einschließt, wie in dem vorigen Versuch; Dosis: $^3/_4$ E.-D. (s. Abb. 37).

29. VII. 09. Leichtes Erythem auf der kreisförmigen Stelle, zentraler Stern blasser.

30. VII. 09. Zentraler Stern stärker rot als die Umgebung.

7. VIII. 09. Rötung der zentralen sternförmigen Partie hat weiter zugenommen, während die umgebende Rötung abgeblaßt ist.

22. VIII. 09. Die sternförmige Partie immer noch hochrot, die umgebende Rötung vollständig verschwunden.

31. VIII. 09. Auf der sternförmigen Partie Braunfärbung und Abschuppung, Umgebung normal.

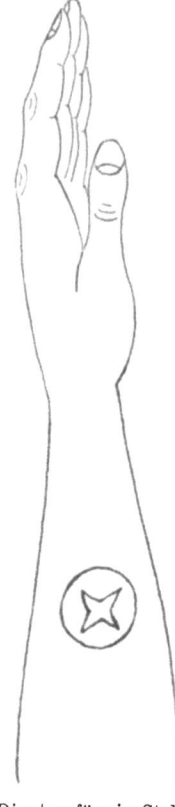

Die sternförmige Stelle wurde zuerst mit Quecksilber-Licht bestrahlt, dann die kreisförmige, das Lichterythem einschließende Stelle mit Röntgenstrahlen.

1. VII. 10. Normale Verhältnisse.

V.

26. VII. 09. Auf der Streckseite meines rechten Vorderarmes wird eine viereckige Stelle mit einer 1 %igen Eosinlösung gepinselt und unmittelbar darauf

Desensibilisierung und Sensibilisierung für Röntgenstrahlen. 107

mit einer Burgerschen Therapie-Zentral-Röhre bestrahlt, desgleichen eine daneben befindliche — nicht gepinselte — sternförmige Hautpartie. Betriebsverhältnisse wie in den vorigen Versuchen; Dosis: $^3/_4$ E.-D.
 27. VII. 09. Leichtes Erythem an beiden Stellen.
 7. VIII. 09. Status idem.
 10. IX. 09. Erythem auf der nicht gepinselten Stelle stärker, Jucken.
 15. IX. 09. Status idem.
 20. IX. 09. Auf der nicht gepinselten Stelle ist das Erythem im Abblassen, auf der gepinselten völlig verschwunden.
 29. IX. 09. Beide Stellen normal.
 1. VII. 10. Die sternförmige Stelle hebt sich auch heute noch durch eine leichte Pigmentierung von der umgebenden Haut ab.

Aus Versuch I folgt also, daß man die Empfindlichkeit der Haut durch gut ausgeführte Kompression soweit herabsetzen kann, daß Röntgenstrahlen-Dosen, welche auf der nicht komprimierten Haut eine Reaktion 2. Grades (Rötung, Schwellung, Blasenbildung) erzeugen, völlig wirkungslos bleiben.

Möglich, daß man die Dosis sogar noch größer wählen kann.

Diese Tatsache ist von Bedeutung für die Bestrahlung tiefgelegener Tumoren und anderer Krankheitsprozesse, da man nunmehr durch Kompression der Haut imstande ist, sehr viel mehr Röntgenstrahlen in die Tiefe zu bringen. Praktisch durchführbar ist die Kompression mittels eines Tubus, dessen untere Oeffnung durch eine Holz- oder Aluminiumplatte abgeschlossen ist oder auch nach dem Vorschlage von Schwarz (6. Kongreß der Deutschen Röntgen-Gesellschaft, 1910) durch eine Gummibinde, welche besonders für die Extremitäten geeignet ist.

Aehnlich wie die Kompression, wenn auch nicht ganz so stark „desensibilisierend", wirkt die Stauung.

Von vornherein erwartete ich eigentlich die entgegengesetzte Wirkung, nämlich eine Erhöhung der Röntgen-Empfindlichkeit durch die Stauung.

Ich sagte mir, daß es durch Erhöhung des Stoffwechsels der Haut, z. B. infolge stärkerer Durchblutung, durch eine passive Hyperämie gelingen müßte, die Haut für Röntgenstrahlen zu „sensibilisieren", gerade so gut, wie wir sie durch Herabsetzung ihres Stoffwechsels „desensibilisieren" können.

Nun wirkt aber die Stauung durch Behinderung der Zirkulation offenbar auch in dem Sinne, daß sie den Stoffwechsel herabsetzt, also die Röntgen-Empfindlichkeit der Haut verringert, wie das ebenfalls aus Versuch I folgt.

Auch diese Tatsache könnte eine praktische Bedeutung haben bei der Bestrahlung gichtischer, rheumatischer oder tuberkulöser Gelenkerkrankungen oder der Osteo-Sarkome, da man durch die Stauung hier die Radiosensibilität der Haut herabsetzen kann.

Dagegen gelingt es, durch aktive Hyperämie die Radiosensibilität der Haut zu erhöhen, schon eine vorübergehende Wärme-Hyperämie wirkt in dem Sinne, daß eine unter der Erythem-Dosis liegende Strahlenmenge nur auf der hyperämisierten Hautpartie, nicht aber auf der normalen Haut, ein typisches Röntgen-Erythem hervorruft, wie das Versuch II zeigt.

In gleicher Weise „sensibilisierend" wirkt nun ein Erythem, das durch Wärmestrahlung (Glühlicht) oder Ultraviolett-Strahlung (Quecksilberlicht) hervorgerufen ist, wie das aus Versuch III und IV hervorgeht.

Daß die stärkere Reaktion auf der mit Glühlicht oder Quecksilberlicht vorbehandelten Hautpartie nicht etwa durch Summation von 2 Reizen (Wärme- resp. Licht- $+$ Röntgen Reaktion) zu erklären ist, dürfte wiederum aus Versuch II zu folgern sein, welcher zeigt, daß gar kein Erythem, sondern nur eine vorübergehende, kräftigere Durchblutung der Haut erforderlich ist, um die Röntgen-Empfindlichkeit an dieser Stelle erheblich zu steigern.

Bei allen Hautaffektionen, welche sich gegen Röntgenstrahlen allein refraktär erweisen, dürfte demnach ein Versuch mit Sensibilisierung durch vorangehende Hyperämisierung mittels Licht, Hochfrequenzentladungen oder chemischer Irritantien am Platze sein. So gibt es nicht selten Fälle von Psoriasis, die auf kleine Röntgenstrahlen-Dosen nicht reagieren; besonders sind das inveterierte Plaques, die schon jahrelang bestehen; wenn man in solchen Fällen die Plaque so lange mit der Vakuumelektrode bestreicht, bis eine leichte Hyperämie auftritt und nun auf die hyerämisierte Plaque $1/3 - 1/2$ der Erythem-Dosis appliziert, pflegt in 8 bis 14 Tagen Heilung einzutreten. Ebenso ist Hyperämisierung zu empfehlen bei allen Affektionen, welche erfahrungsgemäß nur auf große Strahlendosen reagieren.

Die Kombination von Hochfrequenzströmen und Röntgenstrahlen ist übrigens schon 1902 von Eijkmann und dann wieder 1910 speziell bei hartnäckigen Psoriasisformen von Frank Schultz empfohlen worden, ohne daß diese Autoren

Desensibilisierung und Sensibilisierung für Röntgenstrahlen. 109

aber eine Erklärung für die bessere Wirkung dieser Kombination geben konnten.

Schwieriger wird das Problem der Sensibilisierung bei tiefer gelegenen Krankheitsprozessen, insbesondere bei den malignen Tumoren. Zu diesem Zwecke habe ich als erster die Thermopenetration in Vorschlag gebracht, aber nicht zur Zerstörung der Tumoren, wie das auch schon empfohlen und erprobt worden ist, sondern nur zur Hyperämisierung der Tumormassen, welche eine Steigerung der Radiosensibilität zur Folge hat.

Zwar hat die Methode etwas Mißliches; hat man beispielsweise einen Tumor „durchwärmt", indem man an zwei gegenüberliegenden Stellen längere Zeit die Elektroden angelegt hat, so sind diese Hautstellen für Röntgenstrahlen sensibilisiert. Man beraubt sich also dadurch des Vorteils der Bestrahlung von mehreren Seiten, wenn man diese Partien nicht gerade wieder durch Adrenalin-Injektion (cf. weiter unten) anämisieren und dadurch desensibilisieren kann. Außerdem dürfte die Methode doch vorzugsweise nur für die wirklich unmittelbar unter der Haut gelegenen Tumoren (Mamma-Karzinom, Lymphosarkom) in Frage kommen. Bei den tiefer im Abdomen oder im Thorax gelegenen Geschwülsten ist es doch fraglich, ob dies Verfahren ohne Gefahr für die benachbarten Organe (Leber, Nieren, Lunge, Herz) ist; erstens könnte durch die Thermopenetration selbst eine Schädigung stattfinden, und zweitens werden natürlich auch die genannten Organe für Röntgenstrahlen sensibilisiert.

Experimentell ist Steigerung der Radiosensibilität durch vorangehende Thermopenetration für die Kaninchen-Hoden von Bering und Meyer festgestellt worden (Münch. med. Wochenschr. 1911, Nr. 19).

Das Ideal für die Sensibilisierung tief gelegener maligner Tumoren wäre jedenfalls ein „spezifisches" Medikament, welches nur in den Tumoren eine lokale Reaktion, eine Hyperämie hervorruft, ähnlich wie das Tuberkulin beim Lupus. Uebrigens dürfte die Kombination einer Tuberkulin-Kur mit Röntgen-Bestrahlung ein dankenswerter Versuch sein bei dem flachen, trockenen Lupus, der bekanntlich gegen Röntgen-Behandlung allein refraktär ist, während die ulzerierenden und hypertrophierenden Formen gut reagieren.

Während also die Sensibilisierung der malignen Tumoren sich bisher noch im ersten Versuchsstadium befindet, hat die

Desensibilisierung der Haut durch Kompression schon eine größere praktische Bedeutung gewonnen.

Eine weitere Möglichkeit der Desensibilisierung ist die Anämisierung durch Injektion einer Adrenalin-Lösung, die von Reicher und Lenz angegeben worden ist (Röntgen-Kongreß, April 1911), da ja die gleichmäßige Kompression der Haut an manchen Stellen auf Schwierigkeiten stößt, z. B. über dem Larynx, an den seitlichen Halspartien, in der Supraklavikular- und Axillargegend.

Die spezielle Technik ist folgende: Eine 2 ccm fassende Rekord-Spritze wird ausgekocht und zwar ohne Sodazusatz, da Soda leicht eine Zersetzung des Adrenalins zur Folge hat, die sich durch eine Violettfärbung der hellgelben Lösung zu erkennen gibt. Dann zieht man durch die Kanüle 0,2 bis 0,3 ccm der Adrenalin-Lösung 1 : 1000 (Parke, Davis & Co.) in die Spritze. Da diese Zweizehntel-Teilung besitzt, muß sie also bis zum 2. Teilstrich mit der Adrenalin-Lösung gefüllt sein; dann zieht man 8 bis 10 weitere Teilstriche von folgender Lösung nach:

Novocain 0,5, Physiol. Kochsalzlösung 0,8%ig 100,0.

Die Adrenalin-Lösung 1 : 1000 wird also noch durch das 8- bis 10 fache Quantum einer Novocain-Na Cl-Lösung verdünnt, und diese Mischung in die mit Aether oder Benzin gereinigte Haut injiziert.

Nach meinen Erfahrungen an ca. 50 Fällen ist es zweckmäßig, möglichst oberflächlich zu injizieren, weil sich die Anämie dann leichter erzielen läßt, als wenn man in tiefere Hautschichten injiziert. Es lassen sich leicht ca. handtellergroße Flächen anämisch machen. Am besten geht man so vor, daß man zunächst eine Quaddel setzt, dann aber nicht — wie bei der Lokal-Anästhesie — in den Rand der Quaddel injiziert, sondern die nächste Injektion ca. 2 cm von der ersten Einstichstelle entfernt macht, weil sich die Anämie von der Quaddel aus noch weiter ausbreitet. Ich habe bisher noch nicht nötig gehabt, über 0,6 der Adrenalin-Lösung hinauszugehen, doch dürfte auch 1,0 dieser schwachen Lösung unbedenklich sein, wenn nicht gerade ein ausgesprochener Herzfehler vorliegt.

Die Einverleibung des Adrenalins ist übrigens auch auf elektrophoretischem Wege möglich.

Ist der Hautbezirk, welcher als Eintrittsstelle für die Strahlen dient, anämisiert, und zwar im ganzen Bestrahlungsfelde gleichmäßig anämisiert, so wird die nicht anämische

Umgebung sorgfältig abgedeckt. Dann appliziere ich eine Volldosis (Erythemdosis, E.-D.) und wiederhole diese Prozedur (Adrenalin-Injektion und Röntgenbestrahlung) am 2. Tage. Ich habe gefunden, daß sich am nächsten Tage die Haut an derselben Stelle bisweilen nicht so gut anämisieren läßt.

In sehr seltenen Fällen gelingt die Anämisierung von vornherein nur unvollkommen oder garnicht; ich habe das nur bei lockerer, schlaffer Haut beobachtet, besonders bei älteren Leuten.

Die gut anämisierte Haut verträgt die doppelte Erythemdosis, ohne daß eine Spätreaktion auftritt. Dagegen habe ich regelmäßig nach diesen großen Dosen Frühreaktionen gesehen, auch bei Patienten, die früher nach kleinen Dosen keine Frühreaktion bekamen, eine sehr merkwürdige Erscheinung, welche dafür spricht, daß die Frühreaktion durch genügend hohe Dosen bei jedem Menschen zu erzeugen ist, wie das auch schon auf anderem Wege Brauer (Ueber das Röntgen-Primärerythem, Deutsche Wochenschr. 1911, Nr. 12) und Albers-Schönberg (Die Lindemannröhre, Fortschr. a. d. Geb. der Röntgenstrahlen 14. IX. 1911) gezeigt haben.

Demnach muß ich meine frühere, auch von Holzknecht geteilte Ansicht, daß die Frühreaktion ausschließlich bei Leuten mit sehr labilem Gefäßsystem auftritt, dahin berichtigen, daß das nur für kleine Strahlendosen ($1/3$ E.-D. und weniger) zutrifft, welche gewöhnlich weder eine Früh-, noch eine Spätreaktion zur Folge haben, daß aber nach entsprechend großen Dosen anscheinend immer eine Früh- und natürlich auch eine Spätreaktion auftritt.

Daß beide prinzipiell voneinander zu trennen sind, geht schon daraus hervor, daß die Adrenalinanämie wohl das Auftreten der Spätreaktion, nicht aber das Auftreten der Frühreaktion verhindert.

Die Frühreaktion bildet keine Kontraindikation für die Fortsetzung der Behandlung, denn sie verschwindet nach der Adrenalininjektion vollkommen, ebenso übrigens auch die Spätreaktion ersten Grades, wie ich das in einem Fall beobachten konnte. Vielleicht ist das Adrenalin auch berufen, unbeabsichtigte stärkere Röntgenreaktionen in günstiger Weise zu beeinflussen und das Auftreten einer Reaktion zweiten Grades zu verhindern.

Wenn man die doppelte Erythemdosis, die bisher als sicher zulässige Strahlenmenge gilt, auf die anämische Haut appliziert hat, so tritt keine Reaktion auf. Ich habe dann gewöhnlich nach 3 Wochen wieder die gleiche Dosis gegeben und nach weiteren 3 Wochen eventuell noch einmal und öfter. Ich glaube aber, daß die anämische Haut noch erheblich mehr verträgt. So habe ich in einem Falle von Larynx-Tuberkulose auf die anämisierte Haut vor dem Larynx 2 E.-D. gegeben, nach 3 Wochen noch einmal 2 E.-D. und 14 Tage später noch 1 E.-D. (immer natürlich nach vorangehender Adrenalininjektion). Der Patient hat also die 5fache Erythemdosis in 5 Wochen bekommen, ohne daß eine Spätreaktion aufgetreten ist. Dagegen bekam er jedesmal eine Frühreaktion, die nach der Adrenalininjektion verschwand und an deren Stelle eine vollkommene Anämie trat.

Hätte ich unter gewöhnlichen Umständen die gleiche Dosis geben wollen, so hätte ich höchstens alle Monate 1 E.-D. geben können, ich hätte also 5 Monate gebraucht und außerdem noch mit der Möglichkeit einer späteren Hautatrophie rechnen müssen.

Die Bedeutung der Anämisierung liegt also vor allen Dingen in der erheblichen Abkürzung der Behandlungsdauer und der Schonung der Haut.

Außerdem fällt die beträchtliche Absorption durch das Blut fort, so daß also auch die Durchlässigkeit größer ist, und natürlich auch ein größerer Prozentsatz der Strahlung in der Tiefe zur Absorption kommt.

Wenn man nun auch in der Lage ist, ohne Schädigung der Haut große Strahlendosen in der Tiefe zu deponieren, so ist damit noch nicht gesagt, daß man nun bei röntgenrefraktären malignen Tumoren weiter kommen wird. Gerade aber bei den tiefgelegenen malignen Tumoren halten Reicher und Lenz ihre Methode in erster Linie für indiziert. Aber auch bei verhältnismäßig gut reagierenden pathologischen Prozessen, z. B. bei der Lymphdrüsen-Tuberkulose, der Tuberkulose der Knochen und Gelenke und der Tuberkulose des Larynx kann man durch Anämisierung der Haut die Behandlungszeit erheblich abkürzen und bessere Erfolge erzielen.

Da, wo die Kompression anwendbar ist, dürfte sich diese Methode mehr empfehlen, also insbesondere bei Tiefenbestrahlungen des Abdomens. Denn erstens dürfte die Anämisierung auch der tieferen Hautschichten bei guter Kompression vollkommener sein als bei der Adrenalininjektion, die ja immer nur in die oberflächlichen Hautschichten erfolgt, und zweitens besitzen wir ja gerade bei Bestrahlungen des Abdomens in der energischen Kompression ein Mittel, die Strahlenquelle den zu beeinflussenden Geweben in der Tiefe näher zu bringen und außerdem das Verhältnis der Oberflächendosis zur Tiefendosis zu verbessern, da ja durch die Kompression auch die Entfernung der zu beeinflussenden tiefgelegenen Organe von der Haut ganz erheblich verringert wird.

Die Adrenalinanämie dürfte den Vorrang verdienen bei der Behandlung dicht unter der Haut gelegener Tumoren; hier wäre die Möglichkeit vorhanden, daß man durch eine kräftige Kompression gleichzeitig auch den Tumor komprimiert, anämisiert und damit desensibilisiert.

Allgemeine Bestrahlungstechnik.

Man kann in der Röntgentherapie 3 verschiedene Behandlungsmethoden unterscheiden: 1. die primitive Dosierungsmethode (Freund und Schiff), 2. die expeditive Dosierungsmethode (Kienböck und Holzknecht), 3. die kombinierte Dosierungsmethode (H. E. Schmidt).

Erwähnt sei noch die Methode der heterogenen Röntgenbestrahlung (Sabat), welche auf der freilich noch nicht bewiesenen Hypothese beruht, daß Röntgenstrahlen verschiedener Qualität auch biologisch verschieden wirksam sind, und darin besteht, daß bei jeder Erkrankung Strahlen verschiedener Qualität appliziert werden, aus der Erwägung heraus, daß dann auf jeden Fall die bei der betreffenden Krankheit wirksamste Strahlung darunter sein muß.

Die primitive Methode besteht darin, daß man täglich oder alle 2 Tage kurze Bestrahlungen mit schwach belasteter harter Röhre appliziert, bis sich Zeichen der Reaktion (Haarlockerung, Rötung) einstellen. Die Methode ist unpraktisch, schleppend und irrationell wegen der falschen Belastung der Röhren und hat ihre Daseinsberechtigung mit der Erfindung brauchbarer Dosimeter verloren.

Die expeditive Methode besteht in der Applikation einer Voll- oder Teildosis in einer Sitzung unter Kontrolle eines direkten Dosimeters.

Die kombinierte Methode besteht in der Applikation einer Voll- oder Teildosis, die eventuell auf mehrere Sitzungen verteilt wird, ohne direktes Dosimeter, aber mit einer Röhre, die einmal mittels eines direkten Dosimeters ausprobiert und dann immer unter den gleichen Betriebsverhältnissen gehalten wird, welche man mittels des Milliampèremeters und der parallelen Funkenstrecke, resp. des Qualimeters kontrolliert. Bezüglich der Einzelheiten dieser Methode und ihrer Vorteile vor der expeditiven Methode muß auf die Abschnitte „Vorrichtungen zur Kontrolle der Röhrenkonstanz", „Strahlungsregionen der Röntgenröhre", „Behandlung der Röntgenröhren" und „Dosierung der Röntgenstrahlen" verwiesen werden.

Was die Stellung der Röhre zur Haut anbelangt, so sind günstige Stellungen in Fig. 38 unter I und II angegeben. Stellt ab das bestrahlte Objekt dar, cd die von dem Mittelpunkt des Antikathodenspiegels auf die Mitte der bestrahlten Fläche gefällte Senkrechte und ef die durch den Antikathodenspiegel gelegte Ebene, so ist die Stellung am zweckmäßigsten, wenn ∢ edc 45^0 bis 65^0 beträgt, unzweckmäßig, wenn ∢ edc kleiner (Fig. 38, III) ist, weil dann ein Teil der exponierten Fläche (ae) garnicht von Röntgenstrahlen getroffen wird, oder wenn ∢ edc größer ist (Fig. 38, IV), weil das Glas der Röhre an der Uebergangsstelle zum Kathodenhals immer besonders dick ist, also mehr Röntgenstrahlen absorbiert, so daß bei der in Fig. 38, IV skizzierten Stellung bc schwächer bestrahlt wird als ac. Natürlich muß der Antikathodenspiegel sich gegenüber der Mitte der bestrahlten Fläche befinden. Stellung I dürfte die am meisten empfehlenswerte sein.

Was die Wahl des Induktors und Unterbrechers anbelangt, so ist sie selbstverständlich für die Frage der Dosierung nebensächlich. Ein moderner Intensivinduktor von 30—40 cm Funkenlänge dürfte allen Anforderungen genügen. Als Unterbrecher bevorzuge ich persönlich die mechanischen.

Es gibt eine ganze Anzahl guter Quecksilber-Motor-Unterbrecher. Am meisten in Gebrauch dürfte der Rotax-Unterbrecher (Sanitas) und der Rekord-Unterbrecher (Reiniger, Gebbert & Schall) sein.

Was die Wahl der Röhren anbelangt, so verwende ich für Oberflächentherapie meist die kleine Therapie-Röhre

Allgemeine Bestrahlungstechnik. 115

von Burger, für Tiefentherapie die Luftkühl-Röhre von Burger und die Wasserkühl-Rapid-Röhre von Müller. Auch die Polyphos-Therapie-Röhre von Dr. Rosenthal ist bei schwächerer Belastung für Tiefentherapie recht brauchbar.

Fig. 38.

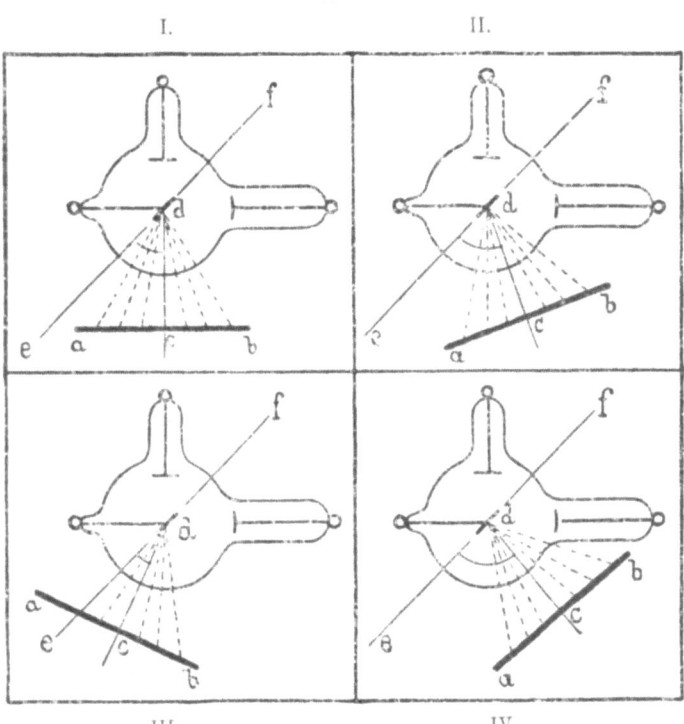

Die Inbetriebsetzung des Röntgen-Instrumentariums erfolgt von einem Tableau oder Schalttisch aus, auf welchem sämtliche Vorrichtungen zur Einschaltung, Regulierung und Messung des primären Stromes, zur Einschaltung des Unterbrechers, zur Regulierung der Tourenzahl desselben angebracht sind.

8*

116   Allgemeine Bestrahlungstechnik.

Die Röntgenröhren müssen an einem Stativ derart befestigt werden, daß eine Veränderung der Röhrenstellung nach allen Richtungen hin möglich ist; je einfacher das Stativ, desto besser.

Sehr zweckmäßig ist eine von Hirschmann angegebene Kabelanordnung. Durch in geeigneter Weise angebrachte Gewichte werden die Kabel straff gezogen, so daß

Fig. 39.

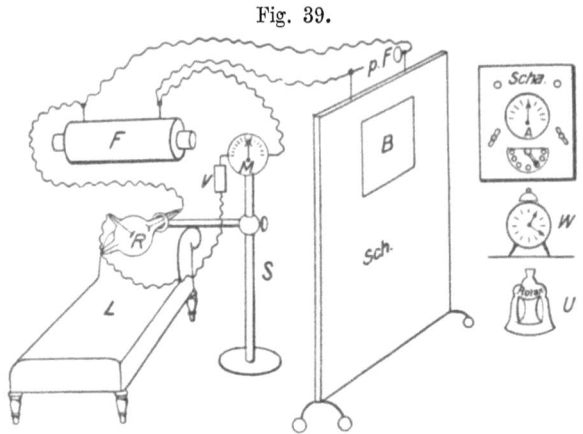

Schema einer Röntgen-Installation zu therapeutischen Zwecken.
F = Funkeninduktor.   B = Bleiglasfenster.
R = Röntgenröhre.   Sch = Schutzwand.
L = Lagerbett.   Scha = Schalttableau.
M = Milliampèremeter.   A = Ampèremeter.
V = Ventilfunkenstrecke.   W = Weckeruhr.
S = Stativ.   U = Unterbrecher.
p.F = parallele Funkenstrecke.

man in großer Entfernung vom Induktor die Röhre in Betrieb halten kann, ohne daß die Kabelenden in der Nähe der Röhre schlaff herunterhängen, und dadurch ein Ueberspringen von Funken auf den Patienten zu befürchten ist.

Es gibt auch kleine Metallhülsen, in welche die Kabel mittels einer Feder — ähnlich wie die bekannten Maßbänder — zurückschnellen können. Diese Metallhülsen werden direkt

Allgemeine Bestrahlungstechnik. 117

an den Polklemmen des Induktors befestigt und ermöglichen gleichfalls eine Straffhaltung der Kabel.

Fig. 40.

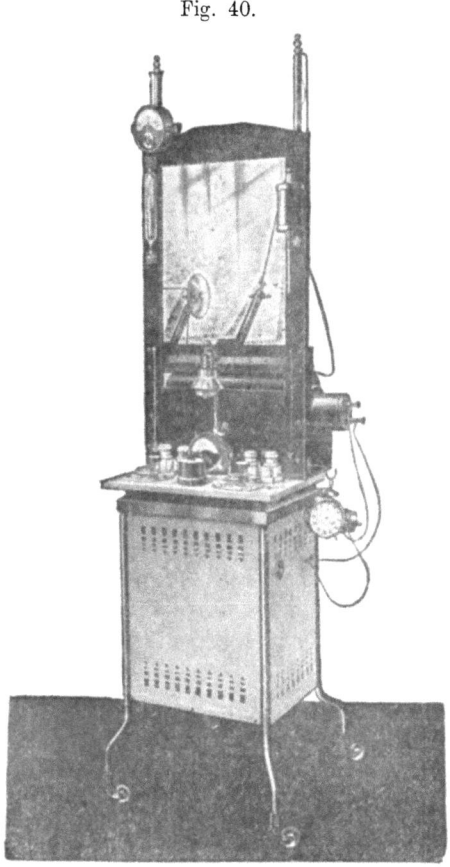

Röntgeninstrumentarium nebst Hilfsapparaten für therapeutische Zwecke auf einem fahrbaren Tisch montiert.

Praktisch ist eine Uhr mit Läutewerk, welche — in den primären Stromkreis eingeschaltet — so eingestellt werden kann, daß sie je nach der gewünschten Minuten-

118   Allgemeine Bestrahlungstechnik.

zahl schlägt, dadurch das Zeichen für den Schluß der Sitzung gibt und gleichzeitig den Strom ausschaltet (Gochtsche Weckeruhr).

Fig. 39 zeigt das Schema einer Röntgen-Installation, bei welcher der Induktor, der Unterbrecher, das Schaltbrett und die Weckeruhr an der Zimmerwand angebracht sind.

Sehr beliebt sind neuerdings auch Instrumentarien in Form eines Schrankes oder eines fahrbaren Tisches. Ein sehr leistungsfähiges Instrumentarium der letzten Art zeigt Fig. 40.

Am zweckmäßigsten ist es, wenn die Patienten während der Bestrahlung liegen, und zwar auf einem möglichst bequemen Ruhebett. Nur bei Bestrahlung der Hände und Arme muß der Patient sitzen. Auch bei Bestrahlung des behaarten Kopfes ist sitzende Stellung des Patienten zweckmäßig. Natürlich muß die Haut in der Umgebung der belichteten Partie vor der Wirkung der Röntgenstrahlen geschützt werden, wenn Erythemdosen verabfolgt werden. Das geschieht am besten durch Bleiblechplatten, welche bei mittelweicher Strahlung nicht dicker als $1/4$ mm zu sein brauchen, um einen genügenden Schutz zu gewähren. Bleiblechplatten von $1/2$ mm Dicke sind wegen der größeren Haltbarkeit vorzuziehen. Bei sehr harter filtrierter Strahlung empfiehlt sich zur Abdeckung Bleiblech von 2 mm Dicke. Bei Lagerung der Patienten ist eine besondere Befestigung der Bleifolien durch Bänder im allgemeinen entbehrlich.

Exakte Abdeckung ist ja nur bei kräftigen Bestrahlungen (1 E.-D.), z. B. bei Ulcus rodens und zirkumskripten Lupusherden, also Affektionen, die auf jeden Fall mit Narbenbildung abheilen, und die darum zweckmäßigerweise von vornherein stark bestrahlt werden, erforderlich.

Bei anderen Erkrankungen, wie Acne vulgaris, Psoriasis, Ekzem, Seborrhoe, die ja erfahrungsgemäß auf kleine Strahlendosen reagieren, wird man gerade im Gesicht möglichst wenig abdecken, am besten nur den behaarten Kopf und die Augen, letztere mittels ovaler Bleiblechplättchen, die man mit Leukoplast an der Haut fixiert. Denn auch bei halben Erythemdosen kann es manchmal zu lange anhaltenden Bräunungen der Haut kommen, die sehr störend wirken, wenn sie — infolge scharfer Abdeckung — scharf begrenzt sind, dagegen garnicht auffallen, wenn sie ganz allmählich in das normale Hautkolorit übergehen.

Allgemeine Bestrahlungstechnik. 119

Außer 2 Bleiplatten (ca. 30 × 30 cm) mit Ausschnitt für den Hals, die zweckmäßig auch zur Abdeckung des behaarten Kopfes bei Bestrahlung des Gesichtes Verwendung finden können, braucht man noch für kleinere Herde eine Anzahl Platten mit kleineren Ausschnitten, etwa von Pfennig-, Mark- und Talergröße.

Das Bleiblech ist in der angegebenen Dicke leicht schneidbar und besitzt vor allem Plastizität, so daß es sich den Formen des Körpers anschmiegen läßt, was man von den bleihaltigen Gummischutzstoffen (Müller) nicht sagen kann. Bleiintoxikationen habe ich niemals beobachtet. Das Bleiblech hat in dünneren Schichten den einen Nachteil, daß es nach häufigem Gebrauche an den am meisten gebogenen Stellen brüchig werden kann. Holzknecht hat aus diesem Grunde Bleiblech von verschiedener Dicke ($1/4$—2 mm) auf beiden Seiten mit Kautschuküberzug versehen lassen. Dieses Bleiblech mit Kautschuküberzug ist aber sehr teuer wegen der Schwierigkeit der Herstellung; außerdem bricht es gerade so leicht wie gewöhnliches Bleiblech. Ich benutze daher nach wie vor das einfache, billige Bleiblech, dessen Haltbarkeit ich dadurch verlängere, daß ich es von Zeit zu Zeit zwischen zwei Holzwalzen (cf. Fig. 41), wie sie jeder Tischler herstellt, glätte. Zu diesem Zwecke genügt auch ein runder Holzstab oder eine „Nudelwalze", wie sie von den Frauen in der Küche benutzt wird. Unter die Bleifolien legt man während der Bestrahlung ein Stück Verbandmull, so daß die Bleiplatten mit der Haut selbst garnicht in Berührung kommen, und eine besondere Desinfektion derselben für die meisten Fälle nicht erforderlich ist.

Für die Bestrahlung kleinerer Herde hat Gundelach Bleiglasblenden hergestellt, die für Röntgenstrahlen undurchlässig sind und nur durch einen kleinen kreisförmigen Ausschnitt Röntgenlicht passieren lassen. Diese Bleiglasblenden sind halbkugelförmig und werden auf die Röntgenröhre so aufgeschnallt, daß die kreisförmige Oeffnung sich gegenüber dem Antikathodenspiegel, parallel zur Achse der Röhre befindet.

An der Blendenöffnung können Bleiglasspekula befestigt werden, welche zur Bestrahlung der Mundhöhle und der Vagina dienen und auch zur Bestrahlung kleinerer umschriebener Krankheitsherde der Haut benutzt werden können. In solchen Fällen umzeichnet man sich den Krankheitsherd

120 Allgemeine Bestrahlungstechnik.

mit einem Dermatographen und setzt das Spekulum direkt auf die Haut auf.

Auch Gummikappen, welche mit Barytsalzen imprägniert sind, über die Röhrenkugel gezogen werden und gegenüber der Antikathode mit einem entsprechenden Ausschnitt ver-

Fig. 41.

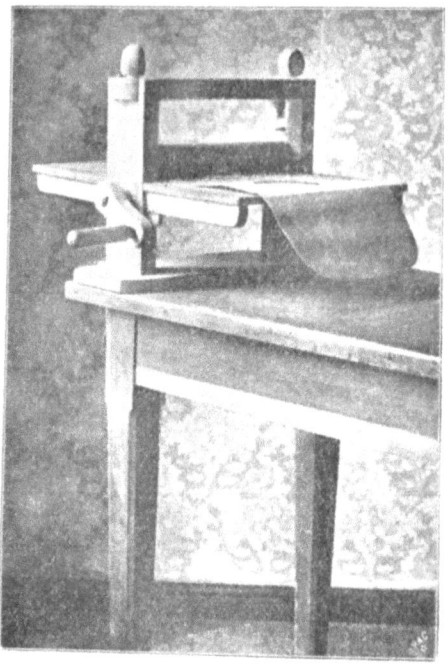

sehen sind, absorbieren den größten Teil der Röntgenstrahlen und können für die Bestrahlung kleinerer Herde benutzt werden, ebenso mit Bleigummi ausgeschlagene Schutzkästen aus Holz oder Papiermaché. Alle diese Blenden vergrößern die Last der Röhre, machen daher besonders schwere Stative erforderlich und hindern somit die leichte Beweglichkeit der Röhre, abgesehen davon, daß sie

Allgemeine Bestrahlungstechnik. 121

uns den Anblick der in Betrieb befindlichen Röhre ganz oder fast ganz entziehen. Trotzdem ist die Anwendung

Fig. 42.

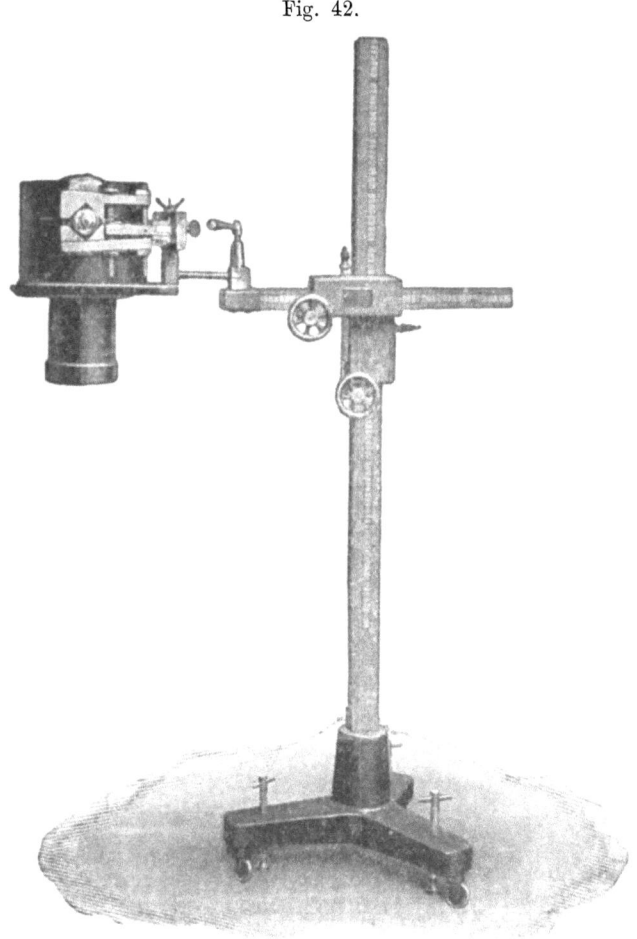

dieser Schutzkästen durchaus erforderlich, einmal um eine unnötige Ueberflutung des Raumes mit Röntgenstrahlen zu vermeiden, und dann auch, um die Abdeckung des Patienten mit Bleiblech auf ein Mindestmaß einzuschränken. Ich ziehe Schutzkästen, welche am Stativ — in einem Kugelgelenk beweglich — angebracht (cf. Fig. 42), und zur Befestigung der Röhren mit Gummibändern oder Holzklammern versehen sind, den Blei-, Gummi- und Bleiglaskappen, welche auf die Röhren geschnallt werden, vor.

Die Entfernung der Röhre von der Haut kann man mit einem Instrument messen, dessen Konstruktion aus Fig. 43 ohne weiteres ersichtlich, und welches bequemer zu handhaben und leichter zu desinfizieren ist, als ein gewöhnliches Bandmaß. Noch einfacher sind kleine Holzstäbchen von bekannter Länge (4, 6, 8, 10, 12 cm).

Fig. 43.

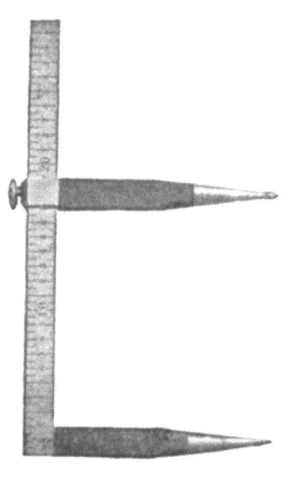

Methodik der Oberflächenbestrahlung.

Was die Wahl der Strahlenqualität bei Oberflächenbestrahlungen anbetrifft, so wird man im allgemeinen einen Härtegrad von 5—7 Wehnelt (0,7—0,9 cm Halbwertschicht) bevorzugen, schon aus dem Grunde, weil für diese mittel-

Methodik der Oberflächenbestrahlung. 123

weiche Strahlung die üblichen Dosimeter geaicht sind. Bei allen chronisch-entzündlichen Dermatosen und beim Pruritus kann man entweder nach Frank Schultz mit $^1/_3$ Erythemdosen arbeiten, von denen die zweite im Bedarfsfalle 8 Tage nach der ersten, die dritte im Bedarfsfalle 14 Tage nach der zweiten appliziert wird. Ich ziehe es gewöhnlich vor, gleich $^1/_2$ E.-D. zu applizieren, entweder in einer oder in zwei Sitzungen und dann 14 Tage abzuwarten. Heilt ein Ekzemherd oder eine Psoriasis-Plaque in dieser Zeit ab, so ist die Behandlung damit erledigt; das wird meistens der Fall sein; andernfalls wird nach 14 Tagen noch einmal $^1/_2$ E.-D. appliziert.

Bei refraktären Fällen wirkt oft eine härtere Strahlung, etwa von 10 Wehnelt (ca. 1,5 cm Halbwertschicht) besser (Frank Schultz, Meyer und Ritter), besonders dann, wenn es sich um tiefergreifende Infiltrationen handelt, wahrscheinlich einfach aus dem Grunde, weil bei härterer Strahlung und gleicher Oberflächendosis in den tieferen Schichten ein größerer Bruchteil der Strahlung zur Absorption kommt. Ich gebe dann, um ungefähr die gleiche Oberflächendosis ($^1/_2$ E.-D.) wie bei mittelweicher Strahlung zu bekommen, 1 Volldosis nach Sabouraud-Noiré.

In manchen Fällen kommt man auch durch vorangehende Hyperämisierung (Hochfrequenz, Licht, Kohlensäureschnee u. a.) zum Ziel, wenn die mittelweiche Strahlung allein nicht den gewünschten Erfolg brachte.

Die hier entwickelten Grundsätze gelten auch für den Lupus exulcerans und tumidus und das Ulcus rodens, nur mit dem Unterschiede, daß man hier — wie bei allen Affektionen, die an sich nur unter Narbenbildung abheilen — von vornherein $^3/_4$—$^4/_5$ E.-D appliziert, d. h. $^3/_4$—$^4/_5$ der Volldosis nach Sabouraud-Noiré bei 5—7 We., 1$^1/_2$ bis 2 Volldosen bei 10 We. (ca. 1,5 cm Halbwertschicht). Die härtere Strahlung ist hier bei tiefergreifender Infiltration vorzuziehen. Nach Applikation von $^3/_4$—1 E.-D. wartet man 4 Wochen ab, ehe man die gleiche Dosis wieder appliziert.

Die Angiome, die Keloide, die Verruca, die Hypertrichosis, die Hyperhidrosis und die Seborrhoea oleosa behandle ich von vornherein mit Strahlen von etwa 10 We. (ca. 1,5 cm Halbwertschicht), weil es sich ja hier immer um die Beeinflussung tieferer Gewebsschichten handelt. Dasselbe gilt für die Epilation bei Favus und Herpes tonsurans.

Die Angiome, Keloide und Warzen erfordern große Dosen, $1^{1}/_{2}$—2 Volldosen bei 10 We. (ca 1,5 cm Halbwertschicht).

Auch die Hyperhidrosis erfordert große Dosen, doch gehe ich über $1^{1}/_{2}$ Volldosen bei etwa 10 We. (ca 1,5 cm Halbwertschicht) in Pausen von 4 Wochen nicht hinaus.

Bei der Hypertrichosis erzielt man nach 1 Volldosis (ca. $^{1}/_{2}$ E.-D.) bei etwa 10 We. (ca. 1,5 cm Halbwertschicht) prompte Epilation ohne Erythem.

Bezüglich der speziellen Technik findet man genauere Angaben bei den einzelnen Erkrankungen. Im allgemeinen gilt jedenfalls als Regel, der normalen Haut nur die kleinste zur Erzielung des gewünschten Effektes gerade ausreichende Röntgenstrahlenmenge zu verabfolgen. Man bleibe möglichst unter der Erythemdosis. Die stärkste zulässige Reaktion ist ein leichtes Erythem. Auf pathologisches Gewebe, dessen Rückbildung an sich von Narbenbildung gefolgt ist (Lupus, Karzinom, Sarkom), kann man natürlich auch stärkere Dosen applizieren.

Methodik der Tiefenbestrahlung.

Christen hat eine Absorptionstabelle für verschiedene Strahlenqualitäten aufgestellt, nach welcher für tief gelegene Krankheitsherde die Strahlenqualität die günstigste ist, deren Halbwertschicht gleich der Dicke der über dem Krankheitsherd gelegenen Weichteilschicht ist.

Absorptionstabelle nach Christen.

Halbwertschicht	Absorbierte Strahlenmenge		Dosenquotient
	oberste Schicht	tiefe Schicht	
$a = ^{1}/_{4} \cdot w$	242 $^{0}/_{00}$	15 $^{0}/_{00}$	16,1
$a = ^{1}/_{3} \cdot w$	187 $^{0}/_{00}$	23 $^{0}/_{00}$	8,1
$a = ^{1}/_{2} \cdot w$	129 $^{0}/_{00}$	32 $^{0}/_{00}$	4,0
$a = ^{7}/_{10} \cdot w$	94 $^{0}/_{00}$	35 $^{0}/_{00}$	2,7 = $^{8}/_{3}$
$a = w$	67 $^{0}/_{00}$	33 $^{0}/_{00}$	2,0
$a = ^{10}/_{7} \cdot w$	47 $^{0}/_{00}$	29 $^{0}/_{00}$	1,6
$a = 2 \cdot w$	34 $^{0}/_{00}$	$26^{1}/_{2}$ $^{0}/_{00}$	1,36
$a = 3 \cdot w$	23 $^{0}/_{00}$	18 $^{0}/_{00}$	1,28
$a = 4 \cdot w$	17 $^{0}/_{00}$	$15^{1}/_{2}$ $^{0}/_{00}$	1,1

a Halbwertschicht, w Weichteilschicht

Dicke der obersten und tiefen Schicht $= \frac{1}{10} w$

Methodik der Tiefenbestrahlung.

Diese Tabelle kann aber nur Gültigkeit haben unter der Voraussetzung, daß bei gleicher Belastung gleich lange bestrahlt wird. Aber auch dann wird, wie ein Blick auf die Tabelle zeigt, das Verhältnis zwischen Oberflächen- und Tiefendosis um so günstiger, je härter die Strahlung wird; nur werden allerdings beide Dosen kleiner. Nun braucht man aber nur entsprechend länger (resp. mit stärkerer Belastung) zu bestrahlen, um die bei härterer Strahlung natürlich ungünstigeren Absorptionsverhältnisse zu verbessern. Nach der Tabelle beträgt z. B. bei $a = w$ die absorbierte Strahlenmenge in der obersten Schicht $67^0/_{00}$, in der tiefen Schicht $33^0/_{00}$, bei $a = 4w$ in der obersten Schicht $17^0/_{00}$, in der tiefen Schicht $15^1/_2{}^0/_{00}$. Verdoppeln wir die Dosis, d. h. multiplizieren wir beide Werte bei $a = 4w$ mit 2, so haben wir in der obersten Schicht $34^0/_{00}$, in der tiefen Schicht $31^0/_{00}$. Wir haben also dann bei $a = 4w$ in der Tiefe fast die gleiche Dosis zur Absorption gebracht wie bei $a = w$, während an der Oberfläche zur Erzielung dieser Tiefenwirkung nur etwa die halbe Strahlendosis erforderlich war ($67^0/_{00}$ bei $a = w$ und nur $34^0/_{00}$ bei $a = 4w$!).

Für die Praxis müssen wir daher meines Erachtens an dem von Kienböck und Perthes aufgestellten Grundsatz festhalten, bei Tiefenbestrahlungen die Strahlung so hart wie möglich zu wählen.

Leider sind wir nun technisch zurzeit nicht imstande, eine Strahlung zu produzieren, die — unfiltriert — härter ist als 10 We. (ca. 1,5 cm Halbwertschicht). Bei 12 We. ist es jedenfalls sehr schwierig, eine Röhre konstant zu halten, ganz abgesehen von der großen Gefahr des Durchschlagens.

Ich habe nun experimentell gezeigt, dass es sehr wichtig ist, primär — vor der Filtration — eine möglichst harte Strahlung zu haben, und auch Schatz kommt auf Grund seiner Versuche zu dem Schlusse, daß die Entwicklung der Röntgentechnik in der Tiefentherapie vor allem in der Richtung der Erzeugung härterer Primärstrahlung (mit genügender Intensität) fortzuschreiten habe.

Zurzeit sind wir jedenfalls auf die Filter angewiesen, und da ist zunächst die Frage zu beantworten, welches Material zur Filtrierung am meisten geeignet ist. Ungeeignet ist wohl das Silber, da es alle Strahlenqualitäten sehr stark absorbiert und auch die harten Strahlen nur in geringem Maße passieren läßt. Bei den übrigen zur Filtrierung benutzten Stoffen wie Glas, Leder, Aluminium kommt es nur darauf an, daß man sie in der zur gewünschten Härtung erforderlichen Schichtdicke verwendet. Alle diese Stoffe absorbieren nur die weichen Strahlen, lassen die harten in großer Menge passieren und senden außerdem noch eine harte Sekundärstrahlung aus. Nach den Untersuchungen von Schatz sind äquivalente Filterdicken 1 mm Aluminium, 1,2 mm Glas und 13 mm (Rind-) Leder. Will man durch Leder filtrieren, so muss man also eine ziemlich dicke Schicht nehmen; Glas leistet zwar genügend in dünnerer Schicht, hat aber den Nachteil der Zerbrechlichkeit und der ungleichmäßigen Zusammensetzung, so daß also das Aluminium als das zweckmäßigste Filtermaterial anzusprechen ist.

Wie dick soll das Aluminium nun genommen werden? Filtrieren wir eine Strahlung von 10 We. durch 1 mm Aluminium, so steigt die Halbwertschicht von ca. 1,5 cm auf 2 cm, nach Filtration durch 2 mm auf 2,25 cm. Eine weitere Härtung, d. h. ein weiteres Ansteigen der Halbwertschicht habe ich mit dem Christenschen Härtemesser auch nach Filtration durch 6 mm Aluminium nicht sicher konstatieren können, während allerdings Hans Meyer das Optimum bei 4 mm mit 2,5 cm Halbwertschicht erreicht zu haben glaubt. Die Versuche von Schatz zeigen, daß man auch mit sehr hoher Belastung (10 Milliampère) nicht viel weiterkommt. Nach meinen Versuchen liegt also das Optimum bei 1—2 mm Aluminium (2—2,25 cm Halbwertschicht), nach den Versuchen von Hans Meyer bei 4 mm (2,5 cm Halbwertschicht). Die Härtung ist jedenfalls durch das erste 1 mm dicke Aluminiumblech am größten und steigt dann — begreiflicherweise — kaum noch in nennenswerter Weise, nach Hans Meyer im günstigsten Falle um $1/4$—$1/2$ cm! Dafür ist die Schwächung der Gesamtintensität so erheblich, die Expositionszeit wächst infolgedessen so bedeutend, daß der Vorteil des Steigens der Halbwertschicht um nur $1/4$—$1/2$ cm gegenüber diesen Nachteilen gar nicht in Betracht kommt.

Ich verwende daher fast ausschließlich Aluminiumfilter von 1 bis höchstens 2 mm Dicke bei einer Primärstrahlung von 10 We. (ca. 1,5 cm Halbwertschicht).

Um mit dieser filtrierten Strahlung die Maximaldosis zu applizieren, müssen wir ca. 2 Volldosen nach S.—N. (20 x nach Kienböck) geben, dann haben wir eine Oberflächendosis, die ganz dicht unter der Erythemdosis liegt (cf. auch

Methodik der Tiefenbestrahlung. 127

den Abschnitt „Ueber die Bedeutung der Röntgenstrahlenqualität für die direkte Dosimetrie!").

Nach Filtration durch 3—4 mm Aluminium bei einer Primärstrahlung von 10 We. (ca. 1,5 cm Halbwertschicht) können wir bis zu 3 Volldosen nach S.—N. (30 x nach Kienböck) geben, müssen aber unverhältnismäßig länger exponieren oder unverhältnismäßig stärker belasten.

Um größere Dosen in der Tiefe zur Absorption zu bringen, stehen uns außer der Verwendung einer möglichst harten Primärstrahlung und der Filtration noch die Anämisierung der Haut und die Bestrahlung von möglichst vielen Eintrittspforten aus („Kreuzfeuer") zur Verfügung.

Die Anämisierung läßt sich entweder durch Kompression der Haut oder durch Adrenalininjektion erreichen (cf. auch den Abschnitt „Desensibilisierung und Sensibilisierung für Röntgenstrahlen"!). Welche von beiden Methoden den Vorzug verdient, hängt von der Lage des zu beeinflussenden pathologischen Gewebes ab. Liegt z. B. ein Tumor dicht unter der — vielleicht noch sehr straff gespannten und verdünnten — Haut, so würden wir Gefahr laufen, durch Kompression außer der Haut auch den Tumor oder wenigstens den unmittelbar unter der Haut gelegenen Teil des Tumors zu anämisieren und somit weniger radiosensibel zu machen. Bei malignen Tumoren könnte dann die Lähmungsdosis für den anämisierten Teil eine Reizdosis darstellen, die vielleicht zu stärkerer Wucherung führen könnte. In solchen Fällen ist also die Adrenalinanämie vorzuziehen, ebenso da, wo die Kompression aus technischen oder anatomischen Gründen nicht möglich ist, z. B. in der Gegend des Larynx, in der Supraklavikular- und in der Axillargegend.

Ueberall da jedoch, wo der Tumor etwas tiefer unter der Haut gelegen ist, also z. B. bei den gynäkologischen Röntgenbestrahlungen wendet man zweckmäßiger die Kompressionsanämie an. Durch diese wird nämlich zweierlei erreicht. Erstens verträgt die gut komprimierte Haut die $1^1/_2$—2fache Röntgenstrahlendosis, z. B. bei 10 We. unter 1—2 mm Aluminium 3—4 Volldosen (30—40 x) [statt 2 Volldosen ohne Kompression], bei 10 We. unter 3—4 mm Aluminium $4^1/_2$—6 Volldosen (45—60 x) [statt 3 Volldosen ohne Kompression].

Zweitens wird aber auch das Verhältnis der Oberflächen- zur Tiefendosis erheblich günstiger, weil durch Kompression der Haut diese dem zu beeinflussenden Gewebe in der Tiefe wesentlich genähert, der Unterschied in der Entfernung beider vom Fokus der Röhre ganz bedeutend verringert werden kann.

Die Kompression ist — besonders am Abdomen — in energischer Weise nur durch einen Tubus möglich, dessen untere Oeffnung durch das gleichzeitig als Kompressorium dienende Filter verschlossen wird, weil man diesen viel tiefer eindrücken, den tief gelegenen Geweben, welche beeinflußt werden sollen, mit der Röhre also sehr viel näher kommen kann, als das z. B. durch Kompression mit einer elastischen Binde möglich ist.

Das „Kreuzfeuer", die Bestrahlung von mehreren Eintrittspforten aus, bezweckt erstens eine Schonung der Haut und zweitens eine Summierung der Wirkung in der Tiefe durch Ueberkreuzung der verschiedenen Strahlenbündel an der Stelle des zu bestrahlenden Gewebes. Nur wird man die Eintrittspforten nicht zu klein wählen dürfen, weil dann immer die Gefahr besteht, dass die Strahlenbündel nicht genügend divergieren, sich also in der Tiefe gar nicht überkreuzen, oder daß man gar an kleineren Gebilden (z. B. Ovarien!) überhaupt vorbeischießt.

Die hier entwickelten Grundsätze gelten für alle Bestrahlungen bei internen, chirurgischen und gynäkologischen Affektionen. Bezüglich der speziellen Technik sei hier auf die einzelnen Erkrankungen selbst verwiesen.

Außer der direkten Röntgenwirkung können wir wohl eine, wenn auch viel schwächere, indirekte (Röntgentoxin) mit großer Wahrscheinlichkeit annehmen. Auch eine induzierte Röntgenwirkung dürfte möglich sein; dafür sprechen wenigstens die Erfolge von Emil G. Beck, der in tief gelegene Krankheitsherde (Wirbelsäule, Becken, Hüftgelenk) Wismutpaste eingespritzt und dann durch die Weichteile hindurch mit harten Röhren bestrahlt hat. Er selbst hat von einer Radioaktivierung der Wismutpaste gesprochen, welche die harten Strahlen absorbieren und in weiche Sekundärstrahlen transformieren soll. Letztere könnten dann natürlich von dem umgebenden kranken Gewebe besser absorbiert werden als die primären harten Strahlen.

Die forensische Bedeutung der Schädigungen durch Röntgenstrahlen.

Die Schädigungen, welche durch Röntgenstrahlen hervorgerufen werden können, betreffen vorwiegend Aerzte und Techniker, welche sich oft, täglich, mehrere Monate oder Jahre hindurch — wenn auch nur für kurze Zeit — der Wirkung der Strahlen ausgesetzt haben. Geschädigt werden immer die Hautbezirke, welche der Strahlenquelle am nächsten gewesen sind, also meist die Haut am Handrücken und an der Streckseite der Finger, seltener die Gesichtshaut und am seltensten die Brust- und Bauchhaut.

Von inneren Organen sind in einzelnen Fällen die Hoden geschädigt worden, so daß — entweder vorübergehend oder dauernd, je nach der Intensität der Strahlenwirkung — Sterilität eintrat.

Fast alle diese Schädigungen stammen aus den ersten Jahren der Röntgen-Aera und haben natürlich keine forensische Bedeutung.

Sehr viel seltener sind Schädigungen von Patienten infolge einer Röntgenaufnahme oder einer Röntgenbehandlung.

In den bekannt gewordenen Fällen handelt es sich immer nur um Schädigungen der Haut, wenngleich auch Schädigungen der inneren Organe zweifellos möglich, mitunter auch wohl vorgekommen, aber von den Patienten nicht bemerkt worden sind. In erster Linie kommen hier wieder die Geschlechtsdrüsen, vielleicht auch die Augen oder andere Organe in Frage.

Die an sich schon relativ seltenen Schädigungen durch Röntgenbestrahlung zu diagnostischen oder therapeutischen Zwecken sind in den letzten Jahren Dank der immer mehr vervollkommneten Dosimetrie noch seltener geworden und lassen sich heute mit fast absoluter Sicherheit ganz vermeiden.

Es dürfte heute wohl kaum noch Aerzte geben, welche die Notwendigkeit einer speziellen Ausbildung in der Röntgentherapie nicht anerkennen.

Wer sich freilich heute noch einen Röntgenapparat anschafft und damit alle Vorbedingungen zur Ausübung der Röntgentherapie erfüllt zu haben glaubt, der befindet sich in demselben Irrtum, wie jemand, der sich ein Skalpell kauft und damit ein fertiger Chirurg zu sein meint. Wer in dieser

Weise vorgeht, darf sich natürlich nicht wundern, wenn er seine Patienten schädigt und dafür auch zur Verantwortung gezogen wird.

Es sind in solchen Fällen Anklagen wegen fahrlässiger Körperverletzung erhoben und Schadenersatzansprüche gemacht worden. Ich selbst habe in mehreren Fällen Gelegenheit gehabt, als Sachverständiger tätig zu sein.

Solche Fälle mahnen immer wieder zur größten Vorsicht bei Ausführung der Röntgenbehandlung, und ich persönlich stehe auf dem Standpunkt, daß der Arzt die Einstellung, Abdeckung und Kontrolle der Röhre selbst vornehmen muß. Wer diese Dinge einem Wärter oder einer „Röntgenschwester" überträgt, handelt ungefähr so wie ein Chirurg, welcher eine Operation von einem Heilgehilfen vornehmen läßt. Zum allermindesten ist eine ärztliche Ueberwachung der mit dem Röhrenbetrieb betrauten Gehilfen oder Gehilfinnen unbedingt erforderlich.

Zu bemerken ist noch, daß der Begriff der Schädigung durch Röntgenstrahlen nur ein relativer ist. So kann ein Ausfall des Haupt- oder Barthaares unter Umständen eine schwerere — wenn auch nur vorübergehende — Schädigung in gesellschaftlicher oder beruflicher Hinsicht bedeuten als eine unter Narbenbildung abheilende Reaktion 2. bis 3. Grades an einer von der Kleidung bedeckten Körperstelle.

Es gibt Röntgentherapeuten, die sich von den Patienten vor Beginn der Röntgenbehandlung einen Revers ausstellen lassen. Das ist aus zweierlei Gründen nicht empfehlenswert, erstens darum nicht, weil durch eine derartige Maßnahme das Vertrauen des Patienten zu dem Können des Arztes erheblich erschüttert werden muß, und zweitens darum nicht, weil ein derartiger Revers keineswegs vor den zivil- oder strafrechtlichen Folgen einer Röntgenschädigung schützt; denn der Patient kann später immer den Einwand machen, daß er sich nach dem Wortlaut des Reverses die Schädigung doch nicht so schlimm vorgestellt, daß der Arzt ihm nur in unvollkommener Weise über diese Dinge Aufschluß gegeben habe. Dagegen ist jedem Arzte die Haftpflichtversicherung anzuraten; sie bietet den besten Schutz gegen die gerichtlichen Folgen, welche eine Röntgenschädigung unter Umständen nach sich ziehen kann.

Aus den Fällen, in denen ich selbst als Sachverständiger tätig war, und den mir sonst aus der Literatur bekannt gewordenen Fällen von Schädigung eines Patienten durch Röntgenbestrahlung dürften folgende Schlüsse zu ziehen sein:

1. Die Anwendung der Röntgenstrahlen zu diagnostischen und therapeutischen Bestrahlungen darf nur unter ärztlicher Verantwortung geschehen.

2. Bei therapeutischen Bestrahlungen müssen über die applizierte Strahlenmenge Notizen gemacht werden, welche gestatten, die verabfolgte Dosis zu reproduzieren.

3. Es ist erforderlich, die Patienten vor der Röntgenuntersuchung oder -behandlung zu fragen, ob sie schon vorher einer Röntgenbestrahlung ausgesetzt gewesen sind, und wie lange Zeit seitdem verflossen ist.

4. Der Arzt ist nicht verpflichtet, während der ganzen Dauer einer therapeutischen Bestrahlung im Röntgenzimmer zu bleiben, da es bei einem zweckmäßigen Instrumentarium und der nötigen Uebung möglich ist, die Röhren für lange Zeit konstant zu halten und sich über die Wirksamkeit einer derartigen konstanten Röhre durch direkte Dosimetrie vorher zu orientieren. Aus dem Verlassen des Zimmers während der Bestrahlung kann dem Arzte unter diesen Umständen kein Vorwurf gemacht werden.

5. Der Arzt ist berechtigt, die Röntgenbehandlung auch bei Erkrankungen anzuwenden, bei denen andere Behandlungsmethoden gleichfalls zum Ziele führen, wenn er die Röntgenbehandlung für die geeignetste hält.

6. Zur Entscheidung der Frage, ob eine Röntgenschädigung vorliegt oder nicht und ob eine solche Schädigung auf einen Kunstfehler des Arztes zurückzuführen ist, können als Sachverständige nur anerkannte Röntgentherapeuten herangezogen werden.

Die Hygiene im Röntgenzimmer.

Das Röntgenzimmer soll nicht zu klein, hell tapeziert oder gestrichen und nicht verdunkelt sein. Es ist unsinnig, therapeutische Bestrahlungen in verdunkeltem Raume vorzunehmen. Der Apparat selbst soll in einer Zimmerecke postiert sein, die nicht an der Fensterseite, sondern am besten an der gegenüberliegenden Wand gelegen ist, so daß man dort bei gedämpftem Tageslicht die Ausdosierung der Röhre mit der Sabouraud-Tablette vornehmen kann, ohne die Tablette erst in lichtdichtes Papier einwickeln oder das Zimmer verdunkeln zu müssen. Das Zimmer soll häufig, besonders nach längeren Bestrahlungen mit harter Röhre, tüchtig gelüftet werden. Wer aus eigener Erfahrung weiß, in wie unangenehmer Weise die Zimmerluft durch eine einzige halbstündige Bestrahlung mit harter Röhre infolge überreichlicher Ozonentwickelung verändert wird, dem braucht das Lüften des Zimmers nicht erst besonders ans Herz gelegt zu werden.

Der Arzt halte sich während der Sitzung selbst außerhalb des Röntgenzimmers auf, wenn er die Einstellung vorgenommen hat und sich auf die Konstanz der Röhre verlassen kann; er kontrolliere von Zeit zu Zeit durch einen Blick auf das Milliampèremeter und das Qualimeter den Zustand der Röhre, ohne selbst in den Strahlungsbereich zu treten. Wird keine „ausdosierte" Röhre benutzt, muß das Dosimeter natürlich öfter kontrolliert werden.

Der Schutz des Arztes vor den Röntgenstrahlen sei so vollständig wie möglich. Die Röhre selbst soll in einem mit Bleigummi ausgeschlagenen Schutzkasten untergebracht sein; außerdem soll eine Schutzwand, die mit Bleiblech beschlagen ist und durch ein Bleiglasfenster die Beobachtung des Patienten, der Röhre und der Meßinstrumente gestattet, den Arzt während des Betriebes von dem Patienten trennen. Denn die gebräuchlichen Schutzkästen lassen von einer harten Strahlung einen Bruchteil hindurch, der dem Patienten nichts schadet, für den Arzt aber, der täglich mehrere Stunden sich diesen kleinen Mengen sehr harter filtrierter Strahlen aussetzen würde, doch verhängnisvoll werden könnte. Dieser Bruchteil, ebenso wie die unvermeidliche, im Körper des Patienten entstehende Sekundärstrahlung soll dann noch durch die Schutzwand abgefangen werden. Bei Verwendung harter Röhren müssen die Schutzkästen mit mindestens 4 mm dickem Bleigummi beklebt sein.

Das Bleiblech, mit welchem die Schutzwand benagelt ist, soll mindestens 2 mm dick sein. Man prüfe im übrigen jeden Schutzkasten und die Schutzwand auf etwa vorhandene oder im Laufe der Zeit durch Beschädigung entstehende Defekte durch Ableuchten mit dem Fluoreszenzschirm sowohl vor der ersten Benutzung, als auch späterhin nach längerem Gebrauche von Zeit zu Zeit.

Bleiblech oder Bleiglas, das mit infektiösen Krankheitsherden in Berührung gekommen ist, soll mindestens 1 Stunde lang in 2—3 proz. Karbollösung liegen. Ebenso sollen

Glas- oder Aluminiumplatten, welche zum Abschluß des Blendentubus zwecks Kompression der Haut und Filtration der Strahlung dienen, mit einem in 2—3 proz. Karbollösung getauchten Mullstück abgerieben werden, bevor sie für einen anderen Patienten Verwendung finden. Unter den Kopf lege man stets eine Papierserviette, die nach der Benutzung fortgeworfen wird.

Indikationen.

a) Dermatologie.

Psoriasis.

Die Röntgenbehandlung der Psoriasis ist der medikamentösen Behandlung bei weitem überlegen; sie ist bequemer, besonders für den Patienten, und reinlicher, da sie die lästige Salbenschmiererei vollkommen entbehrlich macht, sie führt meist schneller zum Ziel und läßt sich ohne Berufsstörung durchführen, sie hat meist auch in den Fällen Erfolg, die gegen jede andere Behandlung refraktär sind.

Rezidive kommen vor, weichen aber prompt einer neuen Bestrahlung, die Intervalle zwischen den einzelnen, übrigens immer unbedeutender werdenden Rezidiven werden immer größer, und schließlich ist die Heilung in vielen Fällen anscheinend eine definitive; auch ausgedehnte Eruptionen, die über den ganzen Körper verbreitet sind, können bestrahlt werden, ohne daß etwa eine Schädigung innerer Organe zu befürchten ist, denn die psoriatischen Infiltrationen sind im allgemeinen hochempfindlich für Röntgenstrahlen und verschwinden am Rumpf schon nach $1/2$, an den Händen und am Kopfe mitunter schon nach $1/3$ Volldosis nach S.-N. bei 5—7 We. (0,7—0,9 cm Halbwertschicht).

Auch Schädigungen der normalen Haut sind nicht zu befürchten, selbst wenn häufigere Bestrahlungen infolge von Rezidiven nötig sein sollten, da erstens nur minimale Dosen verabfolgt werden, und zweitens die Behandlungspausen so groß gewählt werden können, daß eine Summation der Wirkungen dieser an sich schon sehr schwachen Einzelbestrahlungen ausgeschlossen ist.

Erytheme sind allerdings zu vermeiden, da sie häufig eine Verschlimmerung, eine Psoriasiseruption im ganzen Bereich der erythematösen Partie zur Folge haben können.

Vorsicht ist auch bei Diabetikern geboten, da deren Haut anscheinend besonders empfindlich für Röntgenstrahlen ist.

Die Anamnese, eventuell eine Probebestrahlung eines kleineren Herdes, wird auch in solchen Fällen unliebsame Ueberraschungen mit Sicherheit vermeiden lassen.

Die Röntgenbehandlung ist meines Erachtens in allen Fällen von Psoriasis von vornherein indiziert, mit Ausnahme der Psoriasis des behaarten Kopfes, wenngleich ich auch in solchen Fällen wiederholt Heilung erzielen konnte, ohne daß Haarausfall eintrat, da eben die erforderliche Strahlendosis unter der Epilationsdosis liegt.

Eine Garantie dafür, daß kein Effluvium eintritt, kann man freilich nicht übernehmen.

Selbstverständlich bildet die Psoriasis am Skrotum im allgemeinen eine Kontraindikation für die Röntgenbehandlung. Ausnahmsweise habe ich auch die Psoriasis am Skrotum bestrahlt, und zwar in Fällen, die gegen alle andern Methoden refraktär gewesen waren. Besonders war es der Juckreiz, der den Patienten das Leben unerträglich machte. In diesen Fällen handelte es sich um ältere, verheiratete Herren, welche Kinder hatten und natürlich vor Beginn der Behandlung auf die wahrscheinlich zu erwartende vorübergehende oder dauernde Azoospermie aufmerksam gemacht worden waren. Wiederholt habe ich die Psoriasis der Haut und der Glans des Penis nach $1/3$ Volldosis in 8 Tagen abheilen gesehen.

Der Heilungsverlauf gestaltet sich etwas verschieden, je nachdem es sich um frische oder ältere Herde handelt. **Bei frischen Herden hört gewöhnlich nach wenigen Tagen die Schuppung vollkommen auf, die Infiltration schwindet, und nach 8—14 Tagen ist an Stelle des Psoriasisherdes eine pigmentierte, sonst normale Hautpartie vorhanden.** Die Pigmentation ist bei brünetten Individuen besonders stark, sie verschwindet in der Regel — wenn auch bisweilen sehr langsam — vollkommen.

Bei älteren, meist stärker infiltrierten Herden tritt fast immer zunächst eine etwas stärkere Hyperkeratose auf; die Schuppen selbst nehmen eine deutlich gelbe Färbung an, es folgt dann

Indikationen. 135

eine trockene Abhebung der obersten Hautschicht im Bereiche der Plaques, die sich nach dieser „Häutung" als zartrosafarbene Hautstellen mit pigmentierter Umgebung darstellen.

Ich lege besonderen Wert auf die stärkere Röntgenkeratose bei älteren Psoriasisherden, die von Unkundigen leicht als ein Zeichen mangelnder Röntgenwirkung bzw. einer Verschlimmerung der Psoriasis gedeutet werden und Veranlassung geben könnte, eine stärkere Röntgenbestrahlung zu applizieren, die dann im Verein mit der ersten, nachwirkenden Bestrahlung unter Umständen heftige Dermatitis mit nachfolgender Hautatrophie zur Folge haben könnte.

Die Röntgenkeratose habe ich fast nur bei sehr alten Plaques an Ellenbogen und Knien beobachtet, in diesen Fällen allerdings sehr regelmäßig, und es ist eigentlich auffallend, daß diese Erscheinung von andern Beobachtern noch nicht beschrieben worden ist.

Eine gewisse Vorsicht ist auch bei Herden an den Unterschenkel nötig, die ja immer — auch gegen medikamentöse Behandlung — etwas hartnäckig sind, wohl wegen der ungünstigeren Zirkulations- und Ernährungsverhältnisse der Haut, ganz besonders wenn mehr oder weniger starke Varizenbildung diese an sich schon ungünstigen Verhältnisse noch weiterhin verschlechtert.

An solchen Stellen kommt es minuter nach häufigeren schwachen Dosen, auch ohne daß ein Erythem aufgetreten ist, zur Hautatrophie mit Teleangiektasiebildung, und zwar kann man hier hellrote (arterielle) von blauschwarzen (venösen) Gefäßerweiterungen unterscheiden; letztere treten auch in Form kleinster, wenig über stecknadelkopfgroßer, tintenfarbiger Angiome auf. Auch die Psoriasis der Nägel pflegt nach $1/3-1/2$ Volldosis in 1—2 wöchentlichen Pausen abzuheilen, und zwar ohne daß es zum Ausfall der Nägel kommt.

Was die Technik der Bestrahlung anbelangt, so werden die Bestrahlungen am besten im Liegen vorgenommen, nur die Hände bestrahlt man natürlich in der Weise, daß der Patient auf einem Stuhl sitzt und die Hände auf einen davorstehenden Tisch legt. Die Fokus-Hautdistanz wählt man nicht zu groß, am besten ca. 15 cm und behält im allgemeinen zweckmäßig immer die gleiche Entfernung bei.

Man stellt den Fokus erst über der Mitte des linken, dann über der Mitte des rechten Handrückens auf (cf. Fig. 44)

136   Indikationen.

und appliziert jedesmal $^1/_3$—$^1/_2$ Volldosis, bei 5—7 We. (0,7—0,9 cm Halbwertschicht) appliziert. Eine Abdeckung ist bei den kleinen Dosen, welche für die Psoriasisbehandlung in Betracht kommen, nicht erforderlich, ja nicht einmal ratsam. Denn auch nach ganz schwachen Bestrahlungen kann gelegentlich bei brünetten Personen eine Pigmentierung der Haut auftreten, die bei scharfer Abdeckung eine entsprechend scharfe Begrenzung zeigt und dadurch besonders auffällig ist, während sie sonst ganz allmählich in die normale Hautfärbung übergeht und gar nicht auffällt. Diese Pigmentierungen verschwinden zwar meist wieder, aber bisweilen doch erst nach mehreren Wochen oder Monaten.

Fig. 44.

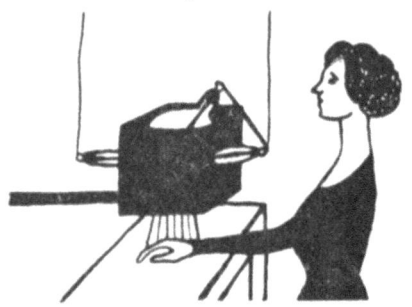

Bestrahlung des Handrückens.

Empfehlenswert ist — besonders bei Männern — der Schutz der Genitalgegend durch eine auf den Tisch gelegte Bleiblechplatte oder eine Schürze aus Bleigummi, welche die auffallenden Röntgenstrahlen absorbieren.

Hat man $^1/_3$ Volldosis appliziert, so wartet man 8 Tage ab und gibt dann eventuell noch einmal die gleiche Dosis, eventuell nach weiteren 14 Tagen noch einmal.

In der Regel gebe ich von vornherein $^1/_2$ Volldosis und warte dann 14 Tage ab, um dann eventuell noch einmal $^1/_2$ Volldosis zu applizieren.

Schwierigkeiten können entstehen bei Bestrahlung großer Flächen. Um eine möglichst gleichmäßige Wirkung auf große Flächen zu erhalten, teilt man sie in kleinere Bezirke ein und verschiebt die Röhre während der Sitzung (mehrstellige Totalbestrahlung). Handelt es sich z. B. um

Indikationen. 137

ausgebreitete Eruptionen, welche den Rücken und das Gesäß befallen haben, so stellt man die Röhre erst über der rechten, dann über der linken Schulter, dann über der Mitte des Rückens und über den beiden Nates auf und gibt jedesmal $1/3$ Volldosis, ohne den einen Bezirk während der Bestrahlung des anderen abzudecken (cf. Fig. 45). Man arbeitet also mit Ueberkreuzung der Bestrahlungsfelder. In der Regel erzielt man auf diese Weise eine sehr gleichmäßige Wirkung auf die ganze Rückfläche des Rumpfes. Sollten einzelne Herde, die zwischen den einzelnen Röhrenstellungen gelegen waren, nicht genügend beeinflußt worden sein, so werden diese nach 8 Tagen noch einmal besonders bestrahlt.

Fig. 45.

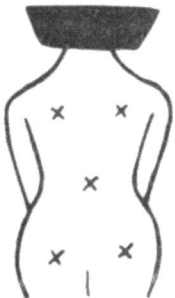

Röhrenstellung und Abdeckung bei Totalbestrahlung des Rückens. (Die Kreuze bezeichnen den Fußpunkt des vom Fokus auf die Haut gefällten Lotes.)

Etwas schwierig sind auch Herde zwischen den Fingern oder zwischen den Zehen zu behandeln. Handelt es sich um die Finger, so lasse ich diese möglichst spreizen und gebe dorsal und palmar je $1/3$ Volldosis.

Handelt es sich um die Zehen, so verfahre ich genau so, nur muß die Spreizung der Zehen mechanisch durch zwischengelegte Holzstückchen oder kleine Wattebäusche herbeigeführt werden.

In den seltenen Fällen, in welchen die Psoriasis auf die üblichen Dosen bei mittelweicher Strahlung nicht reagiert, muß man die Plaques durch vorangehende Hyperämisierung (Bestreichen mit der Hochfrequenz-Vakuum-Elektrode bis zur leichten Rötung) für Röntgenstrahlen empfindlicher zu machen suchen oder aber eine harte Strahlung von 10 We. (ca. 1,5 cm Halbwertschicht) anwenden.

Das letztere ist im allgemeinen zuerst zu versuchen. Denn gewöhnlich sind die refraktären Herde alte Plaques mit tiefer Infiltration, bei welcher die mittelweiche Strahlung von 5—7 We. (0,7—0,9 cm Halbwertschicht) nicht tief genug wirkt.

Um bei 10 We. $^1/_2$ E.-D. zu geben, muß man etwa 1 Volldosis nach S.-N. applizieren.

Ekzem.

Von den Ekzemen kommen für die Röntgenbehandlung nur die subakuten und chronischen Formen in Betracht, und zwar werden alle Arten, schuppende, nässende, tylotische und rhagadiforme gleich günstig beeinflußt und mitunter schon durch einmalige Applikation von $^1/_3$—$^1/_2$ Volldosis bei 5—7 We. (0,7—0,9 cm Halbwertschicht) zur Heilung gebracht.

Auch hier sollte man meines Erachtens gleich von vornherein die Röntgenbestrahlung anwenden, die gegenüber der oft nutzlosen Salbenapplikation die gleichen Vorteile bietet wie die bei der Psoriasis, wenigens bei den stark juckenden Ekzemen der Hände, der Anal- und Genitalregion, bei welchen der quälende Juckreiz in prompter Weise beseitigt wird. Ich kenne kein Mittel, welches das Jucken in so eklatanter Weise beeinflußt wie die Röntgenstrahlen, die hierin auch den Hochfrequenzströmen bei weitem überlegen sind.

Nässende Flächen überhäuten sich, Rhagaden heilen, die Infiltration und Hyperkeratose schwindet — meist spätestens 8—14 Tage nach der Bestrahlung. Auch die intertriginösen Ekzeme in den Inguinalfurchen, Achselhöhlen und der Furche hinter den Ohren bilden ein dankbares Feld für die Röntgenbehandlung, ebenso das Ekzem der Nägel. Auch die Dyshidrosis der Hände, selbst im akuten Bläschenstadium, reagiert prompt auf schwache Röntgenbestrahlungen. Man tut gut, die Patienten bei vorhandenem Jucken darauf aufmerksam zu machen, daß der Juckreiz nach der Bestrahlung zunächst bisweilen noch etwas stärker werden kann, dann aber in

Indikationen. 139

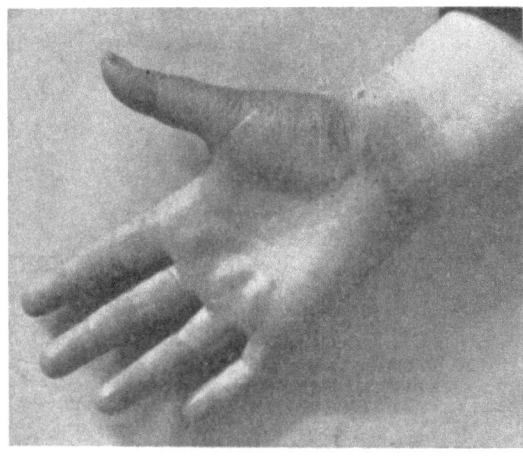

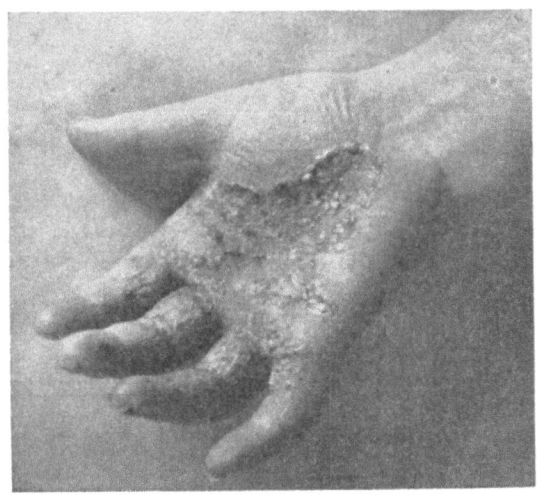

Nässendes Handekzem durch Röntgenbestrahlung geheilt, vorher 2 Monate lang auf der Klinik für Hautkrankheiten der Kgl. Charité ohne Erfolg mit Salbenverbänden behandelt (H. E. Schmidt).

ca. 8 Tagen vollständig aufhört. Auch große Ausdehnung des Ekzems bildet keine Kontraindikation für die Röntgenbehandlung.

Fig. 48.

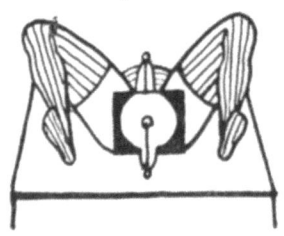

Bestrahlung der Genitalgegend.

Rezidive kommen vor, weichen aber meist prompt einer neuen Bestrahlung.

Bezüglich der Dosierung und Abdeckung gilt dasselbe wie für die Psoriasis.

Ekzeme der Vulva werden in Rückenlage unter möglichster Beugung und Spreizung der Beine bestrahlt

Fig. 49.

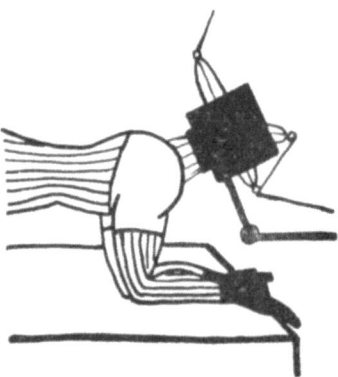

Bestrahlung der Analgegend.

(cf. Fig. 48), Ekzeme der Analgegend am besten in Knie-Ellenbogen-Lage (cf. Fig. 49). In refraktären Fällen wendet man eine härtere Strahlung von ca. 10 We. (ca. 1,5 cm

Indikationen. 141

Halbwertschicht) an und appliziert 1 Volldosis nach S.-N. (ca. $^1/_2$ E.-D.).

Auch bei den Kinderekzemen kann man die Röntgenbehandlung anwenden, ohne etwa eine Wachstumsstörung befürchten zu müssen.

Pityriasis rosea.

Die an sich harmlose und höchstens durch den Juckreiz lästige Pityriasis rosea reagiert recht prompt auf Röntgenbehandlung, die bei der meist sehr ausgebreiteten Dermatose der umständlichen und langsamer wirkenden Salbenbehandlung wohl vorzuziehen ist. Man appliziert pro loco $^1/_3$—$^1/_2$ Volldosis bei 5—7 We. (0,7—0,9 cm Halbwertschicht) und wiederholt die Bestrahlung im Bedarfsfalle in gleicher Weise nach 1—2 Wochen.

Lichen simplex chronicus (Vidal).

Bei der von den Franzosen als „Neurodermite" bezeichneten, durch Lichenifikation der Haut und heftigen Juckreiz charakterisierten Erkrankung, welche in Form von umschriebenen Plaques mit Vorliebe in der Nackengegend lokalisiert ist, aber auch an anderen Körperstellen, mitunter in strichförmiger Anordnung (Neurodermite en bandes) auftreten kann, ist die Röntgenbehandlung die Therapie der Wahl. $^1/_2$ Volldosis bei 5—7 We. genügt in den meisten Fällen, um den Juckreiz, der oft so heftig sein kann, daß er den Patienten die Nachtruhe raubt, zu beseitigen und die Infiltration zur Resorption zu bringen.

Sollte die Infiltration und Lichenifikation der Haut 14 Tage nach der Bestrahlung nicht verschwunden sein, so müßte eine zweite Bestrahlung in derselben Weise vorgenommen werden. Ich habe eine große Anzahl derartiger Fälle behandelt und geheilt und kenne keine andere Methode, die in so sicherer, rascher und bequemer Weise zum Ziele führt.

Rezidive sind nicht seltener und nicht häufiger als nach Salbenbehandlung und machen eine Wiederholung der Bestrahlung erforderlich. Die Anwendung einer härteren Strahlung wird kaum je nötig sein.

Lichen ruber planus.

Die Knötchen des Lichen ruber planus schwinden ebenso wie der lästige Juckreiz meist prompt auf kleine Röntgenstrahlendosen hin. Am besten wird $^1/_2$ Volldosis bei 5—7 We.

(0,7—0,9 cm Halbwertschicht) appliziert, und die gleiche Dosis im Bedarfsfalle nach 2 Wochen nochmals gegeben.

Die Knötchen kommen zur Resorption unter Hinterlassung einer ganz typischen graubraunen Pigmentierung, die langsam verschwindet.

Bei sehr ausgebreiteten Eruptionen kann man gleichzeitig Arsen geben. Im allgemeinen aber dürfte die Röntgentherapie der Arsenmedikation vorzuziehen sein. Sie wirkt schneller, und es sind keine Schädigungen zu befürchten, während gerade beim Lichen ruber planus das Arsen meist in so hohen Dosen und so lange Zeit gegeben werden muß, daß die Gefahr einer Arsenintoxikation ziemlich nahe liegt.

Auch beim Lichen ruber acuminatus dürfte ein Versuch mit der Röntgenstrahlenbehandlung durchaus angebracht sein, eventuell in Kombination mit der Arsenmedikation.

Erfahrungen über die Wirkung der Röntgenstrahlen bei dieser seltenen Dermatose liegen meines Wissens bisher noch nicht vor.

Lichen ruber verrucosus.

Die derben, prominenten, umschriebenen Infiltrate des Lichen ruber verrucosus, die mit Vorliebe an den Unterschenkeln lokalisiert sind und den Patienten besonders durch den heftigen Juckreiz belästigen, auf Arsen nicht reagieren und auch sonst dermatologisch kaum zu heilen sind, werden durch Röntgenstrahlen zur Resorption gebracht. Der Juckreiz hört schon nach Applikation von $1/_2$ Volldosis bei 5—7 We. (0,7—0,9 cm Halbwertschicht) auf, während zur völligen Resorption des Infiltrates $3/_4$ bis $4/_5$ der Volldosis, mitunter öfter in den nötigen Pausen appliziert, erforderlich ist.

Die Heilung kann ohne Narbenbildung erfolgen, häufiger ist das Gegenteil der Fall. Bei sehr derben, verrukösen Formen empfiehlt sich von vornherein die Anwendung einer harten Strahlung von 10 We. (ca. 1,5 cm Halbwertschicht), von der man 1—$1^1/_2$ Volldosen nach Sabouraud-Noiré appliziert. Dann wird 3—4 Wochen abgewartet.

Aknekeloid.

Die auch unter dem Namen Dermatitis papillaris capillitii (Kaposi) bekannte Erkrankung, welche fast

Indikationen. 143

ausschließlich in der Nackengegend an der Haargrenze auftritt und zur Bildung harter, keloidartiger, meist follikulärer Infiltrate führt, bildet eine strikte Indikation für die Röntgenbehandlung.

Ich selbst habe mehrere Fälle behandelt und geheilt;

Fig. 50.

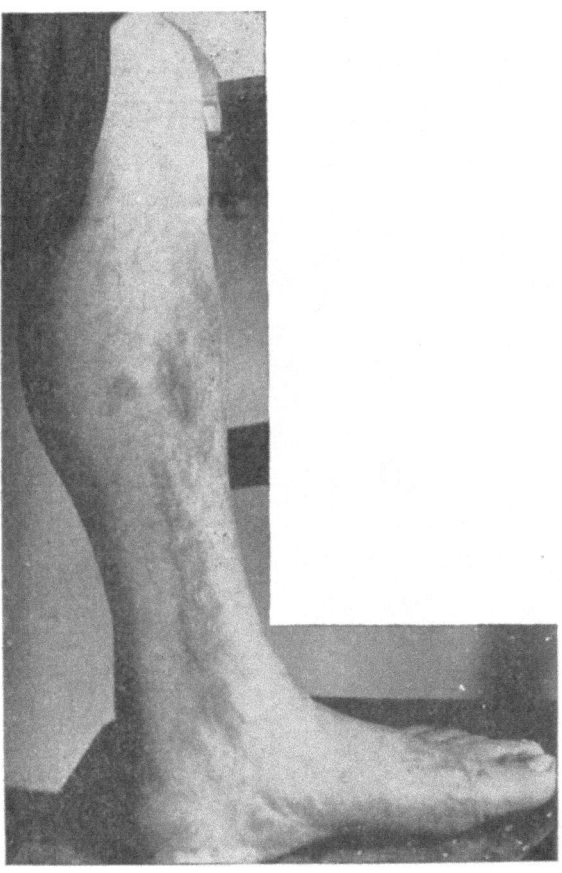

Lichen ruber verrucosus vor der Röntgenbehandlung (H. E. Schmidt).

144 Indikationen.

die Heilung scheint eine definitive zu sein, wenigstens konnte ich einen Fall über 1 Jahr beobachten, ohne daß ein Rezidiv auftrat.

Am besten nimmt man die Strahlung von vornherein hart, 10 We. (ca. 1.5 cm Halbwertschicht) und appliziert $1—1^1/_2—2$ Volldosen in den nötigen Pausen von 2—3—4 Wochen.

Fig. 51.

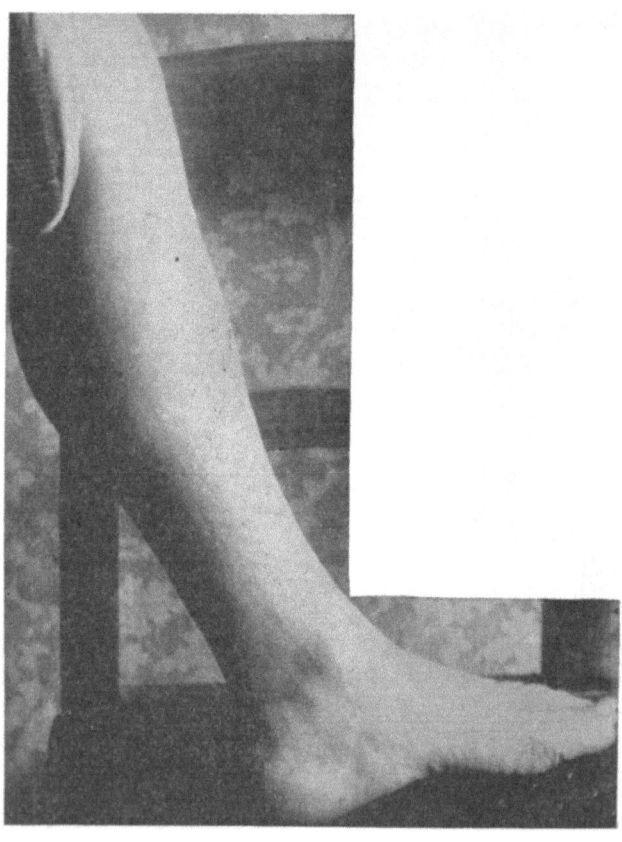

Völlige Heilung nach Röntgenbehandlung (H. E. Schmidt).

Indikationen. 145

Akne vulgaris.

Die Akne bildet keine strikte Indikation für die Röntgenbehandlung. Sie soll nur in hartnäckigen Fällen angewandt werden, die gegen andere Behandlungsmethoden refraktär sind.

In solchen Fällen ist dann allerdings die Wirkung der Röntgenstrahlen geradezu verblüffend.

Die Infiltrate schrumpfen sehr rasch, auch Komedonen verschwinden. Pusteln müssen inzidiert werden. Auch sehr tiefliegende alte Infiltrationen kommen zur Resorption. Eine gleichzeitig bestehende Rosacea wird ebenfalls immer erheblich gebessert.

Fig. 52.

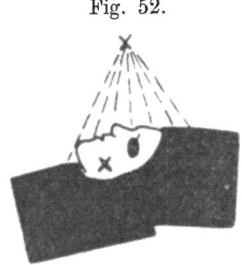

Röhrenstellung und Abdeckung bei Totalbestrahlung des Gesichtes. (Die Kreuze bezeichnen den Fokus, resp. den Fußpunkt des vom Fokus auf die Haut gefällten Lotes.)

Was die Technik anbelangt, so müssen die Bestrahlungen so dosiert sein, daß höchstens ein leichtes Erythem auftritt. Für die meisten Fälle hat sich mir folgender Modus als ausreichend bewährt: 3 Röhrenstellungen, 1. Fokus über der Nasenwurzel, 2. Fokus über der rechten Wange, 3. Fokus über der linken Wange, jedesmal $1/2$ Volldosis nach S.-N. bei 5—7 We. (0,7—0,9 cm Halbwertschicht); auch kann man zunächst $1/3$ Volldosis pro loco applizieren und dann nach 8 Tagen die gleiche Dosis noch einmal geben. Abgedeckt wird Hals, Brust, Schulter, behaarter Kopf und die Augen, letztere am besten mit entsprechenden ovalen Bleiplättchen, die mit Leukoplast fixiert werden (cf. Fig. 52). Die Abdeckung geschieht nicht, um die Kornea oder die Netzhaut zu schützen, welche durch derartige kleine

Strahlenmengen kaum geschädigt werden können, sondern um einen Ausfall der Wimpern und Augenbrauen zu verhüten. Durch Ueberkreuzung der Bestrahlungsfelder kommt eine recht gleichmäßige Wirkung zustande, nach etwa 14 Tagen tritt schwaches, wenig auffallendes Erythem auf, das in weiteren 8 Tagen abgeheilt ist, die Haut wird dann völlig normal. Nach Abheilung der Reaktion lasse ich der Röntgenbestrahlung in der Regel eine Lichtbestrahlung (Uviollampe, Quarzlampe) folgen, die zu einem ganz leichten Erythem führt. Erst nach Abheilung der Lichtreaktion folgt dann im Bedarfsfalle wieder· eine Röntgenbestrahlung.

Auch die Rezidive scheinen mir nach Röntgenbestrahlung seltener zu sein als nach anderen Behandlungsmethoden.

Vor allzu häufiger Anwendung kräftiger Bestrahlungen, welche starke Erytheme zur Folge haben, ist natürlich dringend zu warnen, weil sonst Hautatrophie und Teleangiektasiebildung zu erwarten ist.

Bei brünetten Individuen tritt außer dem Erythem auch Braunfärbung der Haut, mitunter auch ohne Erythem, auf, die natürlich wieder verschwindet. Es ist zweckmäßig, die Patientinnen auf die zu erwartende Reaktion vorher aufmerksam zu machen. Auch bei der als Akne nekrotica (Boeck) s. Akne varioliformis (Hebra) bezeichneten Form habe ich glänzende Resultate mit Röntgenbehandlung erzielt.

Furunkulosis.

Die Furunkulose ist zuerst von Freund mit Röntgenstrahlen behandelt worden. Im allgemeinen wird nur die zirkumskripte Furunkulose, z. B. der Nackengegend, für diese Therapie in Frage kommen. Man appliziert am besten $1/2$ E.-D. und wartet dann 14 Tage ab. Ist der Erfolg nicht zufriedenstellend, wird die gleiche Dosis noch einmal, eventuell auch noch öfter, verabfolgt.

Auch sehr umfangreiche Infiltrate kommen meist rasch — gewöhnlich schon nach einmaliger Applikation von $1/2$ Volldosis nach S.-N. bei 5—7 We. (0,7—0,9 cm Halbwertschicht) — zur Resorption. Abszesse müssen natürlich inzidiert werden. Ueberhaupt wirken die Röntgenstrahlen bei abgegrenzten Eiterungen günstig. So hat Evler Heilung von Karbunkeln und einer ausgebreiteten Sehnenscheidenphlegmone der Hand durch Röntgenbestrahlung erzielt.

Pemphigus vegetans.

Bei dieser seltenen Form des Pemphigus ist ein Versuch mit Röntgenstrahlen durchaus angebracht (Wetterer 1908). Rezidive kommen vor. Man appliziert $^1/_2$ Volldosis nach S.-N. bei 5—7 We. (0,7—0,9 cm Halbwertschicht) und wartet dann zunächst 14 Tage ab, um dann eventuell die gleiche Dosis noch einmal zu geben.

Lupus erythematodes.

Der Lupus erythematodes des Gesichtes reagiert mitunter prompt auf schwache Röntgenbestrahlungen, gerade so wie auf Licht- oder Salbentherapie, mitunter ist er refraktär.

Ein Versuch ist wohl wegen der bequemen und für den Patienten angenehmen Applikation in jedem Falle gestattet. Man gibt auf die rechte und linke Wange je $^1/_3$ resp. $^1/_2$ Volldosis nach S.-N. bei 5—7 We. (0,7—0,9 cm Halbwertschicht) und wiederholt die Bestrahlung in gleicher Weise nach 1 resp. 2 Wochen, um dann wieder etwa 2 Wochen abzuwarten. Stärkere Reaktionen sind zu vermeiden, allenfalls sind ganz leichte Erytheme zulässig.

Sklerodermie.

Bei der umschriebenen Form der Sklerodermie kommt entweder die Elektrolyse nach Brocq oder die Röntgenbehandlung in Frage (Belot 1903, Hübner 1906); die letztere sollte wegen der Schmerzlosigkeit des Verfahrens zuerst versucht werden. Man appliziert am besten 1 Volldosis nach S.-N. mit einer Strahlung von ca. 10 We. (ca. 1,5 cm Halbwertschicht) und wartet dann zunächst 14 Tage ab.

Elephantiasis.

Elephantiastische Verdickungen der Haut, wie sie z. B. nach häufigeren Erysipelen entstehen, lassen sich durch Röntgenbehandlung oft beseitigen. Ein Versuch ist bei der Aussichtslosigkeit anderer Behandlungsmethoden jedenfalls immer empfehlenswert. Den auffallendsten Erfolg sah ich in einem Falle von Elephantiasis faciei, die infolge häufigerer Erysipele entstanden war. Die ganze Gesichtshaut war stark verdickt, so daß die Augen nur als schmale Spalten sichtbar waren; die Patientin hatte dadurch ein geradezu stupides Aussehen bekommen. Es handelte sich wohl gemerkt nicht etwa um ein chronisches Oedem, sondern um wirkliche Bindegewebshyperplasie.

Durch Röntgenbehandlung wurde die Physiognomie der Patientin völlig verändert, besonders dadurch, daß infolge der Schrumpfung des hyperplastischen Bindegewebes die Augenlider, welche durch ihre Verdickung die starke Verengerung der Augenlidspalten bedingt hatten, wieder ihre normale Beschaffenheit annahmen, wodurch erstens die Augen fast doppelt so groß erschienen als vorher und zweitens die normalerweise vorhandenen Falten am oberen Augenlid zwischen Wimpern und Augenbrauen, die vorher vollkommen verstrichen waren, wieder zutage traten und so die ganze Umrahmung des Auges, von der bekanntlich der „Ausdruck" des Auges bestimmt wird, eine andere wurde.

Die Röntgenstrahlen hatten dem völlig „verschwollenen", stupiden Gesicht wieder ein ausdrucksvolles, intelligenteres Aussehen verschafft. Bei der Elephantiasis sind kleine Dosen erforderlich. Es dürfte sich von vornherein die Anwendung einer harten Strahlung von ca. 10 We. (ca. 1,5 cm Halbwertschicht) empfehlen. Von dieser Strahlung wird $1/3$—$1/2$ E.-D. ($3/4$—1 Volldosis nach S.-N.) pro loco appliziert. Danach Pause von 2 Wochen, dann eventuell Wiederholung der Bestrahlung in der gleichen Weise.

Granulosis rubra nasi.

Ueber günstige Beeinflussung der sonst schwer zugänglichen Dermatose hat Brändle (1911) berichtet. In 4 Fällen konnte Rückbildung der Knötchen erzielt werden, während die abnorme Schweißsekretion noch sehr lange anhielt. Sollte eine mittelweiche Strahlung von 5—7 We. (0,7—0,9 cm Halbwertschicht) nicht zum Ziele führen, so dürfte sich eine harte von ca. 10 We. (ca. 1,5 cm Halbwertschicht) empfehlen. Man wird am besten $3/4$ der Volldosis nach S.-N. bei 5—7 We. oder ca. $1 1/2$ Volldosen bei ca. 10 We. auf beide Nasenflügel applizieren und dann 3—4 Wochen warten.

Seborrhoea oleosa.

Die fettige Beschaffenheit der Gesichtshaut verschwindet nach schwachen Röntgenbestrahlungen; man appliziert $1/2$ E.-D. in den nötigen Pausen, bis der gewünschte Erfolg erreicht ist. Bezüglich der Röhrenstellungen gilt dasselbe wie bei der Akne vulgaris. Man wählt am zweckmäßigsten eine Strahlung von ca. 10 We. (ca. 1,5 cm Halbwertschicht) und appliziert pro loco 1 Volldosis nach S.-N.

Indikationen. 149

Hyperhidrosis.

Die lokalisierte Hyperhidrosis, z. B. der Fußsohlen und besonders der Flachhände, wird durch Röntgenbehandlung auf die Norm reduziert (Pusy, Buschke und Verfasser, Müller, Kromayer). Man appliziert $^3/_4$—$^4/_5$ E.-D. auf jede Palma und dann noch auf sämtliche Fingerkuppen, welche durch eine Bleiblechplatte mit entsprechendem Ausschnitt „spargelbeetartig" hindurchgesteckt werden. Es empfiehlt sich, von vornherein mit einer harten Strahlung von ca. 10 We. (ca. 1,5 cm Halbwertschicht) zu arbeiten und pro loco $1^1/_2$—$1^3/_4$ Volldosen nach S.-N. zu applizieren.

Ichthyosis.

Gute Erfolge werden von Duncan und Skinner mitgeteilt. Ein Fall von Sommer verhielt sich refraktär. Ich selbst sah in einem Falle von Ichthyosis hystrix, in welchem experimenti causa nur eine umschriebene Stelle bestrahlt wurde, an dieser Stelle die mehrere Millimeter hohen schwärzlichen Hornwucherungen völlig verschwinden. Nach mehreren Wochen trat allerdings ein Rezidiv ein.

Jedenfalls sollte die Röntgentherapie in allen exzessiven Fällen von Ichthyosis bei der Aussichtslosigkeit anderer Maßnahmen versucht werden.

Man wird am besten $^1/_2$ Volldosis nach S.-N. bei 5—7 We. (0,7—0,9 cm Halbwertschicht) in den nötigen Pausen applizieren und in refraktären Fällen 1 Volldosis bei ca. 10 We. (ca. 1,5 cm Halbwertschicht) geben.

Hypertrichosis.

Die Meinungen über die Röntgenbehandlung der Hypertrichosis der Frauen, die fast ausschließlich hier in Frage kommt, sind auch heute noch geteilt. Einige Autoren treten auch heute noch für sie ein, die Mehrzahl verwirft sie, und auch ich möchte im allgemeinen vor der Röntgenbehandlung des Frauenbartes warnen, wenigstens vor der Behandlung mit den üblichen mittelweichen Strahlen.

Es gelingt nicht so leicht wie auf dem Schädeldach, einen unkomplizierten Haarausfall zu erzielen, sondern meist ist das nicht ohne Erythem möglich. Die Haare wachsen nach 4—6 Wochen wieder nach, allerdings dann mitunter schon etwas spärlicher, und es muß von neuem bestrahlt werden. Durch öftere Wiederholung gelingt es dann schließlich, im Verlaufe von 1—2 Jahren eine definitive Haarlosigkeit zu erzielen, höchstens wachsen noch ganz vereinzelte, eigenartig gekrümmte, farblose Haare nach, aber die häufigen Erytheme haben doch meist eine Hautatrophie mit Teleangiektasiebildung zur Folge. Besser scheinen die Erfolge zu sein, wenn man nach dem Vorgange von Albert Weil (Paris) eine härtere Strahlung benutzt. Ich verwende gewöhnlich eine Strahlung von 10 We. (ca. 1,5 cm Halbwertschicht), die ich außerdem meist durch 1 mm Aluminium filtriere, so daß ich dann einen Härtegrad von 12 We. (ca. 2 cm Halbwertschicht) habe.

In Frage kommt die Röntgentherapie eigentlich nur in den Fällen, in welchen es sich um einen wirklichen Vollbart, um besonders dicht stehende, dünne, dunkle Haare, die der Elektrolyse kaum zugängig sind, handelt, und auch hier wird man sich zweckmäßig mit einer Besserung, einer relativen Haarlosigkeit begnügen.

Bei einer unbedeutenden Hypertrichosis der Oberlippe oder bei einzelnen stärkeren Haaren am Kinn rate ich prinzipiell von der Röntgenbehandlung ab und wende die nur vorübergehend wirkenden Depilatorien (Rusma Türcorum usw.) oder die Elektrolyse an.

Handelt es sich um einen förmlichen Vollbart, so sind 3 Röhrenstellungen erforderlich: Fokus über beiden Wangen und Unterkinn. Es wird jedesmal ca. $1/2$ E.-D., d. h. 1 Volldosis nach S.-N. bei 10 We., eventuell mit 1 mm Aluminiumfilter, appliziert, abgedeckt nur der behaarte Kopf, die Augen, die Brust und die Schultern (cf. Fig. 52). Oberlippe und Vorderkinn bestrahle ich nicht besonders, da sie bei der Bestrahlung der Wangen schon mitgetroffen werden. Bleiben auf der Oberlippe noch störende Haare stehen, so können diese eventuell in einigen Wochen besonders nachbestrahlt werden. Nach 2—3 Wochen pflegt Haarausfall einzutreten. Zu warnen ist vor scharfer Abdeckung in Rücksicht auf Pigmentierungen oder leichte Erytheme, die dann durch die scharfe Begrenzung sehr auffallend sind.

Hautatrophien habe ich bisher nach Anwendung dieser harten Strahlung nicht beobachtet. Auch Erytheme treten fast niemals auf, dagegen prompter Haarausfall. Es empfiehlt sich, schon vor dem Wiederwachsen der Haare — aber frühestens 4 Wochen nach der ersten Bestrahlung — die gleiche Dosis noch einmal zu applizieren.

Indikationen. 151

Ich habe auch bei Männern starke Behaarung der Hände und der Brust, in einem Falle auch einen besonders weit in die Stirn und Schläfen vordringenden Haarwuchs auf diese Weise mit gutem Erfolge behandelt, wenngleich derartige Fälle natürlich nur ganz ausnahmsweise in Frage kommen werden.

Leukoplakia linguae.

Günstige Erfolge mit Röntgenstrahlen bei Leukoplakie haben Bissérié und Hallopeau erzielt. Ich selbst sah in einem derartigen Fall erhebliche Besserung nach zweimaliger Applikation von $1/2$ E.-D. Die Plaques verschwanden zum größten Teil. In diesem selben Falle hatten sich auf leukoplakischen Herden an ·der Unterlippe kleine harte Tumoren entwickelt, die wohl als Karzinome anzusprechen waren und sich ebenfalls nach Röntgenbestrahlung vollkommen zurückbildeten. Allerdings habe ich auch Fälle gesehen, die sich refraktär erwiesen. Leduc berichtet über einen Fall, in welchem die Leukoplakie durch eine einzige Röntgenbestrahlung völlig geheilt wurde. Bei der Aussichtslosigkeit anderer therapeutischer Maßnahmen ist jedenfalls ein Versuch mit Röntgenstrahlen bei der Leukoplakie empfehlenswert. Man gibt $1/3 - 1/2$ Volldosis nach S.-N. bei 5—7 We. (0,7—0,9 cm Halbwertschicht) und wiederholt die Bestrahlung im Bedarfsfalle nach einer, resp. nach zwei Wochen.

Perniones.

Bei Frostbeulen wirken schwache Röntgenbestrahlungen sehr günstig; der Juckreiz und die Schmerzen werden besonders rasch gelindert, auch die Rötung und Schwellung kann sehr bald völlig verschwinden. Es sind kleine Dosen ($1/3 - 1/2$ Volldosis nach S.-N.) bei 5—7 We. (0,7—0,9 cm Halbwertschicht) zu applizieren.

Favus.

Für den Favus, eine so schwer zu heilende Krankheit, ist die Behandlung mit Röntgenstrahlen zurzeit die beste Therapie. Freund empfiehlt auch bei kleinen Favusherden die Epilation des gesamten Kopfhaares, um etwa in den Follikeln versteckte, nicht sichtbare Herde mit zu beseitigen und so eine Reinfektion von diesen verborgenen Herden aus zu verhüten.

152   Indikationen.

Man bestrahlt in sitzender Stellung des Patienfen, welcher vornübergebeugt die Stirn, resp. das Kinn auf einen Tisch stützt, sukzessive den Vorderkopf, den Hinterkopf und dann die seitlichen Partien des Schädels in 5—7 Stellungen: Hinterkopf; Schädelmitte; Vorderkopf; rechte Schädelseite (eventuell vorderer und hinterer Abschnitt); linke Schädelseite (eventuell vorderer und hinterer Abschnitt); immer ohne Abdeckung der benachbarten Schädelpartien, um trotz der Konvexität des Schädels doch eine möglichst gleichmäßige Wirkung auf die gesamte Schädeloberfläche zu erzielen) (cf. Fig. 53) und verabfolgt jedesmal

Fig. 53.

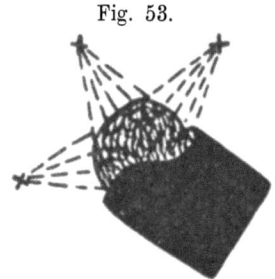

Röhrenstellung und Abdeckung bei Totalbestrahlung des behaarten Kopfes (Seitenansicht).
(Die Kreuze bezeichnen von links unten nach rechts oben die Stellung des Fokus über dem Vorderkopf, der Schädelmitte und dem Hinterkopf.)

eine Dosis, welche einen Haarausfall möglichst ohne entzündliche Erscheinungen zur Folge hat, also $1/2$—$1/3$ E.-D. Am besten wird eine Strahlung von ca. 10 We. (ca. 1,5 cm Halbwertschicht) benutzt und 1 Volldosis nach S.-N. pro loco appliziert. Stärkere Reaktionen sind auf jeden Fall zu vermeiden, weil sonst der Haarwuchs nur unvollkommen oder gar nicht wieder eintritt. Bei lange bestehendem Favus ist ja der Haarwuchs nach der Behandlung an und für sich unvollkommen, weil die durch den Krankheitsprozeß hervorgerufene narbige Veränderung der Haut zu einer mehr oder weniger ausgedehnten Zerstörung der Follikel geführt hat. Ein Abweichen der bisweilen 1—2 cm hohen Skutula durch Salbenverbände ist nicht unbedingt erforderlich, sie werden nach 8—14 Tagen spontan abgestoßen und an ihrer

Stelle sind dann meist flache Exkoriationen vorhanden, die der Anfänger leicht als Folge der Röntgenbestrahlung ansehen könnte, während sie tatsächlich durch den favösen Krankheitsprozeß bedingt sind. Bemerkenswert, aber leicht verständlich ist die Tatsache, daß die erkrankten Haare viel schneller ausfallen als die gesunden.

Auch eine gleichzeitige Behandlung mit einer 5 proz. Karbolsalbe, wie sie Freund empfiehlt, ist nicht unbedingt erforderlich.

Es ist vielleicht sogar zweckmäßiger, jedenfalls nach dem Haarausfall, der 2—3 Wochen nach der Bestrahlung eintritt, keine Salben anzuwenden. Sind nicht alle kranken Haare epiliert, so bilden sich nämlich sehr rasch wieder neue kleinste Skutula, die durch Salbenverbände abgeweicht werden und so der Beobachtung entgehen könnten.

In der Regel gelingt es, in einer Sitzung den ganzen Schädel gleichmäßig zu epilieren. Sollten ungenügend getroffene Krankheitsherde zurückbleiben, so müssen sie eben — unter Abdeckung der Umgebung! — nachbestrahlt werden. Bei zirkumskripten Herden habe ich immer nur diese — unter Abdeckung weit im Gesunden — bestrahlt, also nicht den ganzen Kopf epiliert und trotzdem immer Heilung erzielt; nur in einem Falle, in welchem offenbar nicht weit genug im Gesunden abgedeckt war, bildeten sich beim Nachwachsen der neuen Haare neue Skutula, so daß dieselbe Stelle von neuem epiliert werden mußte. Trotzdem trat wieder reichlicher Nachwuchs von Haaren ein; bei öfterer Epilation dürfte das allerdings nicht der Fall sein, und darum ist es vielleicht auch bei zirkumskripten Herden sicherer, den ganzen Kopf zu epilieren, Gesicht, Hals und Schultern müssen natürlich bei der Bestrahlung abgedeckt werden. Auch der Favus der Nägel bildet ebenso wie andere Onychomykosen eine strikte Indikation für die Röntgenbehandlung. Man appliziert pro loco $1/2$ Volldosis nach S.-N. bei 5—7 We. (0,7—0,9 cm Halbwertschicht) und wiederholt die Bestrahlung nach etwa 2 Wochen, eventuell noch öfter in den nötigen Pausen, bis Heilung erreicht ist.

Trichophytie.

Der oft zur Bildung tiefer Infiltrate führende Herpes tonsurans des Bartes ist sehr geeignet für die Röntgentherapie. Schon nach einer oder einigen wenigen schwachen

Bestrahlungen, die zur Erzielung eines Effluviums der Haare genügen, tritt sehr bald eine Rückbildung der Infiltrate und nach dem Haarausfall radikale Heilung ein. Rezidive habe ich bisher nie beobachtet. Ueber gleich günstige Erfolge haben Grouven, Zechmeister, Lion und Freund berichtet. Auch die Trichophytien des behaarten Kopfes werden nach dem Vorgange Sabourauds am besten von vornherein mit Röntgenstrahlen behandelt. Es empfiehlt sich hier, die Haare kurz schneiden zu lassen, wenigstens in den Fällen, in welchen zahlreiche kleine Herde vorhanden sind, und daher eine Epilation des ganzen behaarten Kopfes erforderlich ist.

Bei einzelnen Herden genügt es, wenn man nur diese bestrahlt, indem man einen Teil der anscheinend gesunden nächsten Umgebung in den Bestrahlungsbereich mit einbezieht und die weitere Umgebung abdeckt. Von Sabouraud wird gleichzeitige tägliche Pinselung des ganzen behaarten Kopfes mit folgender Lösung empfohlen:

Tinct. Jodi recenter parat. 2,0,
Alcohol. absolut. . . . 18,0.

Dadurch soll eine Infektion der gesamten Umgebung verhütet werden. Ich habe mich von dem Nutzen dieser Pinselungen ebenso wenig überzeugen können wie von dem Nutzen einer gleichzeitigen Karbolsalbenbehandlung beim Favus.

Ich habe gelegentlich doch in der mit Jodtinktnr gepinselten Umgebung neue Herde auftreten sehen. Sowie die Haarlockerung beginnt, also 2—3 Wochen nach der Bestrahlung, sollen die gelockerten Haare möglichst vollständig epiliert werden. Sabouraud wendet außerdem dann noch mehrere Tage außer der Pinselung mit Jodtinktur Waschungen mit grüner Seife an. Sowohl die Makrosporie als auch die in Paris sehr häufige, in Deutschland und Oesterreich sehr seltene Mikrosporie heilen prompt nach Röntgenbestrahlung. Die ganze Therapie besteht in der Regel in einer einzigen Bestrahlung der erkrankten Partien. Gelegentlich der Mikrosporon-Epidemie in Schöneberg (1908) habe ich im Auftrage des Magistrats 26 Fälle mit Röntgenstrahlen nach meiner früher angegebenen kombinierten Dosierungsmethode behandelt.

In allen Fällen genügte eine einzige Bestrahlung der erkrankten Schädelpartien, um den gewünschten Haarausfall und damit Heilung zu erzielen.

Nur in 3 Fällen traten in der Umgebung der bestrahlten Herde noch vor dem Haarausfall — trotz der Jodtinkturpinselung — neue Herde auf, welche eine Nachbestrahlung erforderlich machten.

Die Technik ist die gleiche wie beim Favus, wenn es sich um eine totale Epilation handelt.

Am besten wird eine Strahlung von ca. 10 We. (ca. 1,5 cm Halbwertschicht) benutzt und 1 Volldosis nach Sabouraud-Noiré pro loco appliziert.

Sykosis.

Bei der Behandlung der Sykosis muß man einen Unterschied machen zwischen der mehr ekzematösen und der infiltrierenden, akneartigen Form. Bei ersterer kommt man bisweilen mit ganz schwachen Bestrahlungen, die nicht einmal zum Haarausfall zu führen brauchen ($1/3 - 1/2$ E.-D.), zum Ziel. Sollte dann nach einigen Wochen ein Rezidiv eintreten, so muß die Behandlung wiederholt werden. Bei der zweiten Form kommt man ohne eine radikale Epilation durch die Röntgenstrahlen nicht aus. Mitunter genügt eine einmalige Bestrahlung zur definitiven Heilung, mitunter stellt sich beim Nachwachsen der Haare ein — meist partielles — Rezidiv ein, welches eine Wiederholung der Bestrahlung erforderlich macht. Mitunter reagiert die sykotisch affizierte Haut besonders heftig, und zwar nicht mit einer gewöhnlichen Röntgendermatitis, sondern mit Pustel- und bisweilen auch mit Abszeßbildung. Dann muß die Behandlung sistiert und die Applikation feuchter Umschläge angewandt werden, bis die Reizerscheinungen geschwunden sind.

Natürlich muß man bei einer Sykosis, welche die gesamte Bartgegend befallen hat, die Wangen, Kinn und Oberlippe und die Unterkinngegend einzeln nacheinander bestrahlen und die Patienten anweisen, das Epilieren und Rasieren während der Behandlung zu unterlassen, um das Symptom der Haarlockerung konstatieren zu können. Man wählt also 4 Röhrenstellungen: 1. Fokus über der linken Wange, 2. Fokus über der rechten Wange, 3. Fokus über dem Mund, 4. Fokus über dem Unterkinn. Abgedeckt wird nur der behaarte Kopf, Nase und Augen, Brust und Schultern.

Eine häufig gleichzeitig bestehende Erkrankung der Augenbrauen- und Wimperngegend wird mitunter durch ganz schwache Bestrahlungen zur Heilung gebracht, ohne daß es zum Ausfall der Augenbrauen und Wimpern kommt. Eine Schädigung des während der Bestrahlung geschlossenen Auges ist nicht zu befürchten, im Gegenteil bessert sich ein gleichzeitig vorhandener Konjunktivalkatarrh rasch nach Heilung der Blepharitis (Freund).

Was die Frage der Rezidive anbelangt, so verhalten sich die einzelnen Fälle verschieden. Bisweilen ist die Krankheit nach einer einmaligen gründlichen Epilation dauernd geheilt. Mitunter stellt sich aber mit dem Wiederwachsen der Haare auch ein Rezidiv ein, so daß die Behandlung wiederholt werden muß. In sehr hartnäckigen Fällen, in denen immer wieder ein Rezidiv auftritt, ist eine definitive Heilung nur dann zu erzielen, wenn die Bestrahlungen so oft wiederholt werden, bis überhaupt keine Haare mehr nachwachsen. In diesen Fällen ist dann meist eine etwas narbig-atrophische Beschaffenheit der Haut eine bleibende Folgeerscheinung der häufig wiederholten Bestrahlungen.

Holzknecht empfiehlt, die 4 bis 6 Wochen nach dem Haarausfall nachwachsenden neuen, gesunden Haare mehrere Monate lang zu rasieren.

Bei der oberflächlichen Form kommt man mit einer Strahlung von 5—7 We. (0,7—0,9 cm Halbwertschicht) zum Ziel, bei der infiltrierenden akneartigen Form ist eine Strahlung von ca. 10 We. (ca. 1,5 cm Halbwertschicht) empfehlenswert, von letzterer appliziert man pro loco 1 Volldosis nach S.-N.

Lupus vulgaris.

Für die Röntgenbehandlung kommen 2 Formen des Lupus vulgaris in Betracht, der Lupus tumidus — am häufigsten an der Nase und der Ohrmuschel lokalisiert — und der Lupus exulcerans. Bei beiden Formen ist die Röntgentherapie in den meisten Fällen eine Vorbehandlung. Die geschwulstartigen Lupusinfiltrate flachen sich bis zum Hautniveau ab, die Ulcerationen vernarben; gewöhnlich sind dann noch vereinzelte Knötchen übrig, die auf Röntgenstrahlen nur selten reagieren und am besten mit Finsenlicht weiterbestrahlt werden. In manchen Fällen ist freilich auch durch die X-Strahlen allein eine völlige Heilung möglich.

Die bei weitem häufigste Form, der flache, aus einzelnen im Hautniveau und tiefer gelegenen Knötchen sich zusammensetzende Lupus wird in der Regel nur wenig beeinflußt; hier feiert die Finsen-Therapie ihre schönsten Triumphe. Wir sehen auch hier wieder, daß die zu raschem Wachstum, bzw. zu raschem Zerfall neigenden Infiltratzellen besonders empfindlich für Röntgenstrahlen sind. Besonders leicht zu beeinflussen ist der sogen. Lupus ollicularis. Hier genügt bisweilen eine zu leichter Hautrötung führende Röntgenbestrahlung, um dauernde Heilung zu erzielen.

Ein sehr dankbares Objekt für die Röntgenbehandlung bildet auch der Schleimhautlupus, soweit er den Strahlen zugängig gemacht werden kann, also in den vorderen Teilen der Nasenhöhle, am Zahnfleisch und am harten Gaumen; hier ist oft völlige Heilung zu erzielen.

Was die Technik der Bestrahlung anbelangt, so wird eine lupöse Nase exakt 1—2 cm im Gesunden abgedeckt und dann von rechts, links und unten — bei letzterer Stellung auch das Naseninnere — bestrahlt und jedesmal $3/4$—$4/5$ der Volldosis nach S.-N. bei 5—7 We. (0,7—0,9 cm Halbwertschicht) appliziert. Selbst wenn durch Ueberkreuzung der Bestrahlungsfelder eine etwas stärkere Reaktion auftritt, so ist das belanglos, da die stärkere Reaktion ja nicht im gesunden, sondern im hypertrophischen Lupusgewebe auftritt. Derartige Sitzungen werden in den nötigen Pausen von etwa 4—6 Wochen bis zur Abflachung der lupösen Wucherungen bzw. bis zur Vernarbung der lupösen Ulcerationen wiederholt, natürlich immer erst nach Abheilung der durch die vorhergehende Bestrahlung erzeugten Reaktion.

Beim Lupus der Ohrmuschel appliziert man auf die Vorder- und Rückseite unter exakter Abdeckung der Umgebung ebenfalls $3/4$—$4/5$ der Volldosis nach S.-N. und wiederholt die Bestrahlung in den nötigen Pausen, bis der gewünschte Erfolg eingetreten ist. Bei Totalbestrahlung des Gesichtes ist die Technik die gleiche wie bei der Akne, nur wird man auch hier etwas größere Dosen, also $3/4$ bis $4/5$ der Volldosis pro loco geben.

Der Lupus des harten Gaumens wird mittels eines Bleiglasspekulums bestrahlt. Ich verwende dazu das Gundelachsche Spekulum von 2—3 cm Durchmesser und 8 cm Länge, das an dem Schutzkasten befestigt wird (cf. Fig. 56). Die richtige Einstellung des Lupusherdes in die Oeffnung des Spekulums, das nicht direkt auf den Herd aufgesetzt, sondern $1/2$—1 cm davon entfernt sein soll, kon-

158   Indikationen.

trolliert man vor und während der Bestrahlung durch Inspektion. Auch das Naseninnere wird in ähnlicher Weise durch ein Bleiglasspekulum von entsprechend geringerem

Fig. 54.

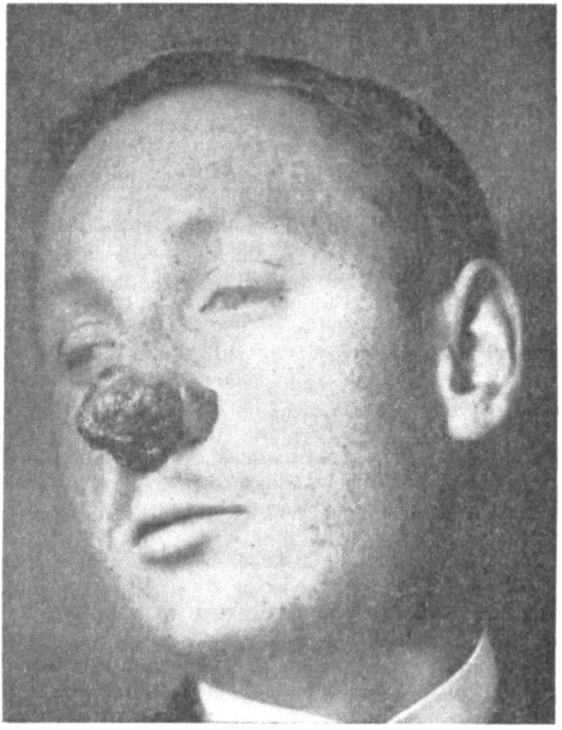

Lupus tumidus nasi vor der Röntgenbehandlung (H. E. Schmidt).

Querschnitt bestrahlt. Natürlich muß man darauf achten, daß die Röhre gut zentriert ist, daß also die Röntgenstrahlen auch wirklich den Lupusherd treffen. Absichtlich stärkere Ulcerationen durch die Röntgenbestrahlung hervorzurufen ist auch beim Lupus überflüssig und unzulässig. Neben der

Indikationen. 159

direkten Strahlenwirkung auf die pathologischen Zellen
kommt beim Lupus wohl auch die sekundäre Hyperämie

Fig. 55.

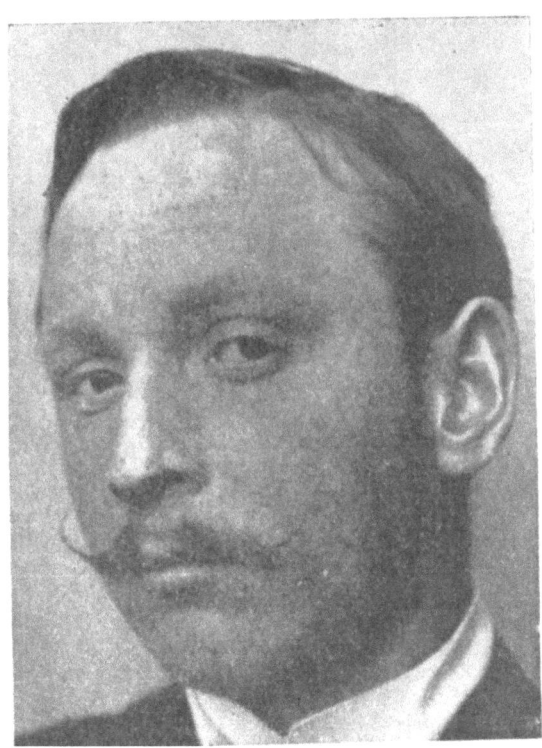

Der gleiche Fall nach der Röntgenbehandlung.
Bis auf einzelne kleine, auf der Abbildung nicht sichtbare Knötchen geheilt, die nachträglich durch Finsenbehandlung beseitigt wurden (H. E. Schmidt).

als Heilfaktor in Betracht. Eine härtere Strahlung ist beim
Lupus exulcerans und tumidus selten erforderlich. Höchstens

bei wirklich geschwulstartigen Formen ist eine Strahlung von ca. 10 We. (ca. 1,5 cm Halbwertschicht) zweckmäßiger. Von dieser werden dann pro loco $1^1/_2$—2 Volldosen nach S.-N. appliziert.

Fig. 56.

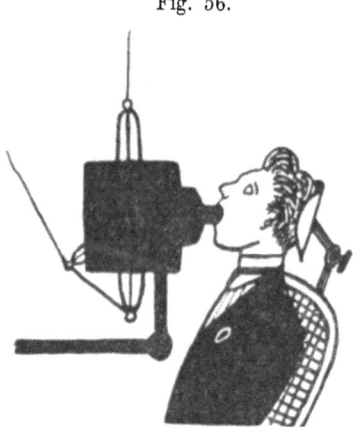

Bestrahlung der Mundhöhle.

Lupus pernio.

Der vorzugsweise an Nase, Ohren und Händen lokalisierte Prozess, welcher eine gewisse Aehnlichkeit mit Pernionen darbietet, sich von diesen aber histologisch und in manchen Fällen auch klinisch durch das Auftreten von Lupusknötchen in den hyperämischen Zonen unterscheidet, wird durch Röntgenbestrahlung in der Regel gut beeinflußt. Die Haut wird wieder völlig normal, auch vorhandene Lupusknötchen habe ich vollkommen verschwinden sehen. Man appliziert $^1/_2$ Volldosis nach S.-N. bei 5—7 We. (0,7—0,9 cm Halbwertschicht) pro loco und wartet dann 14 Tage ab.

Skrophuloderma.

Die tief liegenden großen Infiltrate des Skrophuloderma reagieren viel leichter auf Röntgenstrahlen als die Infiltrate des Lupus. Nicht ulzerierte Knoten kommen zur Resorption, Ulzerationen und Fisteln heilen rasch. Die ersten Fälle wurden von Aronstam (1901), Grouven und Zeisler mitgeteilt.

Es genügen meist kleine Dosen, etwa ½ Volldosis nach S.-N. bei 5—7 We. (0,7—0,9 cm Halbwertschicht), die nach Bedarf öfter in Pausen von mindestens 14 Tagen wiederholt werden müssen. Sollte sich ein Fall gegen diesen Bestrahlungsmodus refraktär zeigen, wie das wohl kaum vorkommen dürfte, so würde sich ein Versuch mit härterer Strahlung von ca. 10 We. (ca. 1,5 cm Halbwertschicht) empfehlen und etwa 1 Volldosis nach S.-N. pro loco zu applizieren sein.

Auch bei tuberkulösen Geschwüren und Fisteln am After dürfte in erster Linie ein Versuch mit Röntgenstrahlen indiziert sein.

Tuberculosis cutis verrucosa.

Die verrukösen Formen der Hauttuberkulose bilden ein dankbares Feld für die Röntgenbehandlung, die in manchen Fällen zweckmäßig mit der Pyrogallus-Salbenbehandlung kombiniert werden kann.

Ich selbst habe völlige Heilungen gesehen; auch Leichentuberkel konnte ich wiederholt bei Kollegen definitiv beseitigen. Es sind relativ große Dosen erforderlich, am besten ¾—⅘ der Volldosis nach S.-N. bei 5—7 We. (0,7—0,9 cm Halbwertschicht) in den nötigen Pausen öfter appliziert.

Gerade die verrukösen Tuberkuloseformen sind gegen die Finsenbehandlung meist refraktär, so daß hier in erster Linie die Röntgentherapie in Frage kommt.

Nur selten wird man eine härtere Strahlung von ca. 10 We. (ca. 1,5 cm Halbwertschicht) benötigen und von dieser dann 1½—2 Volldosen nach S.-N. applizieren.

Erythema induratum.

Das Erythème induré (Bazin) lokalisiert sich in der Kutis und Subkutis der Extremitäten, besonders der Unterschenkel, im Gesicht, seltener an anderen Stellen. Die Effloreszenzen sind flache oder prominente, linsen- bis handtellergroße umschriebene oder allmählich in die Umgebung übergehende Infiltrationen von roter oder livider Färbung. Die Knoten können jahrelang unverändert bestehen, resorbiert werden oder auch ulzerieren und dann unter Narbenbildung abheilen. Die Affektion gehört zu den sogen. Tuberkuliden, deren Entstehung auf die Toxine der Tuberkelbazillen zurückgeführt wird.

Ich kann Ehrmann nur beistimmen, wenn er bei dieser Affektion die Röntgenbehandlung als Therapie der Wahl bezeichnet.

Man appliziert $^1/_2$ Volldosis nach S.-N. pro loco mit einer Strahlung von 5—7 We. (0,7—0,9 cm Halbwertschicht) und wartet dann 14 Tage ab. Eine härtere Strahlung wird kaum jemals erforderlich sein.

Folliklis und Aknitis.

Die Folliklis und Aknitis sind wahrscheinlich identische Prozesse, welche, ebenso wie das Erytheme induré. in die Gruppe der Tuberkulide gehören und sich in erster Linie durch ihre verschiedene Lokalisation unterscheiden. Die Folliklis befällt vorzugsweise die Streckseiten der Extremitäten, seltener Handteller, Fußsohlen, den behaarten Kopf und die Genitalien.

Die Aknitis befällt vorzugsweise das Gesicht, die Ohren und die seitlichen Halspartien. Die Einzeleruption ist immer ein Knötchen, das meist zentral erweicht und unter Narbenbildung abheilt.

Wenn die Affektion auch schließlich spontan heilt, so kann doch gelegentlich zur Beschleunigung der Abheilung die Röntgenbehandlung in Frage kommen. Man wird pro loco $^1/_2$ Volldosis nach S.-N. bei 5—7 We. (0,7—0,9 cm Halbwertschicht) applizieren und dann 14 Tage abwarten. Mitunter ist öftere Applikation der gleichen Dosis, natürlich immer in den nötigen Pausen von mindestens 14 Tagen, erforderlich.

Rhinosklerom.

Beim Rhinosklerom, einer sonst durch externe und interne Therapie kaum zu beeinflussenden Erkrankung, sind günstige Erfolge durch Röntgenbehandlung erzielt worden. Die knorpelharten Infiltrate bilden sich zurück, völlige Heilung ist möglich. Trotz der Seltenheit der Erkrankung sind die Erfahrungen schon ziemlich zahlreich (Gottstein 1902, Mikulicz und Fittig, Ranzi, Pollitzer, Lasource, Steuermark, Wunderlich [16 Fälle], Sabat). Ist nur die Nase befallen, so wird diese von außen und innen (durch Spekulum) bestrahlt. Ist der Gaumen und Rachen, resp. der Kehlkopf beteiligt, so werden auch diese Regionen besonders bestrahlt, der Gaumen und Rachen durch

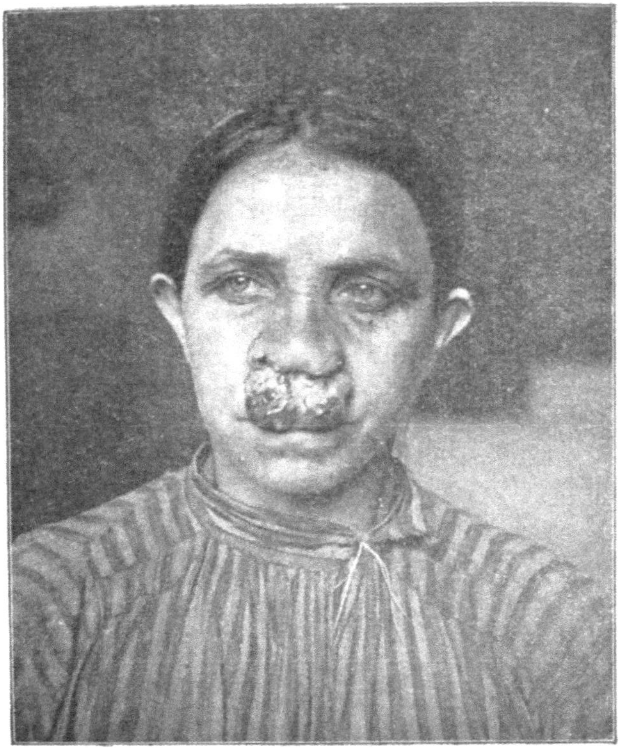

Fig. 57. Rhinosklerom vor der Röntgenbehandlung (Sabat).

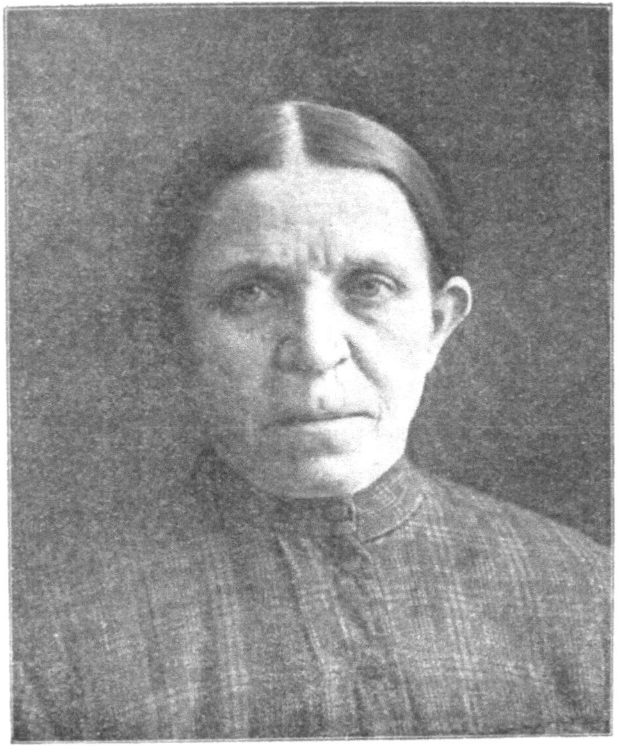

Fig. 58. Der gleiche Fall nach der Röntgenbehandlung (Sabat).

ein Spekulum, der Larynx von außen (rechte und linke Seite). Es dürfte sich ausschließlich eine härtere Strahlung von ca. 10 We. (ca. 1,5 cm Halbwertschicht) empfehlen, die eventuell noch durch 1 mm Aluminium filtriert wird. Pro loco werden dann $1^1/_2$—2 Volldosen (ca. $^3/_4$—1 E.-D.) appliziert in Pausen von etwa 4 Wochen.

Verruca.

Warzen aller Art, weiche, harte, juvenile, senile, schwinden meist prompt nach Röntgenbestrahlung. Das eine Mal reagieren die flachen, weichen, juvenilen Formen besser, das andere Mal die harten hyperkeratotischen.

Zu beachten ist, daß die Rückbildung oft ganz allmählich und sehr langsam, mehrere Wochen nach einer wirksamen Bestrahlung, erfolgen kann, zuweilen erst nach 3 Monaten (Kienböck).

Das Verfahren empfiehlt sich 1. bei sehr zahlreichen, dicht gedrängt stehenden kleineren Warzen, z. B. auf dem Handrücken, und 2. bei isolierten größeren, stark zerklüfteten Warzen.

Bei multiplen kleineren Warzen appliziert man am besten $^3/_4$—$^4/_5$ E.-D. und wartet dann 4 Wochen ab. Ist dann die Rückbildung noch nicht vollkommen, wird die gleiche Dosis noch einmal gegeben. Der Schutz der zwischen den Warzen gelegenen normalen Haut ist nicht unbedingt erforderlich, läßt sich jedoch durch Quecksilberpflastermull, Leukoplast oder Aufstreichen einer Wismuth-Paste (Bismuth. subgallic. 20,0, Zinc. oxydat. Amyl. āā. 15,0, Vaselin. flav. 50,0) leicht bewerkstelligen.

Hautatrophie ist nach ein- oder zweimal aufgetretenem Erythem nicht zu befürchten. Ich selbst habe einen Fall, in welchem die Warzen nach öfter aufgetretenen Erythemen narbenlos verschwunden waren, 4 Jahre beobachtet, ohne daß ein Rezidiv oder Hautatrophie gefolgt wäre (Fig. 59 u. 60).

Bei einzelnen großen Warzen wird scharf abgedeckt, $^3/_4$—$^4/_5$ E.-D. appliziert und dann mindestens 4 Wochen abgewartet. Es empfiehlt sich, von vornherein eine härtere Strahlung von ca. 10 We. (ca. 1,5 cm Halbwertschicht) zu benutzen. Von dieser werden $1^1/_2$—2 Volldosen nach S.-N. gegeben; dann folgt eine Pause von 4 Wochen.

Indikationen.

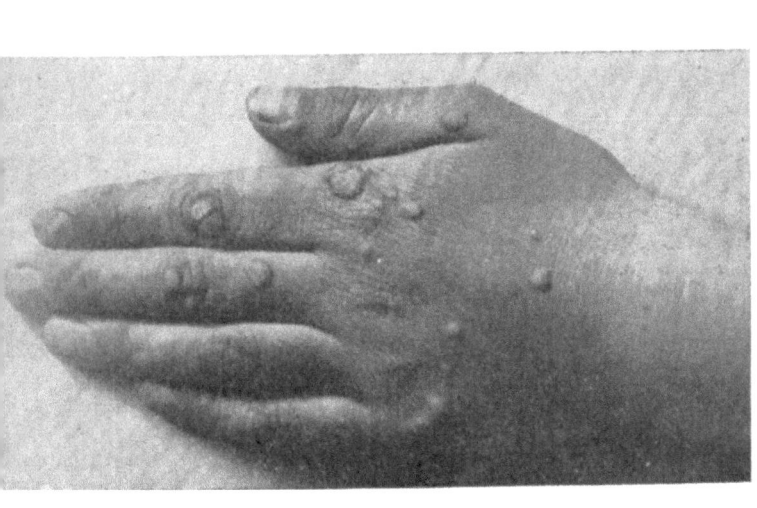

Fig. 59. Warzen auf dem Handrücken vor der Röntgenbehandlung (H. E. Schmidt).

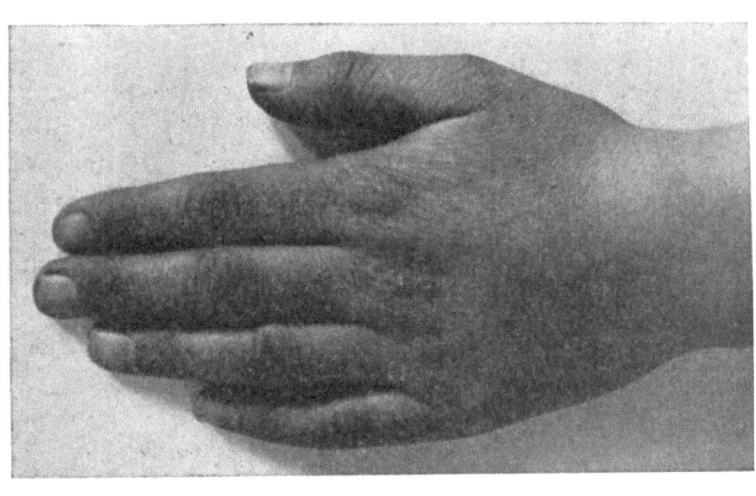

Fig. 60. Der gleiche Fall durch drei Röntgenbestrahlungen geheilt (H. E. Schmidt).

Keloid.

Für die spontanen Keloide, wie sie z. B. bei jungen Mädchen auf Brust und Rücken im Anschluß an Akneeruptionen auftreten, ist die Röntgenbehandlung die einzig mögliche Therapie, da nach Exzision oder Elektrolyse in der Regel noch stärkere Keloidbildung eintritt. Es sind kräftige Dosen erforderlich, die öfter wiederholt werden müssen, am besten $3/4 - 1$ E.-D. bei ca. 10 We. (ca. 1,5 cm Halbwertschicht), d. h. $1^1/_2 - 2$ Volldosen nach S.-N., in den nötigen Pausen unter ganz exakter Abdeckung. Die livide Färbung der Keloide schwindet sehr bald, langsamer erfolgt die Abflachung; das Endresultat ist eine flache, weiße, mitunter sogar leicht vertiefte Narbe, in der sich bisweilen allerdings Teleangiektasien und bei brünetten Personen auch gelegentlich am Rande Pigmentflecke entwickeln können. Letztere verschwinden meist wieder spontan, wenn auch relativ langsam; auch kann man durch Applikation $1/_2 - 1$ proz. Sublimatsalben diese Pigmentflecke schneller beseitigen. Die Patienten sind vorher darauf aufmerksam zu machen, daß die Haut an der Stelle der Keloide nicht wieder ganz normal wird.

Auch hypertrophische Narben nach operativen Eingriffen flachen sich nach Röntgenbestrahlung ab, überhaupt wird jedes Narbengewebe unter der Einwirkung der Röntgenbestrahlung weicher, wie man das z. B. immer bei prophylaktischen Bestrahlungen nach Mamma-Amputation beobachten kann.

Angiom.

Bei Angiomen sollte die Röntgentherapie häufiger angewandt werden als das bisher geschehen ist. Gerade die zu starker Wucherung, zur Tumorbildung neigenden Gefäßneubildungen dürften dem atrophisierenden Einfluß der Röntgenstrahlen viel leichter erliegen als die flachen Gefäßmäler, die zuerst Jutassy (1898) erfolgreich mit Röntgenstrahlen behandelt hat. Allerdings trat in dem Falle Jutassys später Hautatrophie und Teleangiektasiebildung ein, welche das erzielte Resultat einigermaßen beeinträchtigte.

Wickham und Degrais haben die Beobachtung gemacht, daß die Radiumbehandlung der Gefäßmäler um so bessere Resultate gibt, je elevierter, je tumorartiger der Naevus ist. Dasselbe gilt nach meinen Erfahrungen auch zweifellos für die Röntgenstrahlen.

Barjon hat 2 Fälle von Angiom im Gesicht durch Röntgenbestrahlung zur Heilung gebracht, und zwar, soweit das nach den publizierten Abbildungen (Lyon médical, 1907, 9. Juli) zu beurteilen ist, mit vorzüglichem kosmetischen Resultat. Auch bei flachem Gefäßnaevus hat er gute Erfolge erzielt. Ich selbst habe einen handflächengroßen flachen Gefäßnaevus durch 4 Röntgenbestrahlungen (jedesmal 1 E.-D. bei 5—7 We. (0,7—0,9 cm Halbwertschicht) zum Verschwinden gebracht bis auf einzelne feine Teleangiektasien am Rande, und zwar ohne Narbenbildung. In allen von mir behandelten Fällen war das Endresultat nicht ganz so zufriedenstellend, insofern als sich später Hautatrophie und Teleangiektasiebildung meist nur geringen Grades einstellte. Ich war dann gezwungen, die Teleangiektasien nachträglich zu beseitigen. Zu diesem Zwecke hat sich mir am besten die Kohlensäureschneeapplikation bewährt.

Ich behandle die Angiome jetzt in der Weise, daß ich die Röntgentherapie nur als Vorbehandlung anwende, um eine Abflachung bis zum Hautniveau bei tumorartigen Naevis, resp. eine Aufhellung bei tiefer greifenden flachen Naevis zu erzielen. Dann werden die Reste mit Kohlensäureschnee weiterbehandelt.

Handelt es sich um kleinere, oberflächliche Naevi, so empfiehlt sich von vornherein die Behandlung mit Kohlensäureschnee, die erheblich mehr leistet als die Lichtbehandlung.

Nur bei den „spinnenförmigen" Naevis wende ich die Elektrolyse an. Es genügt die Zerstörung des zentralen Gefäßes, um auch die von diesem Hauptgefäß radienförmig in die Umgebung ausstrahlenden Gefäßreiserchen zur Verödung zu bringen, ohne daß eine sichtbare Narbe resultiert.

Bei allen größeren, tiefer greifenden oder tumorartigen Naevis ist aber die Röntgenvorbehandlung zwecks Abflachung und Aufhellung durchaus am Platze.

Ich verwende fast nur harte Strahlen von 10 We. (ca. 1,5 cm Halbwertschicht), die eventuell noch durch 1 mm Aluminium filtriert werden, und appliziere $1^1/_2$—2 Volldosen nach S.N. in Pausen von etwa 4 Wochen.

Bei größeren prominenten Tumoren ist Kreuzfeuerbestrahlung von mehreren Seiten empfehlenswert.

Erwähnt sei hier, daß Frank Schultz speziell für die Naevi vasculosi eine „überweiche" Strahlung (bis 1 We.!) empfiehlt. Die Dosierung ist aber schwierig; man darf

168 Indikationen.

höchstens ½ Volldosis nach S.-N. applizieren. Außerdem dürften befriedigende Resultate nur bei oberflächlichen Formen möglich sein.

Lipom.

Ueber günstige Beeinflussung der Lipome durch Röntgenbestrahlung hat Barjon berichtet. Wahrscheinlich werden primär die Gefäße der Fettgeschwülste geschädigt, die Fettzellen erst sekundär infolge der Ernährungsstörung, die durch die Gefäßschädigung bedingt ist. Die Exstirpation dürfte bei umfangreicheren, störenden Tumoren vorzuziehen sein. Soll ein Versuch mit Röntgenstrahlen gemacht werden, so ist Kreuzfeuerbestrahlung bei ca. 10 We. (ca. 1½ cm Halbwertschicht) erforderlich. Pro loco werden 1½—2 Volldosen (eventuell 3—4 Volldosen nach vorangegangener Anämisierung der Haut durch Adrenalin) appliziert. Dann folgt eine Pause von 4 Wochen.

Fibrom.

Pusey hat ein öfter rezidiviertes, histologisch nachgewiesenes Fibrom hinter der Ohrmuschel durch Röntgenbehandlung geheilt. Im allgemeinen dürfte bei den Fibromen ebenso wie bei den Lipomen die chirurgische Entfernung der Röntgenbehandlung vorzuziehen sein.

Carcinoma cutis.

Beim Hautkrebs ohne regionäre Drüsenschwellung ist in erster Linie die Röntgentherapie indiziert, da sie in der weitaus größten Zahl der Fälle zu einer definitiven Heilung führt, und zwar in schmerzloser Weise und mit einem idealen kosmetischen Resultat.

Sollte die Röntgenbehandlung versagen, so ist damit nichts verloren, es ist dann immer noch Zeit zur Operation.

In der Tat gibt es Hautkrebse, die gegen X-Strahlen refraktär sind; meist, aber keineswegs immer, sind das solche, die Neigung zu starker Destruktion, zur Bildung tiefer Ulcerationen zeigen. Nach Darier sind die spinozellulären Formen ungeeignet, die basozellulären dagegen geeignet für Röntgenbehandlung. Da es aber auch Uebergangsformen gibt, dürfte eine derartige strenge Scheidung nach der histologischen Struktur in praxi wenig Wert haben.

Nach meinen Erfahrungen heilt ein Hautkrebs, wenn er überhaupt durch Röntgenbestrahlung zu beeinflussen ist, nach 3—6 Erythemdosen.

Bei schwachen Bestrahlungen werden zunächst die ulcerierten freiliegenden Teile der Neubildung beeinflußt, es tritt zuerst eine Ueberhäutung der ulcerierten Fläche ein, während der Epithelwall am Rande sich meist später abflacht und schließlich ganz verschwindet. Appliziert man eine kräftigere Dosis, so daß die Haut in der Umgebung des Ulkus mit einer leichten Braunfärbung und Rötung reagiert, dann tritt ein Zerfall des Randwalles gleichzeitig mit der beginnenden Ueberhäutung der geschwürigen Fläche ein; man sieht dann an Stelle des Epithelwalles einen Ring verschorften Gewebes und eine leichte Rötung der angrenzenden normalen Haut. Offenbar werden also die pathologischen Epithelien durch die gleiche Dosis Röntgenlicht viel stärker geschädigt als die normalen. Hat man nur geringe Röntgenlichtmengen appliziert, so kann es, wie gesagt, auch ohne reaktive Entzündung zur Ueberhäutung kommen. Bleiben die Patienten aber dann, mit diesem Resultate zufrieden, aus der Behandlung fort, bevor der Epithelwall am Rande völlig beseitigt ist, so kann die Heilung natürlich nur eine scheinbare sein.

Setzt man dagegen die Bestrahlungen so lange fort, bis auch die letzte Randinfiltration geschwunden ist, so ist die Heilung eine definitive. Die Narbe ist — auch nach der Verheilung tiefer Ulcera rodentia — auffallend flach, zart und blaß und geht fast ohne Niveauunterschied in die normale Haut über.

Man soll beim Hautkrebs nicht unter 1 Volldosis nach S.-N. bei 5—7 We. (0,7—0,9 cm Halbwertschicht) applizieren und diese Dosis in Pausen von 3—4 Wochen wiederholen, jedenfalls sofort nach Abheilung des Erythems. Tritt nach 3—4 derartigen Sitzungen keine eklatante Besserung ein, so soll zunächst eine energische Vereisung mit Kohlensäureschnee erfolgen, dann sollen unmittelbar darauf mit harter Strahlung von ca. 10 We. (ca. 1,5 cm Halbwertschicht), ev. nach Filtration durch 1 mm Aluminium (2 cm Halbwertschicht) 2 Volldosen nach S.-N. appliziert werden. Sieht man auch nach dieser Prozedur innerhalb von 4 Wochen keinen deutlichen Erfolg, dann soll die Exzision vorgenommen werden. Alle kleineren tiefer greifenden Kankroide vereise ich von vornherein kräftig mit Kohlensäureschnee, ebenso die

170   Indikationen.

selteneren tumorartigen Formen und lasse dann die Röntgenbestrahlung unmittelbar folgen. Auf diese Weise wird die Behandlungsdauer erheblich abgekürzt.

Fig. 61.

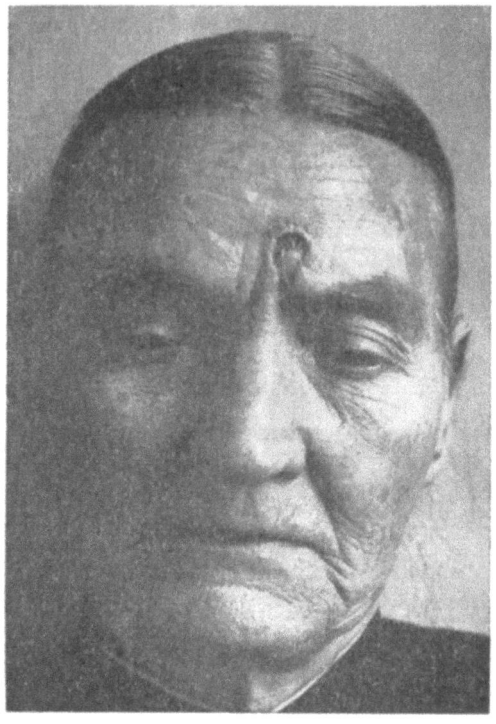

Hautkrebs an der Stirn vor der Röntgenbestrahlung (H. E. Schmidt).

Auch bei anscheinend vollständiger Heilung ist eine prophylaktische Nachbestrahlung mit harter Röhre empfehlenswert.

Daß sich die seltenen gegen Röntgenbehandlung refraktären Fälle unter der Röntgenbehandlung verschlimmern können, ist ohne weiteres verständlich und durch die

Indikationen. 171

mangelnde Absorptionsfähigkeit oder Röntgenempfindlichkeit der Krebszellen zu erklären. In solchen Fällen wirken die Strahlen nicht destruierend, sondern exzitierend.

Fig. 62.

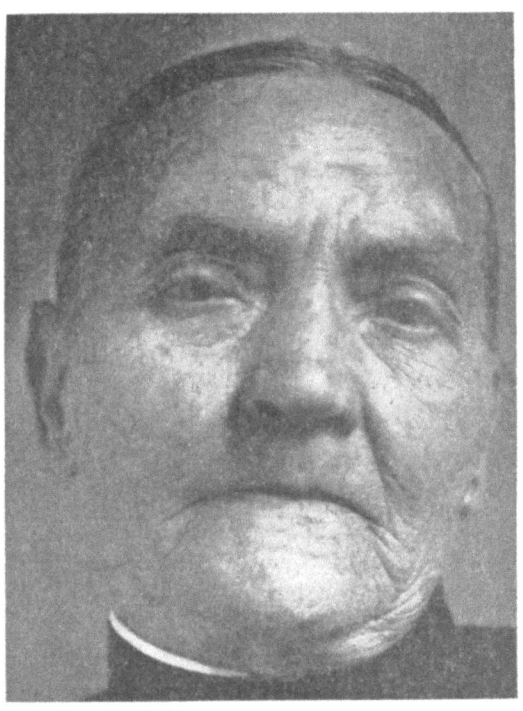

Der gleiche Fall, durch 6 Röntgenbestrahlungen geheilt, über 5 Jahre rezidivfrei beobachtet (H. E. Schmidt).

Von 57 Fällen, die ich in den Jahren 1903—1907 behandelt habe, blieben 17 vor Abschluß der Behandlung fort, von diesen 13 erheblich gebessert, bzw. bis auf kleine Reste geheilt. Diese Fälle scheiden also aus, wenngleich vermutlich in einem großen Prozentsatz völlige Heilung zu erzielen gewesen wäre.

Von den übrigen 40 Fällen konnten als geheilt — d. h. mit glatter Narbe ohne nachweisbare Reste von pathologischem Gewebe — entlassen werden 31.

Von diesen 31 sind 15 Fälle längere Zeit in Beobachtung gewesen und rezidivfrei befunden worden, darunter 3 Fälle nach 3 Jahren, 2 Fälle nach 4, bzw. 5 Jahren.

Von den übrigen 9 Fällen konnten in 7 trotz lange fortgesetzter Behandlung nur eine Besserung oder stellenweise Heilung erzielt werden, während nur in 2 Fällen Verschlimmerung eintrat.

Perthes konnte bei der Nachkontrolle seiner 1903 bis 1904 mit Röntgenstrahlen behandelten Fälle feststellen, daß von 20 Kankroiden der Gesichtshaut 17 rezidivfrei geblieben waren, davon 13 über 2 Jahre. Sequeira verfügte im Jahre 1908 (Chirurgen-Kongreß in Brüssel) bereits über 75 Fälle, die über 3 Jahre rezidivfrei waren, Pusey über mehr als 100 Fälle, von denen 72 über 3 Jahre rezidivfrei waren.

Schon 1904 hat v. Bruns gesagt: „Die Röntgenbehandlung dauert zwar länger als die Operation mit dem Messer, aber sie erspart jede Operation, was namentlich bei alten Leuten entscheidend sein kann, und hinterläßt ungleich schönere Narben."

Heute kann wohl niemand, der über eigene Erfahrung verfügt, darüber im Zweifel sein, daß die Röntgenbehandlung der chirurgischen Behandlung in den meisten Fällen bei weitem überlegen ist. Besonders günstig sind die Chancen bei den oberflächlich ulzerierenden und den tumorbildenden Formen, weniger günstig bei den in die Tiefe greifenden ulzerierenden Formen.

In den seltenen Fällen, in welchen die Röntgenbehandlung nicht zum Ziele führt, dürfte auch die chirurgische Behandlung oft versagen, wenigstens habe ich in einigen wenigen solchen Fällen auch nach der — von ersten Chirurgen ausgeführten — Exstirpation der relativ kleinen Neubildungen sehr bald lokale Rezidive auftreten sehen,

Die Skepsis, welche auch heute noch manche Chirurgen der Röntgenbehandlung des Hautkrebses entgegenbringen, beruht wohl nur auf mangelnder Erfahrung oder auf mangelhafter Technik und ist jedenfalls gänzlich unberechtigt.

Hautkarzinome mit regionärer Drüsenschwellung sollen chirurgisch behandelt werden. Eine Ausnahme ist unter Umständen bei Lippenkarzinomen gestattet; wenigstens hat Perthes in solchen Fällen durch Bestrahlung des primären Tumors und der Drüsen anscheinend Dauererfolge erzielt. Zweckmäßiger erscheint es mir noch, falls man sich nicht von vornherein zur chirurgischen Behandlung entschließt, zunächst nur den primären Tumor durch Röntgenbestrahlung zu beseitigen und dann die regionäre Drüsenschwellung chirurgisch zu entfernen, falls sie nicht spontan verschwindet, was man bisweilen auch beobachten kann. Im übrigen kommen nur inoperable, meist metastatische Hautkarzinome für die Röntgentherapie in Frage, z. B. karzinöse Ulzerationen in den Narben nach Mamma-Amputationen, die ganz oder teilweise vernarben, oder lentikuläre Hautmetastasen in Form harter Knoten, die gleichfalls vollkommen verschwinden können.

Pagets disease.

Bei dieser seltenen, meist von der Brustwarze ausgehenden Erkrankung, die bei oberflächlicher Betrachtung einem Ekzem sehr ähnlich sehen kann, sich von letzterem aber durch zentrale Narbenbildung und einen peripheren, harten — oft allerdings nicht sehr charakteristischen — Randwall unterscheidet und unter die zunächst oberflächlichen, später aber in die Tiefe greifenden Karzinome zu rechnen ist, kann man durch Röntgenbehandlung überraschende Erfolge erzielen.

Die ersten Fälle sind von Meek, Holzknecht, Bisserié und Belot mitgeteilt worden. Ich selbst habe einen Fall behandelt, bei welchem sehr rasch Vernarbung der ulzerierten Partien und Schwund des peripheren Randwalles erzielt wurde. Die Brustwarze war bereits zerstört, an ihrer Stelle befand sich eine etwas tiefere Ulzeration, die gleichfalls mit glatter Narbe heilte. Allerdings sind auch Fälle bekannt, in welchen nach anfänglich gutem Erfolge die Affektion auf die Brustdrüse übergriff und die Kranken an inneren Metastasen zugrunde gingen (Sequeira, Lenglet). Völlige Heilungen dürften, wenn die Erkrankung noch nicht die tieferen Gewebsschichten ergriffen hat, zweifellos möglich sein. Jedenfalls ist in solchen Fällen ein Versuch mit Röntgenbehandlung immer in erster Linie indiziert, weil dadurch nichts versäumt wird. Im Falle des Versagens ist es immer noch Zeit zur Operation.

Man wird von vornherein eine harte Strahlung von 10 We. (ca. 1,5 cm Halbwertschicht) anwenden und eventuell noch durch 1 mm Aluminium filtrieren. Man appliziert dann 2 Volldosen nach S.-N., natürlich unter exakter Abdeckung der gesunden Haut, von welcher nur ein schmaler Saum am Rande der Affektion mit in den Bestrahlungsbezirk einbezogen wird. Dann folgt eine Pause von 4 Wochen. Sieht man nach 2—3 derartigen Bestrahlungen keinen Erfolg oder gar eine Wucherung in die Tiefe, so soll mit der Ablatio mammae nicht gezögert werden.

Xeroderma pigmentosum.

Bei zwei Geschwistern mit Xeroderma pigmentosum sah ich Pigmentflecken und karzinöse Wucherungen nach Röntgenbestrahlung verschwinden. Allerdings traten nach längerer Behandlungspause wieder Pigmentationen und Epithelwucherungen auf, die aber wieder auf Röntgenstrahlen reagierten. Die Kinder blieben aus der Behandlung fort, so daß ich über die Möglichkeit einer Heilung kein Urteil abgeben kann. Ein Versuch mit Röntgenstrahlen dürfte wohl in jedem Falle berechtigt sein in Anbetracht der Nutzlosigkeit jeder anderen Therapie. Es wird in ähnlicher Weise bestrahlt wie bei der Akne. Nur wird man die Strahlung zweckmäßig härter und die Dosis größer wählen, etwa so, wie das bei der Pagetschen Krankheit geschildert wurde (cf. vorangehenden Abschnitt).

Sarkoma cutis.

Das Sarkom ist zuerst von Ricketts (1900) mit Röntgenstrahlen behandelt worden. Der Erfolg ist bisweilen zauberhaft, bisweilen bleibt er gänzlich aus; es gibt Sarkome, die hochempfindlich für Röntgenstrahlen sind, und solche, die sich völlig refraktär verhalten. Weiche, zellreiche, rasch wachsende Tumoren reagieren anscheinend besser als langsam wachsende, zellarme mit viel bindegewebiger Zwischensubstanz.

Auch die besonders bösartigen Melanosarkome der Haut reagieren meist prompt auf Röntgenbehandlung (Ricketts, Beck). Allerdings sind auch Fälle beschrieben, welche prompt heilten, bei welchen jedoch im Anschluß an die Bestrahlung eine allgemeine, zum Exitus führende Metastasierung eintrat (v. Czerny, Werner). Sehr instruktiv ist der Fall von Sarkom der Kopfhaut, welchen Albers-Schönberg auf dem Berliner Röntgenkongreß 1905 als geheilt vorstellte. Wie Hänisch im Röntgenkalender 1908 berichtet, erfreute sich der Patient auch zu dieser Zeit noch des besten Wohlseins. Zweimal aufgetretene, etwa kirschgroße Rezidive waren wieder prompt auf wenige Sitzungen hin geschwunden (Fig. 63—66).

Ferner hat Albers-Schönberg über einen Fall von multiplen Hautsarkomen auf dem Rücken berichtet, der gleichfalls durch Röntgenbestrahlung geheilt wurde. Ich selbst habe in einem derartigen Falle nicht den geringsten Effekt von der Röntgenbehandlung gesehen.

Hochempfindlich für Röntgenstrahlen sind die braunroten Tumoren der Haut, welche Kaposi als Sarkoma idiopathicum haemorrhagicum multiplex beschrieben hat (Halle).

Im allgemeinen wird man sich nach den bisher vorliegenden Erfahrungen der Forderung Kienböcks nicht anschließen können, daß auch bei den operablen Hautsarkomen zuerst Röntgenbehandlung angewandt, und erst wenn diese versagt, die chirurgische Entfernung vorgenommen wird. Denn wir müssen hier immer damit rechnen, daß bei wenig radiosensiblen Tumoren durch die Bestrahlung eine Reizung möglich, und auch bei scheinbarer lokaler Heilung eine allgemeine Metastasierung beobachtet ist. Was irgend operabel ist, soll operiert werden.

Bei allen inoperablen Sarkomen bildet die Röntgenbehandlung die Therapie der Wahl. Harte Strahlung von 10 We., Filtration durch 1 mm Aluminium, große Dosen (2 Volldosen nach S.-N. pro loco) sind erforderlich. Die Arsentherapie ist sehr viel unzuverlässiger, kann aber eventuell gleichzeitig angewandt werden.

Auch nach chirurgischer Entfernung eines Sarkoms sind prophylaktische Röntgenbestrahlungen strikte indiziert.

176 Indikationen.

Fig. 64.

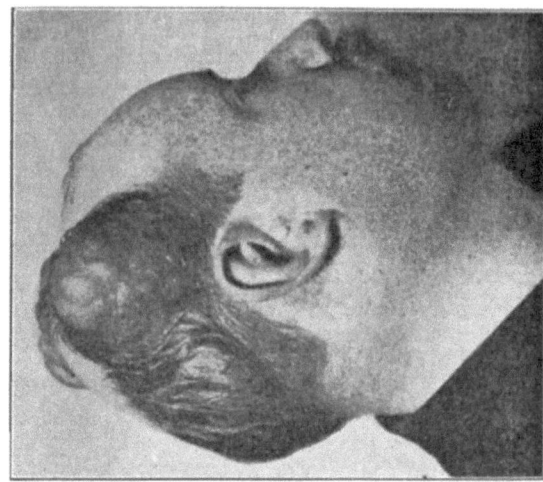

Fig. 63.

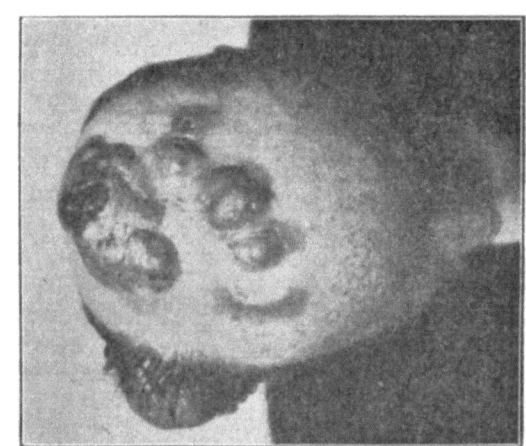

Sarkome der Kopfhaut vor der Röntgenbestrahlung (Albers-Schönberg).

Indikationen.

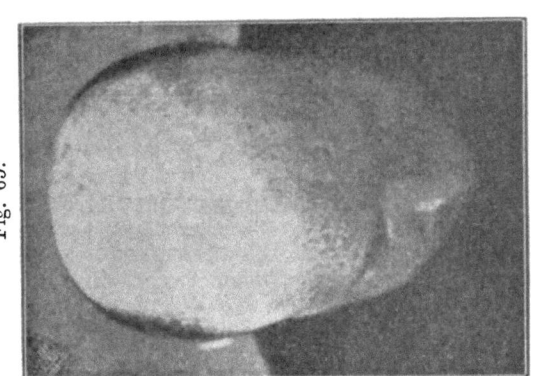

Fig. 65.

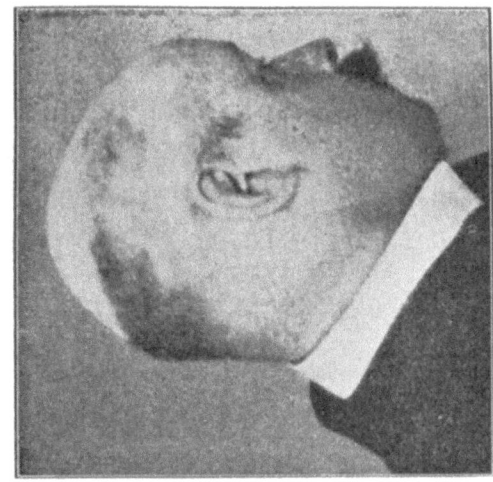

Fig. 66.

Der gleiche Fall, durch Röntgenbestrahlung geheilt (Albers-Schönberg).

Mykosis fungoides.

Die Tumoren, welche im Verlaufe der Mykosis fungoides in der Haut auftreten, verschwinden prompt auf Röntgenbestrahlung (Scholtz 1902), und zwar auf kleine Dosen, $1/2$ Volldosis nach S.-N. bei 5—7 We. (0,7—0,9 cm Halbwertschicht) und weniger; auch die prämykotischen ekzemartigen Herde heilen ab, der bisweilen recht starke Juckreiz hört sehr bald auf. Ich selbst verfüge über mehrere Fälle und kann die günstigen Resultate anderer Autoren (Schirmer, Taylor, Riehl-Holzknecht-Kienböck) nur bestätigen. Einer von diesen Fällen leidet bereits 8 Jahre an der Affektion, und immer wieder weichen neue Schübe prompt der Röntgenbehandlung. Rezidive an Ort und Stelle des einmal resorbierten Tumors sind selten, dagegen treten häufiger neue Tumoren an bisher nicht befallenen Hautpartien auf, die in gleicher Weise bestrahlt werden müssen. Die an sich sehr chronisch verlaufende Erkrankung wird so in günstigster Weise beeinflußt, der schließliche tödliche Ausgang infolge von Metastasen in inneren Organen dürfte sich allerdings auch durch diese Therapie kaum verhindern, aber doch jedenfalls hinausschieben lassen.

Gewöhnlich kommt man mit einer mittelweichen Strahlung zum Ziel. Sollten spätere Rezidive nicht reagieren, empfiehlt sich eine härtere Strahlung von 10 We. (ca. 1,5 cm Halbwertschicht), die eventuell auch noch durch 1 mm Aluminium filtriert wird. Von dieser Strahlung werden dann 1, eventuell $1^1/_2$ Volldosen pro loco appliziert.

Syphilis.

Die Mitteilungen über den Einfluß der Röntgenstrahlen auf syphilitische Krankheitsprodukte sind recht dürftig. In den meisten Fällen kommt man eben mit Quecksilber, Jod und Salvarsan zum Ziel und hat daher nur selten nötig, zu anderen Mitteln seine Zuflucht zu nehmen. Eine Röntgenbestrahlung des Primäraffektes und der regionären Drüsen aus prophylaktischen Gründen dürfte keinen Erfolg versprechen, da erstens die höchst zulässigen therapeutischen Dosen zur Abtötung der Spirochäten nicht ausreichen, und zweitens die Krankheitserreger schon in das Blut gelangt sein dürften, wenn der Primäraffekt als solcher erkannt wird. Derartige Versuche sind von Quadrone und Gra-

Indikationen. 179

megna angestellt worden, ohne daß ein deutlicher Einfluß auf den Verlauf der Sekundärerscheinungen konstatiert werden konnte. Morton, Cowen, Hall-Edwards, Wetterer haben dann die Röntgenstrahlen mit bestem Erfolge bei hartnäckigen tertiären Hautsyphiliden angewandt. Buschke sah ein primäres progredientes Ulcus einer malignen Lues an der Oberlippe, das der spezifischen Behandlung nicht weichen wollte, nach Röntgenbestrahlung heilen, ebenso ein ausgedehntes tertiäres Ulcus der Vagina und Vulva und einen Primäraffekt auf der Glans penis, der weder auf spezifische Allgemeinbehandlung, noch auf Lokaltherapie reagiert hatte.

Ich selbst habe ein hartnäckiges tertiäres Ulcus am rechten Oberarm durch Röntgenbehandlung schnell zur Vernarbung bringen können. In einem anderen Falle versagten die Röntgenstrahlen allerdings vollkommen. Es handelte sich um tertiäre Ulcerationen an beiden Füßen, die weder auf Schmierkur und Jodkali, noch auch auf Kalomel-Injektionen reagierten. Ein Versuch mit schwachen Röntgenbestrahlungen bis zum Auftreten eines Erythems führte ebenfalls keine Veränderung herbei. Erst nach einer vierwöchentlichen Schwitz- und Abführkur (Zittmannsches Dekokt) war der Körper wieder für Hg empfänglich geworden und jetzt heilten die Ulcerationen nach 10 Injektionen von Hydrargyrum salicylicum. Bei hartnäckigen tertiären Syphiliden der Kutis und Subkutis ist nach den bisher vorliegenden Erfahrungen ein Versuch mit Röntgenbehandlung durchaus indiziert, ebenso bei hartnäckiger Scleradenitis syphilitica. Aber auch bei Primäraffekten kann die Röntgenbestrahlnng unter Umständen Vorzügliches leisten, wie besonders die Fälle Buschkes zeigen. Bei der Hautapplikation ist eine mittelweiche, bei der Skleradenitis eine harte Strahlung zu verwenden.

Pruritus.

Das Hautjucken ist entweder eine Begleiterscheinung, bzw. ein Symptom anderer Erkrankungen, oder es tritt selbständig als reine Sensibilitätsneurose auf.

Das Hautjucken auf rein nervöser Basis wird durch Röntgenbestrahlung ebenso günstig beeinflußt wie z. B. der durch Ekzeme oder den Lichen ruber verrucosus bedingte Juckreiz. Auch hier sind die Röntgenstrahlen das

Mittel der Wahl; die von verschiedenen Autoren empfohlenen Hochfrequenzströme versagen hier entweder vollkommen, oder die Wirkung ist nur eine momentane. Dagegen wird das Jucken durch Röntgenbestrahlung für sehr lange Zeit, mitunter dauernd beseitigt. Besonders häufig werden exzessive Grade des Pruritus ani et vulvae für die Röntgenbehandlung in Frage kommen. Ich will hier nur einen meiner Fälle von sehr heftigem Pruritus vulvae anführen, der von verschiedenen Dermatologen mit allen möglichen Mitteln (Teer-, Karbolzinkpaste, Pinselungen mit Argentum nitricum und Kalilauge) ohne Erfolg behandelt worden war; durch einige Röntgenbestrahlungen im Januar 1905 wurde das Jucken für ein Jahr behoben; Anfang Januar stellte sich der Juckreiz wieder ein und wich prompt einer neuen Röntgenbehandlung; bis Anfang 1909, also 3 volle Jahre, blieb die Patientin beschwerdefrei; dann trat wiederum Jucken auf, das wiederum auf Röntgenbestrahlung verschwand. In letzter Zeit sind die Rezidive etwas häufiger geworden, so daß in Pausen von $1/2$—1 Jahr in der Regel eine schwache Röntgenbestrahlung erforderlich war. In diesem Falle hat sich (im Laufe von 7 Jahren!) allmählich eine leichte Atrophie der Haut mit Teleangiektasiebildung eingestellt, die aber die Patientin nicht im geringsten belästigt.

Pruritus ani wird am besten in Knie-Ellenbogenlage (cf. Fig. 49), Pruritus vulvae am besten in Rückenlage unter möglichster Beugung und Spreizung der Beine bestrahlt (cf. Fig. 48). Man appliziert $1/3$—$1/2$ Volldosis nach S.-N. bei 5—7 We. (0,7—0,9 cm Halbwertschicht), eventuell öfter in den nötigen Pausen.

Bei der Bestrahlung der Analgegend müssen die Nates entweder von einem Gehilfen auseinandergezogen werden oder der Patient muß das selbst mit der einen Hand besorgen, was ihm im allgemeinen nicht schwer fällt.

In besonders hartnäckigen Fällen würde sich ein Versuch mit harter Strahlung von 10 We. (ca. 1,5 cm Halbwertschicht) empfehlen. Von dieser Strahlung muß pro loco etwa $3/4$—1 Volldose nach S.-N. gegeben werden, dann folgt eine Pause von 1—2 Wochen. Erytheme sind auf jeden Fall zu vermeiden, da sie gerade in der Anal- und Genitalgegend besonders unangenehm sind, ganz abgesehen davon, daß sie später eine Hautatrophie zur Folge haben können.

b) Innere Medizin.
Leukämie.

Die Leukämie wurde zuerst von Senn (1903) erfolgreich mit Röntgenstrahlen behandelt. Seit der Mitteilung Senns sind viele hundert Fälle beschrieben worden, und heute steht soviel fest, daß zwar in keinem Falle eine wirkliche Heilung einwandsfrei nachgewiesen ist, daß aber in 80—90 pCt. der Fälle der progressive Verlauf der Erkrankung durch die Röntgenbestrahlung — oft wie mit einem Schlage — aufgehalten und das Leben der Kranken um Jahre verlängert werden kann. Besonders instruktiv ist ein von Gottschalk mitgeteilter Fall, in welchem es gelang, den Kranken durch intermittierende Röntgenbehandlung, welcher die nach längerer Behandlungspause immer wieder auftretenden Rezidive ebenso prompt immer wieder wichen, 5 Jahre lang bei leidlichem Wohlbefinden zu erhalten. Bei der Leukämie — sowohl der myeloiden als auch der lymphatischen Form — ist heute die Röntgenbehandlung die Therapie der Wahl. Eine gleichzeitige Arsenmedikation ist überflüssig, eventuell kann man sie in den Behandlungspausen anwenden, welche ja von Zeit zu Zeit bei der sich immer über Monate oder Jahre erstreckenden chronisch-intermittierenden Röntgenbehandlung nötig sind. Belot hat nicht unrecht, wenn er die Unterlassung der Röntgenbehandlung bei der Leukämie und Pseudoleukämie der Unterlassung der Quecksilberkur bei der Syphilis gleichstellt.

Das leukämische Gewebe ist hochempfindlich für Röntgenstrahlen, der Blutbefund ändert sich meist sehr rasch in dem Sinne, daß die Zahl der Leukozyten abnimmt, in einem Falle von Grawitz von 1250000 auf 8000 innerhalb 4—5 Wochen, während gleichzeitig meist eine Zunahme der Erythrozyten und des Hämoglobingehaltes eintritt. Am auffallendsten ist mir immer die schnelle Besserung des Allgemeinbefindens, das Schwinden der Mattigkeit und Schwäche und die Gewichtszunahme erschienen, und ich werde immer einen Leukämiker in der Erinnerung behalten, der als Kutscher in einer großen Brauerei beschäftigt war und vor Beginn der Röntgenbehandlung so schwach war, daß ihn schon das Sitzen und Stehen ermüdete, und er die letzte Zeit nur im Bette zugebracht hatte. Der sehr abgemagerte, elende Mann erholte sich in 6 Wochen unter der Röntgenbehandlung so sehr, daß er sich für ganz gesund hielt und nicht davon abzuhalten war, seine schwere körperliche Arbeit wieder aufzunehmen. Leider war auch in diesem Falle, wie in allen anderen, die ich gesehen habe, der Erfolg kein dauernder; wenngleich Exazerbationen des Krankheitsprozesses zunächst immer wieder der Röntgenbehandlung wichen, erlag der Pat. schließlich doch seinem Leiden.

Alle Störungen der normalen Funktionen, welche die Leukämie hervorrufen kann, können durch Röntgenbehandlung beseitigt werden: so können die geschwundenen Menses zurückkehren, Priapismus kann vergehen; die Neigung zur hämorrhagischen Diathese (Blutungen in die Haut und Retina, aus Nase und Nieren) verschwindet, ebenso das leukämische Fieber (Kienböck und v. Decastello).

Im Anfang können anscheinende Verschlechterungen eintreten, Kopfschmerzen, Uebelkeit, Erbrechen, Durchfall, Temperatursteigerung: all diese Erscheinungen, die als toxämische Symptome aufzufassen und durch die Wirkung der Röntgenstrahlen hervorgerufen sind, schwinden im Verlauf weniger Tage.

Regelmäßige Blutuntersuchungen in bestimmten Pausen, etwa alle 4 Wochen, sind unbedingt erforderlich; ist der Blutbefund ein der Norm entsprechender, so wird man mit der Behandlung pausieren, auch wenn der Milztumor noch nicht ganz verschwunden ist.

Erstens geht die Rückbildung des Milztumors meist langsamer vor sich als die Besserung der Blutbeschaffenheit und des Allgemeinbefindens, und zweitens muß man mit der Nachwirkung der Röntgenstrahlen rechnen, die sehr lange nach Aussetzen der Behandlung — oft 2—3 Monate — anhalten kann.

Blutuntersuchungen sind auch darum erforderlich, um eine Verschlechterung in den Behandlungspausen rechtzeitig zu erkennen, wie sie sich namentlich im Ansteigen der Leukozytenzahl zu erkennen gibt.

Die Wirkung der Röntgenstrahlen läßt sich ohne weiteres durch die direkte Schädigung des wuchernden leukämischen Gewebes in der Milz und in den Lymphdrüsen und die dadurch bedingte Hemmung der übermäßigen Leukozytenproduktion und der Bildung des leuk-

Indikationen. 183

ämischen Toxins erklären, welche sekundär — eben durch Verminderung bzw. Fortfall des leukämischen Toxins — eine Erholung des Knochenmarks, eine Mehrproduktion von Erythrozyten und damit eine Besserung der Anämie zur Folge hat.

Ist freilich die Bildungsstätte der Erythrozyten durch das leukämische Toxin bereits sehr erheblich geschädigt, so findet auch nach Beseitigung dieses Toxins durch die Röntgenstrahlenwirkung keine Erholung mehr statt, die Anämie schreitet trotz Rückbildung der leukämischen Tumoren, trotz Entlastung des Organismus von den leukämischen Giften unaufhaltsam fort und führt schließlich ad exitum.

Außer der direkten Wirkung auf die Milz ist noch eine Fernwirkung von der Milz auf das Knochenmark dadurch denkbar, daß durch den Zerfall der Leukozyten toxische Produkte (fälschlich von Helber und Linser als „Leukolysine" bezeichnet), wahrscheinlich das aus dem Lezithin abgespaltene Cholin die Produktion von Leukozyten einschränkt.

Die Hauptbildungsstätte der Leukozyten scheint freilich nicht das Knochenmark zu sein, wie das Ehrlich annimmt, sondern die Milz und die Lymphdrüsen, denn Bestrahlung der Knochen allein hat fast gar keinen Einfluß auf die Beschaffenheit des Blutes, und auch die Milz wird nicht kleiner; bei der myeloiden Form genügt die Bestrahlung der Milz allein, um eklatante Besserung der Blutbeschaffenheit und des Allgemeinbefindens und eine Rückbildung des Milztumors zu erzielen (Krause, Kienböck), und auch bei der lymphatischen Form der Leukomie kommt man anscheinend nicht weiter, wenn man außer der Milz und den Drüsentumoren gleichzeitig auch noch die Röhrenknochen bestrahlt.

Was die Technik anbelangt, so dürfte es sich empfehlen, etwa bei 10 We. unter Filtration durch 1 bis 2 mm Aluminium (ca. 2—2,25 cm Halbwertschicht), etwa $1—1^{1}/_{2}$ Volldosen nach S.-N. pro loco zu applizieren, und die Bestrahlung in der gleichen Weise in Pausen von 3 bis 4 Wochen zu wiederholen; um bei der meist hohen Empfindlichkeit des leukämischen Gewebes einen zu rapiden Zerfall der Zellen und damit eine Röntgentoxämie zu vermeiden, kann man auch mit noch kleineren Dosen beginnen. Die akute Leukämie ist durch Röntgen-

184 Indikationen.

bestrahlung in ihrem progredienten Verlaufe anscheinend nicht aufzuhalten.

Bei der myeloiden Form wird nur die Milz von vorn, von der Seite und von hinten bestrahlt, bei der lymphatischen Form außer der Milz alle fühlbaren Drüsen und auch die Gegend der retroperitonealen, abdominalen und thorakalen tiefen Drüsen, eventuell auch noch die Extremitäten.

Abgedeckt wird nur der Kopf und das Genitale. Bei der lymphatischen Leukämie wird man also beide Halsseiten, beide Achselhöhlen, beide Inguinalfurchen, die Milz von 3 Seiten, die Sternalgegend, die rechte Bauch- und die rechte Rückengegend nacheinander bestrahlen, hat demnach mindestens 12 Röhrenstellungen nötig. Bei sehr großem Milztumor sind unter Umständen allein zur Bestrahlung des Tumors 6 Röhrenstellungen erforderlich, nämlich 2 für den oberen und unteren Teil des Tumors von der Vorder-, der Seiten- und der Hinterfläche aus.

Pseudoleukämie.

Bei der Pseudoleukämie handelt es sich bekanntlich um Vergrößerung der Lymphdrüsen und eine meist geringe Schwellung der Milz ohne leukämische Beschaffenheit des Blutes, das entweder normale oder anämische Beschaffenheit zeigt. Eine strenge Scheidung von der Leukämie ist wohl nicht angängig, da eine Pseudoleukämie in eine echte Leukämie mit typischer leukämischer Blutbeschaffenheit übergehen kann. Auch bei dieser Erkrankung bildet die Röntgenbehandlung die Therapie der Wahl. Die ersten Fälle sind von Pusey (1902) behandelt worden. Die Rückbildung der pseudoleukämischen Tumoren geht oft sehr rasch, in 2—3 Tagen vor sich (Holzknecht). Diese schnelle Rückbildung ist oft mit recht erheblichen Schmerzen verbunden, welche wohl auf Zerrung oder Zerreißung periadenitischer Adhäsionen durch den schrumpfenden Tumor zurückzuführen sind. Es ist nach den bisher publizierten Erfahrungen noch nicht zu beurteilen, ob Dauerheilungen möglich sind. Jedenfalls sind Fälle beobachtet, in denen der Erfolg 1 Jahr angehalten hat (Steinwand).

Bezüglich der Strahlenqualität und Dosis gilt das Gleiche wie bei der Leukämie (cf. voriges Kapitel).

Indikationen. 185

Malaria.

In chronischen Fällen von Malaria sind günstige Erfolge durch Röntgenbestrahlung erzielt worden. Ricciardi hat über 4 Fälle von alten Malariamilzen berichtet, die geheilt wurden. Sommer sah in 1 Falle zunächst erheblichen Rückgang, später allerdings wieder Zunahme der Milzschwellung, allerdings in geringerem Grade.

Skinner und Carson haben über 11 Fälle von akuter Malaria berichtet, in welcher durch Röntgenbestrahlung Nachlassen der Schmerzen, Rückbildung des Milztumors und Beseitigung des Fiebers erzielt wurde. Sie empfehlen daher die Röntgenbehandlung gerade für die akuten Fälle, da diese Chinin schlecht vertragen. Dagegen konnten sie in 5 Fällen von chronischer Malaria keinen nennenswerten Erfolg erzielen.

Petrone sah eine Milzschwellung infolge von Malaria, welche weder durch Arsen, noch durch Chinin gebessert wurde, nach Röntgenbestrahlung in 4 Monaten vollkommen zurückgehen.

Es dürfte sich eine harte Strahlung von ca. 10 We. (c. 1,5 cm Halbwertschicht), eventuell filtriert durch 1—2 mm Aluminium (2—2,25 cm Halbwertschicht) empfehlen. Bestrahlung von 3 Seiten (vorn, links, hinten), eventuell unter Kompression. Dosis: 1—2 Volldosen nach Sabouraud-Noiré ohne, 3—4 Volldosen mit Kompression. Dann folgt eine Pause von 4 Wochen.

Morbus Banti.

Bei der Milzhyperplasie bewirkt die Röntgenbehandlung Rückbildung, resp. völliges Verschwinden des Milztumors. Rezidive scheinen häufig zu sein. Die Technik ist die gleiche wie bei anderen Milztumoren, z. B. bei der Malaria-Milz (cf. voriges Kapitel).

Morbus Addisonii.

Auch bei der Addisonschen Krankheit, welche durch eine Affektion der Nebennieren (meist Tuberkulose) bedingt ist, sind günstige Erfolge, wenn auch meist temporäre erzielt worden (Golubinin 1905, Wiesner 1908). Bei der Aussichtslosigkeit anderer therapeutischer Maßnahmen dürfte ein Versuch mit Röntgenbehandlung in jedem Falle gerechtfertigt sein.

186 Indikationen.

Man bestrahlt die rechte und linke Nierengegend unter Kompression der Haut vom Rücken und vom Abdomen aus bei ca. 10 We. unter Filtration durch 1—2 mm Aluminium (2—2,25 cm Halbwertschicht) und gibt wohl am besten große Dosen, d. h. 3—4 Volldosen nach Sabouraud-Noiré pro loco. Dann folgt eine Pause von 4 Wochen.

Morbus Basedowii.

Nach der von Möbius aufgestellten Theorie beruht die Basedowsche Krankheit auf einer krankhaften Veränderung der Schilddrüsenfunktion, in der abnorm reichlichen Bildung gewisser „reizender" Substanzen. Für die Richtigkeit dieser Hypothese spricht jedenfalls der auffallende Gegensatz, in welchem die Symptome der Kachexia strumipriva (Myxödem) und des Morbus Basedowii zueinander stehen: bei der erstgenannten Krankheit Fehlen der Schilddrüse, Hautverdickung, Pulsverlangsamung, motorische und psychische Trägheit, bei der letztgenannten dagegen mehr oder weniger ausgesprochene Schwellung der Schilddrüse. Abmagerung und Hautatrophie, Tachykardie, Tremor, psychische Erregtheit. Durch Röntgenbestrahlung dürfte eine Schädigung des Schilddrüsenparenchyms — gerade so wie bei allen anderen Drüsen des Körpers, deren Zelltätigkeit normaler- oder pathologischerweise eine besonders lebhafte ist — stattfinden und damit natürlich auch eine Herabsetzung der Funktion bzw. ein Stillstand in der Produktion von schädlichen „toxischen" Substanzen eintreten.

Die in der Tat recht günstigen Erfolge der Röntgenbehandlung sprechen ebenfalls für die Richtigkeit der Möbiusschen Theorie, gerade so wie die Erfolge der Strumektomie.

Die ersten Fälle sind von Williams und Stegmann beschrieben worden. Schwarz hat über 40 Fälle berichtet; in allen besserten sich die nervösen Symptome, in 36 trat Verminderung der Pulsfrequenz, in 26 Gewichtszunahme, in 15 Besserung des Exophthalmus, in 8 Verkleinerung der Struma ein. Beck hat über 50 Fälle berichtet, von denen 14 operativ und radiotherapeutisch, 36 nur radiotherapeutisch in Angriff genommen wurden; der Erfolg war in allen Fällen sehr günstig. Kuchendorf hat 2 Fälle mit gutem Erfolg behandelt. Der eine bietet darum ein besonderes Interesse, weil vorher ein Teil der Schilddrüse entfernt worden war, der sich als krebsig entartet erwies. Der Rest wucherte in der Wunde weiter. Nach Röntgenbestrahlung in die Wunde hinein kam es zur Vernarbung, die Basedow-Symptome verschwanden bis auf den Exophthalmus, in 2 Jahren wurde kein Rezidiv beobachtet.

Michailow erzielte unter 12 Fällen 2mal Heilung, 6mal Besserung, 2mal keinen Erfolg und 2mal Verschlimmerung. Auch Holzknecht, Immelmann, Krause treten für die Behandlung des Morbus Basedow mit Röntgenstrahlen ein. v. Eiselsberg verwirft die Röntgenbehandlung und macht diese im besonderen für bindegewebige Verwachsungen zwischen Drüsenkapsel und Muskulatur verantwortlich, welche eine später eventuell doch noch nötige Operation sehr erschweren.

Bisweilen bringt ja auch die Operation keinen Erfolg. Dann kann man oft durch nachfolgende Bestrahlung noch ein günstiges Resultat erzielen.

Man bestrahlt die Schilddrüse von rechts und von links durch einen Tubus oder unter Abdeckung der Umgebung mit Bleiblech und appliziert pro loco 1—2 Volldosen nach S.-N. bei 10 We., eventuell nach Filtration der Strahlung durch 1—2 mm Aluminium (2—2,25 cm Halbwertschicht). Nach 2—4 Wochen kann eventuell die gleiche Dosis wieder gegeben werden. Es empfiehlt sich, nach 3 derartigen Beslrahlungen etwa 6 Wochen abzuwarten. Ein Versuch sollte meines Erachtens in jedem Falle mit der Röntgentherapie in erster Linie gemacht werden. Ob Dauerheilungen möglich sind, läßt sich bei dem bisher vorliegenden Material nicht sicher beurteilen; eklatante Besserungen sind zweifellos möglich. Am auffallendsten ist gewöhnlich die rapide Gewichtszunahme und nach meinen Erfahrungen auch die rasche Abnahme der allgemeinen psychischen Erregtheit und Unruhe; das Herzklopfen, die Pulsfrequenz und die sonstigen nervösen Symptome können vollständig verschwinden, auch der Exophthalmus, der gewöhnlich am hartnäckigsten ist. Die vergrößerte, meist auffallend weiche Struma bildet sich ebenfalls meist erheblich zurück. Die Rückbildung der Basedow-Struma und der Basedow-Symptome kann bisweilen erst spät erfolgen, nach 2—3 Monaten (Krause). Es gibt anscheinend wenige Fälle, die gegen Röntgenbehandlung refraktär sind.

Arthritis deformans und Arthritis urica.

Gelenkschwellungen und Schmerzen verschwinden nach Röntgenbestrahlung in frischeren Fällen (Sokolow 1897, Grunmach, Moser, Wetterer u. a.). Auch in älteren Fällen, in denen es schon zu Gelenkversteifungen gekommen ist, kann durch Röntgenbestrahlung die Beweglichkeit in gewissen Grenzen wiederhergestellt werden (Moser).

In einem Fall von partieller Kniegelenksankylose (Tuberkulose?) konnte Sommer durch Röntgenbehandlung anscheinend vollständige Heilung erzielen, die allerdings erst 3 Monate nach der letzten Bestrahlung eintrat. Der Fall war gegen alle sonst angewandten Mittel refraktär.

Ich selbst habe bei Muskelrheumatismus und Gicht eklatante Erfolge erzielt. Auch in einem Fall von chronischer gonorrhoischer Kniegelenkentzündung konnte ich durch Röntgenbestrahlung die Schmerzen und Bewegungsbehinderung vollkommen beseitigen. Man benutzt eine harte Strahlung von 10 We. und filtriert durch 1—2 mm Aluminium (2—2,25 cm Halbwertschicht), Kreuzfeuerbestrahlung von hinten und von beiden Seiten. Dosis pro loco 1—2 Volldosen nach S.-N., dann Pause von 2—4 Wochen. Kompression oder Adrenalinanämie ist meist nicht erforderlich.

Bronchitis, Bronchialasthma.

Schilling fand, daß bei chronischer Bronchitis und Bronchialasthma die Auswurfsmengen nach Röntgenbestrahlung des Thorax rapide abnehmen, daß die Rasselgeräusche bald verschwinden und auch die übrigen Beschwerden nachlassen.

Vielleicht ist die Wirkung auf eine direkte Schädigung der Schleimdrüsen in den Wandungen der Bronchien zurückzuführen. Da von v. Strümpell das Glühlichtbad sehr warm für derartige Fälle empfohlen wird, dürfte die Röntgenbestrahlung nur in besonders hartnäckigen Fällen in Betracht kommen. Man wird mindestens 4 Röhrenstellungen (rechte und linke Brust-, rechte und linke Rückenseite) wählen und am besten in jeder Stellung 2 Volldosen nach S.-N. bei 9—10 We. nach Filtration durch 1—2 mm Aluminium (2—2,25 cm Halbwertschicht) applizieren. Dann folgt eine Pause von 4 Wochen. Natürlich muß die eine Rückenhälfte und die eine Brusthälfte während der Bestrahlung der benachbarten abgedeckt werden. Kompression ist wegen der dicht unter der Haut liegenden Rippen in gleichmäßiger Weise meist nicht möglich, höchstens bei sehr fetten Personen. Dann kann man immer nur einen kleinen Bezirk komprimieren, am besten mit einem Tubus, dessen untere Oeffnung mit einem Aluminiumfilterdeckel versehen ist, und muß die Flächen in mehrere Bestrahlungsbezirke einteilen. Auch die Adrenalininjektion ist bei den großen Hautflächen wenig empfehlenswert. Im übrigen kommt man immer, wenigstens bei jugendlichen Personen, ohne Desensibilisierung der Haut zum Ziel. Ueber die Verwendung dickerer Filter siehe den Abschnitt „Methodik der Tiefenbestrahlung."

Neuralgie.

Die schmerzlindernde Wirkung der Röntgenstrahlen läßt uns auch bei den meisten Neuralgien nicht im Stich. Die ersten Fälle wurden von Stembo mitgeteilt. Béclère und Haret haben 1906 einen hartnäckigen, mit allen möglichen Mitteln, auch operativ erfolglos behandelten Fall von Trigeminusneuralgie mitgeteilt, die durch Röntgenbestrahlung zur Heilung gebracht wurde; 10 Monate nach Abschluß der Behandlung war noch kein Rezidiv eingetreten.

Freund hat 4 Fälle von Ischias rheumatica mit Röntgenstrahlen behandelt. Schon 1—2 Tage nach 2—3 offenbar ganz schwachen Bestrahlungen waren die Schmerzen fast völlig verschwunden, während früher alle sonst üblichen Behandlungsmethoden versagt hatten.

Ich selbst habe eklatante Erfolge in einem Fall von rechtsseitiger Trigeminusneuralgie im Anschluß an einen unter Narbenbildung abgeheilten Herpes zoster (gangraenosus) und in einem Falle von Ischias rheumatica nach Applikation von $1/2$ E.-D. mit mittelweicher Röhre gesehen; auch hier waren die Schmerzen nach wenigen Tagen fast gänzlich beseitigt. Beide Fälle entzogen sich der weiteren Beobachtung.

In einem dritten Falle wurde eine hartnäckige, seit mehreren Monaten bestehende linksseitige Interkostalneuralgie durch einmalige Applikation von $1/2$ E.-D. auf die linke Dorsokostalgegend ohne Abdeckung der Umgebung geheilt. Die Patientin ist seitdem rezidivfrei geblieben, nachdem vorher ebenfalls alle möglichen Mittel ohne Erfolg angewandt worden waren.

In einem Falle von Neuralgie im Bereiche des rechten Plexus cervicalis versagte die Röntgenbehandlung anscheinend; in diesem Falle bestand auch eine ganz ungewöhnliche Schmerzempfindlichkeit der Haut bei der leisesten Berührung. Im ganzen habe ich ein Dutzend Fälle behandelt und nur einen Mißerfolg — in dem eben erwähnten Fall von Neuralgie im Bereiche des rechten Plexus cervicalis — erlebt. Ueber 4 Ischiasfälle, die nach erfolgloser Anwendung anderer Methoden durch Röntgenbestrahlung geheilt wurden, haben Babinski, Charpentier und Delherme berichtet. Es handelte sich in diesen Fällen zum Teil um sehr schwere Formen mit Skoliose und Fehlen des Achillessehnenreflexes.

Auch die gastrischen Krisen und lanzinierenden Schmerzen bei der Tabes werden fast immer günstig beeinflußt. Jaquet und Jaugeas haben über gute Erfolge bei der sogen. Talalgie berichtet. Es handelt sich um Schmerzen in der Gegend des Kalkaneus, die wohl in der Regel durch chronisch entzündliche Veränderungen des Bandapparates bedingt sind. Auch 2 derartige Fälle, in welchen eine Gonorrhöe als Ursache für die Talalgie anzusehen war, wurden zur Heilung gebracht (cf. meinen früher beschriebenen Fall von gonorrhoischer Kniegelenkentzündung!). Ganz abgesehen von der schmerzstillenden Wirkung an sich hat die Röntgenbestrahlung wohl auch eine Schrumpfung des entzündlich gewucherten Gewebes zur Folge. Bei der Ischias bestrahlt man die Gegend der Articulatio sacro-iliaca. Das genügt für die meisten Fälle, eventuell wird auch noch Kniekehle bestrahlt. Abdeckung ist nicht erforderlich. Bei der Neuralgie anderer Hautnerven wird möglichst das ganze Ausbreitungsgebiet bestrahlt, also möglichst wenig abgedeckt. Bisweilen genügt auch die isolierte Bestrahlung des schmerzhaften Druckpunktes.

Harte Strahlung von 10 We. durch 1—2 mm Aluminium filtriert (2—2,25 cm Halbwertschicht), 2 Volldosen nach S.-N. pro loco sind erforderlich. Dann Pause von 4 Wochen.

Syringomyelie.

Nach den Mitteilungen von Raymond (1905), Beaujard und Lhermitte gehen motorische, sensorische und trophische Störungen, wie sie durch die gewöhnlich im Halsmark auftretenden gliomatösen Wucherungen hervorgerufen werden, nach Röntgenbestrahlung der cervico-dorsalen Region des Rückenmarkes zurück; ein Erfolg wird natürlich nur im Anfangsstadium der Krankheit zu erwarten sein, in welchem die Symptome (vorwiegend Muskelatrophie und trophische Störungen an den Händen im Verein mit Analgesie und Störung des Temperatursinns) durch Druck der gliomatösen Wucherungen auf das Rückenmark bedingt sind, weil dann Schrumpfung der Gliome und damit Rückgang der Symptome möglich ist. Wenn es erst einmal zum Zerfall der Wucherungen und zur Höhlenbildung gekommen ist, muß natürlich auch die Röntgenbehandlung versagen.

In einem Fall von Beaujard hielt die Besserung schon 5, in einem anderen 3 Jahre an. Was die Technik anbelangt, so wird die cervico-dorsale Region des Rückenmarks, eventuell die ganze Wirbelsäule von rechts und links unter Abdeckung bis zur Mittellinie (eventuell unter Kompression der Haut) bestrahlt. Man muß sich also die unmittelbar rechts und links von den Dornfortsätzen gelegenen Hautpartien längs der Wirbelsäule in mehrere kleinere Bestrahlungsfelder einteilen.

Pro loco werden 2 (nach Kompression bis 4) Volldosen nach Sabouraud-Noiré bei 10 We. nach Filtration durch 1—2 mm Aluminium (2—2,25 cm Halbwertschicht) appliziert. Dann folgt eine Pause von 4 Wochen. Sieht man nach 2—3 solchen Serien keinen Erfolg, ist eine Fortsetzung der Behandlung meist zwecklos.

Multiple Sklerose.

Marinesco hat über 4 Fälle berichtet, von denen 2 eine Besserung des Ganges, des Zitterns und der Sprache zeigten. Auch Beaujard hat in einigen gute Erfolge gesehen.

Die Technik der Bestrahlung ist die gleiche wie bei der Syringomyelie. Eventuell sind auch Schädelbestrahlungen erforderlich.

c) Chirurgie.
Tuberkulose der Drüsen, Knochen und Gelenke.

Auf dem Gebiete der Chirurgie ist ein besonders dankbares Feld für die Röntgenbehandlung die Tuberkulose, wenngleich nicht unerwähnt bleiben soll, daß hier die Sonnenbehandlung (Heliotherapie), wie sie in verschiedenen

Höhenkurorten, besonders in St. Moritz (Dr. Bernhard) und in Leysin (Dr. Rollier) ausgeübt wird, ebensoviel, in manchen Fällen vielleicht noch mehr leistet. Doch dürfte diese Heliotherapie eben nur in Höhenkurorten mit Erfolg anzuwenden sein, da dort die Intensität der Strahlung bei weitem größer ist als in der Ebene, und da außerdem in der Ebene die Sonne — wenigstens in unseren Breitegraden — nur verhältnismäßig selten zur Verfügung steht. Ob die künstlichen Lichtquellen (Quecksilberdampflampen) als Ersatz für das Sonnenlicht in Frage kommen, läßt sich zur Zeit noch nicht beurteilen, da es bei der Heliotherapie vielleicht nicht nur auf die violetten und ultravioletten, sondern auf alle Strahlen des Spektrums, auch auf die roten und ultraroten ankommt, so daß in Gegenden, in welchen die Sonne nur eine geringe Intensität besitzt und die Zahl der sonnigen Tage überhaupt gering ist, als Ersatz in erster Linie die Röntgenstrahlen in Betracht kommen.

Bei tuberkulösen Drüsenschwellungen leistet die Röntgentherapie Vorzügliches und verdient meines Erachtens fast in allen Fällen den Vorzug vor der chirurgischen Behandlung, nach welcher ja Rezidive nicht selten sind, und die schließlich immer noch als ultimum refugium bleibt. Die ersten Fälle sind von Williams (1902) mitgeteilt worden.

Handelt es sich um ulzerierte Drüsen, so tritt relativ rasch Vernarbung ein, auch Fisteln kommen zur Ausheilung (cf. Fig. 67 u. 68).

Handelt es sich um nicht erweichte Drüsen, so kann völlige Rückbildung eintreten, ohne daß es zur eitrigen Einschmelzung kommt. Bisweilen ist freilich auch eine Erweichung die unmittelbare Folge einer Röntgenbestrahlung. Es genügt dann bisweilen eine kleine Incision, um den ganzen Krankheitsprozeß zur Heilung zu bringen.

Ich habe mehrere Fälle von ulzerierten tuberkulösen Drüsen in der Halsgegend mit Röntgenstrahlen behandelt und geheilt; das ist in solchen Fällen viel rascher mit kleinen Strahlendosen zu erreichen, als in den Fällen, in welchen es sich um größere nicht erweichte Drüsenpakete handelt. Aber auch diese Fälle sind zur Heilung zu bringen. Besonders möchte ich die Röntgentherapie bei großen Drüsenpaketen am Halse, die oft durch periadenitische Prozesse mit den großen Gefäßen verwachsen sind,

Indikationen. 193

empfehlen. Ich verfüge über einen derartigen Fall, der von einem ersten Berliner Chirurgen operiert worden war und ein halbes Jahr nach der Operation ein Rezidiv bekam. Es war die linke Fossa infra- und supraclavicularis gründlich ausgeräumt worden und trotzdem trat in so kurzer Zeit ein Rezidiv in Form eines fast faustgroßen Drüsenpaketes am Rande des linken Sternocleido-mastoideus auf, das die Zusammensetzung aus einzelnen bohnen- bis hühnereigroßen Drüsen, die untereinander und mit der Unterlage verwachsen schienen, deutlich erkennen ließ. Einzelne Drüsen waren in Erweichung begriffen. Bei diesen wurde die Einschmelzung durch die Röntgenstrahlen noch weiter beschleunigt, so daß ein paar Incisionen erforderlich waren. Der weitaus größte Teil der Drüsen war nicht erweicht und kam zur Rückbildung, ohne daß Einschmelzung eintrat. Der Patient ist zurzeit 6 Jahre rezidivfrei; allerdings ist die bestrahlte Haut an der linken Halsseite leicht atrophisch und von Teleangiektasien durchsetzt. Ueber günstige Erfolge an größerem Material haben Iselin Baisch und Wetterer berichtet.

Auch die Tuberkulose kleiner Knochen kann durch Röntgenbestrahlung völlig ausgeheilt werden; tuberkulöse Fisteln schließen sich bisweilen sehr rasch.

Bei der Tuberkulose der Gelenke ist ein Versuch mit Röntgenstrahlen ebenfalls angezeigt. So hat Rudis (1904) über 4 Fälle von Kniegelenktuberkulose berichtet, die durch Röntgenbehandlung in 4 Monaten zu vollständiger Ankylosierung gebracht wurden; ebenso kam ein Tumor albus zur Rückbildung, eine Koxitis zur Ausheilung.

Auch Wilms und Wetterer haben über günstige Erfolge berichtet. Am besten beeinflußt werden anscheinend die geschlossenen fungösen Gelenktuberkulosen. Auch bei der Sehnenscheidentuberkulose rechtfertigt sich ein Versuch mit der Röntgenbehandlung.

Ueberhaupt wird man bei der heute wesentlich verbesserten Technik der Tiefenbestrahlung auch bei der Tuberkulose der größeren Knochen und Gelenke immerhin einen Versuch mit der Röntgenbehandlung machen können. Eine Hautatrophie, wie sie bei meinem oben erwähnten Fall von Halsdrüsentuberkulose auftrat, der noch mit einer ziemlich primitiven Technik behandelt wurde, werden wir heute meist vermeiden können.

Man verwendet ausschließlich harte Strahlen von 10 We.,

194 Indikationen.

welche durch 1—2 mm Aluminium filtriert werden (ca. 2—2,25 cm Halbwertschicht), und appliziert $1^1/_2$—2 Volldosen nach S.-N. in Pausen von 3—4 Wochen. In geeigneten Fällen kann Bestrahlung von mehreren Eintrittspforten aus angewandt werden (Kreuzfeuer). Doch ist das

Fig. 67.

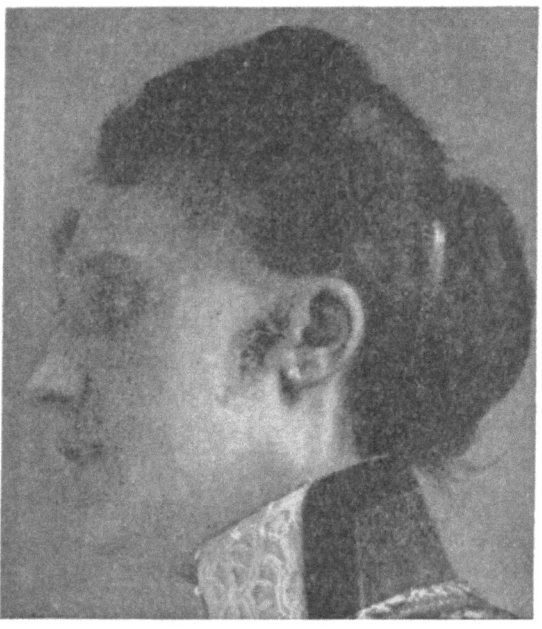

Ulcerierte tuberkulöse Drüsen vor der Röntgenbehandlung.
(H. E. Schmidt).

meist nicht erforderlich, ebensowenig die meist auch nicht gut mögliche Kompression der Haut. In langsam reagierenden Fällen empfiehlt sich die Adrenalin-Anämisierung der Haut, welche dann die Applikation der $1^1/_2$—2 fachen Dosis gestattet.

Indikationen. 195

Lungen-, Nieren-, Blasen-, Bauchfelltuberkulose.

Greifbare Erfolge bei der Lungentuberkulose sind bisher mit der Röntgenbehandlung nicht erzielt worden. Doch dürfte unsere heutige vervollkommnete Technik sich

Fig. 68.

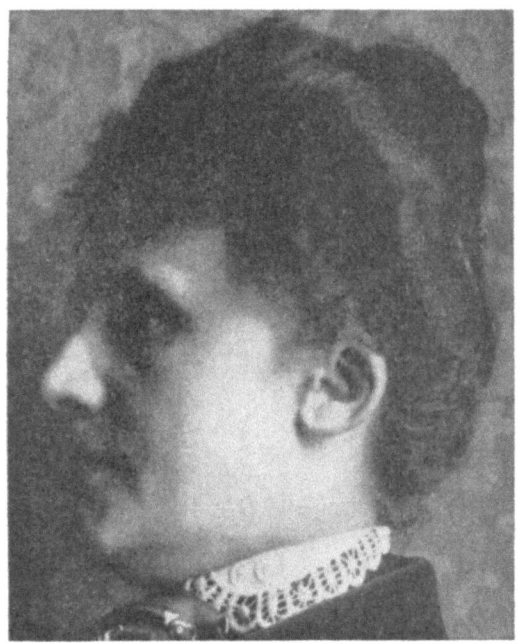

Der gleiche Fall, durch Röntgenbehandlung geheilt, zurzeit über 9 Jahre rezidivfrei (H. E. Schmidt).

mit den harten, filtrierten Strahlen wohl versuchsweise auch auf dieses Gebiet wagen. Bei der Nierentuberkulose liegen vereinzelte günstige Berichte vor (Bircher 1907). Ich selbst konnte in einem Fall von Nieren- und Blasentuberkulose keinen nennenswerten Erfolg erzielen. Doch war die Technik damals noch nicht soweit entwickelt.

Bei der **Bauchfelltuberkulose** kann Abnahme des Aszites, Verschwinden der knolligen Geschwülste und Besserung des Allgemeinbefindens durch Röntgenbehandlung erzielt werden (Bircher 1907). Die Technik ist die gleiche wie bei der Drüsen-, Knochen- und Gelenktuberkulose (cf. den vorigen Abschnitt). Bei der abdominalen Bestrahlung wird zweckmäßig Kompression angewandt.

Morbus Mikulicz-Kümmel.

Bei der **symmetrischen Vergrößerung der Tränen- und Mundspeicheldrüsen** ist durch schwache Röntgenbestrahlung Rückbildung der Drüsenschwellung zu erzielen (Fittig 1904, Ranzi). Hänisch hat über einen Fall berichtet, der bis dato 15 Monate rezidivfrei war. Anscheinend genügen meist kleine Dosen. Es ist eine etwas härtere Strahlung empfehlenswert von 10 We. (ca. 1,5 cm Halbwertschicht), eventuell Filtration durch 1—2 mm Aluminium (2—2,25 cm Halbwertschicht). Man wird auf die Gegend der Parotis — unter möglichst geringer Abdeckung, um die kleineren Glandulae buccales und linguales, ferner die Glandula sublingualis und submaxillaris mit zu treffen — etwa 1 Volldose nach Sabouraud-Noiré applizieren, ebenso auf die Glandula lacrymalis am oberen lateralen Orbitalrand unter möglichst guter Abdeckung des Bulbus. Dann folgt eine Pause von 2 Wochen. Eventuell empfiehlt sich noch eine Bestrahlung der Unterkinngegend, um die Glandulae submaxillares und die Glandula sublingualis besser zu treffen.

Struma.

Die Vergrößerung der Schilddrüse ohne **Basedow**-Symptome ist ebenfalls vielfach mit Röntgenstrahlen behandelt worden (Williams 1902, Görl, Stegmann u. a.).

Im allgemeinen wird man sich der Ansicht Albers-Schönbergs anschließen, daß nur **Parenchym-Strumen junger Leute** zu einem Versuch mit Röntgenbestrahlung berechtigen.

Jedenfalls scheint es nach den bisher vorliegenden Erfahrungen, daß die Röntgenbehandlung bei der indifferenten Struma weniger leistet als beim Morbus Basedow. Besserung der subjektiven Beschwerden, besonders der Atemnot, Abnahme der Drüsenschwellung sind mitunter zu erzielen, eine wirkliche Heilung anscheinend nicht. Grunmach hat über einen Fall von substernaler Struma berichtet, in welchem die subjektiven Beschwerden beseitigt und auch der über mannsfaustgroße Kropf fast vollständig zur Rückbildung gebracht wurde, wie durch das Röntgenogramm nachgewiesen werden konnte.

Ich selbst habe in manchen Fällen nur Besserung der subjektiven Beschwerden, in anderen auch eine bedeutende Abnahme der Schilddrüsenschwellung (Verringerung des Halsumfanges bis zu 7 cm!) gesehen; in 2 Fällen sah ich nach ca. 2 Jahren Rezidive eintreten, und zwar in einem von diesen Fällen mit ausgesprochenen Basedow-Symptomen (Exophthalmus, Tachykardie, Tremor, Magenbeschwerden). Die betreffende Patientin ging an Herzschwäche zugrunde. Es handelte sich hier also um einen echten Morbus Basedow, der sich aus einer indifferenten Struma entwickelte, ohne daß man einen Zusammenhang mit der ca. 2 Jahre zurückliegenden Röntgenbehandlung anzunehmen braucht. Etwas anders liegen die Verhältnisse in einem Falle von Kienböck und v. Decastello, in welchem unmittelbar im Anschluß an die Röntgenbehandlung einer indifferenten Struma Symptome von Thyreoidismus auftraten, die sich langsam wieder zurückbildeten und vielleicht auf eine Reizwirkung infolge zu schwacher Röntgenbestrahlung und eine dadurch bedingte transitorische Steigerung der Sekretion der Drüse zurückzuführen sind. Gottschalk, Hänisch, Krause haben von der Röntgenbehandlung keine Erfolge gesehen.

Im allgemeinen wird man also die Röntgenbehandlung der Struma nur in seltenen, besonders geeigneten Fällen, also besonders bei weichen Parenchymstrumen junger Leute, und auch dann nur mit besonderer Vorsicht anwenden. Es sind hier meist größere Dosen erforderlich als bei der Basedow-Struma, am besten 2 Volldosen nach S.-N. bei 10 We. und Filtration durch 1—2 mm Aluminium (ca. 2—2,25 cm Halbwertschicht) auf die rechte, linke und vordere Seite des Kropfes unter Abdeckung der Umgebung oder durch Tubus. Dann folgt eine Pause von mindestens 4 Wochen. Eventuell kommt hier schon die Adrenalin-Anämisierung der Haut in Frage, welche die Applikation der $1^{1}/_{2}$—2 fachen Dosis gestattet. Kompression ist nicht empfehlenswert, unter Umständen dagegen noch zahlreichere kleinere Einfallspforten.

Prostatahypertrophie.

Die einfache Hypertrophie der Prostata ist zuerst von Moszkowicz und Stegmann (1905) mit Röntgenstrahlen behandelt worden. Später haben Hahn, Hänisch u. a. ebenfalls über günstige Resultate berichtet. Ein Erfolg ist nur dann zu erwarten, wenn es sich nur oder vorwiegend um Hyperplasie des Parenchyms, des Drüsengewebes handelt; ist die Vergrößerung der Prostata nur oder vorwiegend durch Hypertrophie des Bindegewebes bedingt, so dürfte die Röntgenbehandlung nicht viel nützen.

In Anbetracht der keineswegs einwandsfreien Resultate, welche die verschiedenen, nicht ungefährlichen operativen Methoden ergeben, ist ein Versuch mit Röntgenstrahlen meines Erachtens in jedem Falle geboten, in welchem es sich um eine Drüsenschwellung von nicht zu harter Konsistenz handelt.

Zur Operation ist es schließlich immer noch Zeit. Ich selbst habe nur einen Fall längere Zeit behandelt und in diesem Falle auch eine deutliche, wenn auch nicht sehr erhebliche Verkleinerung der Drüse und vor allem eine völlige Beseitigung der Harnbeschwerden erzielt. Auch Rezidive sind beobachtet worden (Schlagintweit), und auch derartige Rezidive sind erfolgreich wieder mit Röntgenstrahlen behandelt worden. So gelang es Hänisch und Hahn, einen Patienten durch zeitweilig wiederholte Bestrahlungsserien immer auf 6—8 Monate von seinen Beschwerden zu befreien. Die Technik ist wichtig, wenn man die Bestrahlung mittels eines in das Rektum eingeführten Spekulums (aus Metall oder Bleiglas) vornimmt, da dann erstens auf eine gute Einstellung der Drüse und zweitens auf eine gute Zentrierung der Röhre zu achten ist, wenn wirklich die Strahlen die Prostata treffen sollen. Freilich hat man die Bestrahlung auch vom Damm aus ohne Spekulum, durch die Weichteile hindurch vorgenommen und auch mit diesem Modus ebenso günstige Erfolge erzielt, was ja ohne weiteres erklärlich ist, wenn man eine besondere Radiosensibilität des hypertrophischen Drüsengewebes annimmt (Luraschi und Carabelli). Bestrahlt man vom Damm aus (ohne Spekulum), so befindet sich der Patient in Rückenlage mit stark angezogenen und gespreizten Beinen; das Skrotum wird nach oben geschlagen und vom Patienten selbst gehalten. Skrotum, Hände und Oberschenkel werden

Indikationen.

durch Bleiplatten geschützt. Diese Methode ist jedenfalls einfacher als die Bestrahlung mittels eines Spekulums vom Rektum aus, und man ist sicher, daß wirklich die ganze Prostata von Strahlen getroffen wird, die allerdings erst die Haut und die Muskeln passieren müssen. Benutzt man ein Spekulum, so darf dieses nicht zu eng und nicht zu lang sein, da man die richtige Einstellung der Drüse nicht durch Inspektion, bei welcher man immer nur die in das Lumen des Spekulums sich vorwölbende Rektalschleimhaut sieht, feststellen kann, sondern nur durch Palpation mittels des kondomierten Fingers. Die Bestrahlungen werden dann in Knie-Ellenbogen-Lage oder in Seitenlage vorgenommen. Ich empfehle die letztere, weil sie bequemer für die Patienten ist, und die Patienten ruhiger liegen. Das Gesäß kommt an den Rand des Lagerbettes zu liegen. Die Knie müssen gebeugt, die Beine angezogen werden.

Häufig beobachtet man im Anschluß an die Bestrahlungen Fieber und stenokardische Anfälle, Erscheinungen, welche durch toxische Wirkung der infolge der Röntgenbestrahlung entstehenden Zerfallsprodukte bedingt sein dürften und rasch vorübergehen. Unangenehme Zufälle sind bisher bei dieser Behandlungsart der Prostatahypertrophie nicht beobachtet worden. Wilms und Posner (1911) haben zuerst die isolierte Bestrahlung des Skrotums bei der Prostatahypertrophie empfohlen, um sekundär durch Atrophie der Hoden eine Schrumpfung der hypertrophischen Prostata zu erzielen analog der Schrumpfung des Myoms nach Atrophie der Ovarien. Ehrmann (1912) hat über einen Fall berichtet, der gleichfalls durch Hodenbestrahlung erheblich gebessert wurde. Blutungen und Residualharn, die über $1/4$ Jahr bestanden hatten, verschwanden nach 10 Tagen. Die Besserung hielt zur Zeit der Publikation über $1/4$ Jahr an. Ein anderer Fall von derb fibrinöser Prostata blieb unbeeinflußt. Man wird nach diesen Erfahrungen am besten so vorgehen, daß man das Eine tut und das Andere nicht läßt, d. h. sowohl die Prostata als auch die Hoden bestrahlt. Man wird in Knie-Ellenbogen-Lage den Damm und das Skrotum von hinten, dann in Rückenlage das Skrotum von vorn bestrahlen. Auch kann man versuchen, die Prostata von vorn durch einen dicht oberhalb der Symphyse möglichst fest eingedrückten Kompressionstubus zu treffen.

Harte Strahlung von 10 We. durch 1—2 Aluminium filtriert (ca. 2—2,25 cm Halbwertschicht) dürfte am meisten zu empfehlen sein. Dosis pro loco zunächst 1 Volldosis nach S.-N., dann nach 2—3 Wochen die gleiche Dosis, eventuell später 2 Volldosen. Bei Bestrahlung der Blasengegend unter Kompression bis zu 3—4 Volldosen. Nach 2 Volldosen ohne, resp. 4 Volldosen mit Kompression Pause von 4 Wochen.

Venerische Bubonen.

Herxheimer und Hübner haben zuerst (1906) über günstige Einwirkung der Röntgenstrahlen auf venerische, besonders strumöse Bubonen berichtet, die sich — oft schon innerhalb 24—48 Stunden — erheblich verkleinern und schließlich ganz verschwinden können. Reines hat vorgeschlagen, erst die Haut abzutragen und dann die Drüsen „direkt" zu bestrahlen; ich halte dies Verfahren für gänzlich verfehlt und überflüssig. Ich empfehle die Röntgenbehandlung nicht nur bei den strumösen, nicht erweichten, sondern auch bei ulzerierten und fistulösen Bubonen; die Heilung erfolgt dann oft überraschend schnell, immer jedenfalls schneller als ohne Röntgenbestrahlung. Bezüglich der Strahlenqualität und der Dosis gilt das bei der Prostatahypertrophie Gesagte (cf. voriges Kapitel).

Karzinome innerer Organe.

Bei allen tiefgelegenen Karzinomen ist von der Röntgenbestrahlung nicht viel zu erwarten. Gottschalk und Grunmach haben über deutliche Verkleinerung krebsiger Tumoren des Magens berichtet, letzterer konnte die Schrumpfung des Tumors auch röntgenographisch beweisen.

Ich selbst habe gleichfalls in einem Fall eine eklatante Verkleinerung eines Tumors unter gleichzeitigem Nachlassen der Schmerzen, Besserung des Allgemeinbefindens und Gewichtszunahme im Laufe einer intermittierenden Röntgenbehandlung sicher feststellen können.

Die Verhältnisse liegen ja auch beim Magenkarzinom relativ günstig, insofern als es sich meist um heruntergekommene Individuen mit fettarmen, dünnen Bauchdecken handelt. Werner hat über einen Fall berichtet, in welchem es sich um ein inoperables Rezidiv nach Resectio ventriculi (Juni 1907) wegen Carcinoma pylori handelte; der kindskopfgroße Tumor an der Resektionsstelle des Magens war mit Leber und Pankreas verwachsen, zahlreiche Drüsenmetastasen waren längs der großen Gefäße vorhanden. Der Tumor wurde in die Hautwunde eingenäht (Juli 1910), nachdem eine Gastroenterostomia posterior nach Hacker-Murphy gemacht worden war; der so vorgelagerte und freigelegte Tumor bekam am 12. 16. und 21. Tage nach der Operation je $2^1/_2$ H. Nach der Entlassung im Verlaufe von $5^1/_2$ Monaten 16 × 5 H, wobei die Umgebung nur alle Monate einmal 5 H mit harter Röhre bekam, während die lokale Bestrahlung außerdem noch 11 mal mit mittelweichen Röhren durchgeführt wurde. Der Tumor verkleinerte sich allmählich, so daß schon Ende 1910 „an keiner Stelle eine größere Infiltration nachweisbar war". Anfang 1911 wuchs die Epidermis über die gesamte Wundfläche. Seitdem war Patient arbeitsfähig und beschwerdefrei. Die Beobachtungszeit betrug seit der Operation 20 Monate. Bei anderen Karzinomen, z. B. der Ovarien, des Kiefers, habe ich nicht die geringste Einwirkung gesehen, ebenso wenig bei Karzinomen der Zunge und der Mundschleimhaut, die meist unter der Röntgenbehandlung weiter wucherten.

Es kommen also fast ausschließlich die Fälle von Mammakarzinom in Frage, welche eigentlich Hautkarzinome geworden sind dadurch, daß der Drüsenkörper zerstört ist, und nun ein karzinöses Hautulcus vorliegt, oder dadurch, daß das ursprüngliche Mammakarzinom operativ entfernt ist, und nun in der Narbe Rezidive aufgetreten sind. In solchen Fällen kann man allerdings noch viel durch die Röntgenstrahlen erreichen; Aufhören der Schmerzen, der Jauchung, teilweise oder völlige Vernarbung der Ulceration, spurloses Verschwinden lentikulärer Hautknoten. Die Röntgenbehandlung dürfte ferner indiziert sein bei inoperablen Karzinomen des Larynx (Bestrahlung von außen, von der rechten und linken Halsseite; Fälle von Scheppegrell, Béclère und Violet), des Rektums (Bestrahlung von außen, ev. gleichzeitig mittels Rektalspekulums; 1 Fall von Leduc, in welchem lediglich durch Bestrahlung von außen völlige Rückbildung des Tumors erzielt wurde), des Uterus (Bestrahlung durch die Bauchdecken und mittels Spekulum von der Vagina aus; Fälle von Suilly, Haret u. a.). Gerade das Uteruskarzinom erscheint ebenso wie das Magenkarzinom besser auf Röntgenstrahlen zu reagieren, wie andere innere Karzinome. So hat Nahmmacher (1910) über 6 Narbenrezidive nach Exstirpation des karzinomatösen Uterus berichtet: 4 bis haselnußgroße Knoten in der Vaginalnarbe wurden durch Bestrahlung von der Vagina und vom Rektum aus vollkommen beseitigt. 3 Jahre später waren die Fälle noch rezidivfrei.

In einem anderen Falle wurde ein eigroßer gestielter karzinomatöser Uteruspolyp abgetragen, da eine Radikaloperation aus zwingenden Gründen nicht möglich war. Dann folgte Röntgenbestrahlung. Seit 1 Jahr ist kein Rezidiv aufgetreten. Gauss und Krönig (1912) haben gleichfalls über 2 Fälle von inoperablem Uteruskarzinom berichtet, die sehr günstig beeinflußt wurden, so daß mikroskopisch bei der Probeexzision kein Karzinom mehr nachweisbar war. Es wurden in diesen Fällen ungewöhnlich große Dosen appliziert, in dem einen insgesamt 2600 x. Bumm (1912) hat über einen Fall von inoperablem Uteruskarzinom berichtet, der durch Röntgenbestrahlung wieder operabel wurde. Auch in diesem Falle sind ungewöhnlich große Dosen auf den Karzinomtrichter appliziert worden, nämlich 800 H (nach der Skala von Holzknecht) in 3 Monaten, und zwar nur vaginal durch Bleiglasspekulum. Täglich oder jeden zweiten Tag jedesmal 15—40 H. Blutung und Ausfluß ließen nach, das Allgemeinbefinden besserte sich, der Tumor selbst wurde beweglich, so daß die Operation vorgenommen werden konnte. Vor allem zeigte sich eine starke Bindegewebsentwicklung, die das Karzinom wie ein Schutzwall am Weiterwuchern gehindert hatte. Man muß wohl auch eine Schrumpfung des Karzinoms selbst infolge direkter Einwirkung der Röntgenstrahlen annehmen, sonst wäre das Kleiner- und Beweglichwerden des Tumors schwer verständlich. Daß sich mikroskopisch noch wucherndes Karzinomgewebe nachweisen ließ, spricht nicht gegen diese Annahme. Harte, vergrößerte Drüsen, welche beiderseits von den Gefäßstämmen entfernt wurden, erwiesen sich mikroskopisch frei von Karzinom. Die Heilung verlief glatt.

Wenn man die gesamten bisher publizierten Fälle von tiefliegenden Karzinomen einer Revision unterzieht, so ergibt sich daraus, daß das Magenkarzinom und das Uteruskarzinom günstigere Chancen für die Röntgenbehandlung zu bieten scheinen als andere Karzinome. Kontraindiziert dürfte die Röntgenbehandlung bei den Karzinomen der Zunge sein, da hier meist eine Verschlechterung, eine rapide Wucherung, bisweilen auch Metastasenbildung beobachtet wird. Auch bei Karzinomen des Gaumens, des Mundbodens und der Tonsille sind die Resultate nach meinen Erfahrungen direkt schlecht, trotzdem diese Fälle doch der Strahlenwirkung noch besser zugänglich sind als die Karzinome des Magens und des Uterus. Es muß also hier noch eine besondere Empfindlichkeit mancher Tumoren mitspielen; vielleicht ist auch das Gewebe, in welchem sich das Karzinom entwickelt, von Bedeutung für die Beeinflussung durch Röntgenstrahlen.

Jedenfalls existiert auch heute noch kein einwandsfreier Fall von „Heilung" eines inoperablen Karzinoms durch Röntgenbestrahlung. Auch die Fälle von Werner und Gauss können nicht als „geheilt" bezeichnet werden. Anders liegt es mit den kleinen lokalen Rezidiven in Operationsnarben. Sind doch einwandsfreie Fälle bekannt, in welchen bis zu 3 Jahren nach der Bestrahlung kein Rezidiv aufgetreten ist. Was irgend operabel ist, soll operiert werden. Die Röntgenbehandlung kommt nur für inoperable Fälle in Betracht, nur bei den Karzinomen der Zunge und der Mundschleimhaut sieht man auch in inoperablen Fällen besser von der Röntgenbestrahlung ab.

Gestattet ist ein Versuch mit Röntgenbestrahlung bei kleinen lokalen Rezidiven in der Operationsnarbe. Bisweilen können inoperable Karzinome durch Schrumpfung des Tumors operabel werden.

In jedem Falle ist nach Krebsoperation eine prophylaktische intermittierende Nachbehandlung mit Röntgenstrahlen strikte indiziert.

Ich selbst verfüge über einige Fälle von Mammakarzinom, die nach der Operation prophylaktisch bestrahlt wurden und zurzeit 3 Jahre und länger rezidivfrei geblieben sind.

Die Technik ist natürlich von Fall zu Fall verschieden. Im allgemeinen wird man nur eine harte Strahlung von ca. 10 We. benutzen und diese durch 1—2 mm Aluminium filtrieren (2—2,25 cm Halbwertschicht). Ueber die Anwendung dickerer Filter cf. den Abschnitt „Methodik der Tiefenbestrahlung"! Wenn irgend möglich, wird man möglichst zahlreiche Einfallspforten wählen (Kreuzfeuer). Auch die Kompression resp. Adrenalininjektion ist — wenn irgend

204 Indikationen.

möglich — anzuwenden. Ferner sind große Dosen erforderlich, da kleine eventuell wachstumfördernd wirken könnten. Man wird also pro loco 2 Volldosen nach S.-N. geben, mit Kompressions- oder Adrenalinanämie der Haut 3—4 Volldosen. Dann folgt eine Pause von mindestens 4 Wochen.

Sarkome innerer Organe.

Im Gegensatz zu den Karzinomen innerer Organe kann man bei den Sarkomen, von denen manche Formen sehr

Fig. 69.

Radiogramm eines Mediastinalsarkoms vor der Röntgenbehandlung.
10. 2. 1905 (Kienböck).

radiosensibel sind, durch Röntgentherapie bisweilen anscheinend dauernde Heilung erzielen.

Die Indikationsstellung ist also etwas anders als bei den Karzinomen.

Bei allen inoperablen Fällen ist die Röntgenbehandlung eo ipso das souveräne Mittel; aber auch bei allen Sarkomen, die nach chirurgischen Prinzipien nur durch eine verstümmelnde Operation beseitigt werden können, oder bei denen die Chancen einer Opera-

Indikationen. 205

tion zweifelhaft sind, ist zunächst ein Versuch mit Röntgenbestrahlung zu empfehlen.

Pusey (1912) brachte ein seit 1½ Jahren bestehendes mikroskopisch festgestelltes Rundzellensarkom der Halsdrüsen durch Röntgenbestrahlung zum Verschwinden; ein Rezidiv verschwand ebenfalls prompt auf erneute Bestrahlung; der Fall kam später infolge von Metastasenbildung ad exitum.

Krogius (1903) behandelte ein gleichfalls mikroskopisch festgestelltes Rundzellensarkom des Os occipitale, welches

Fig. 70.

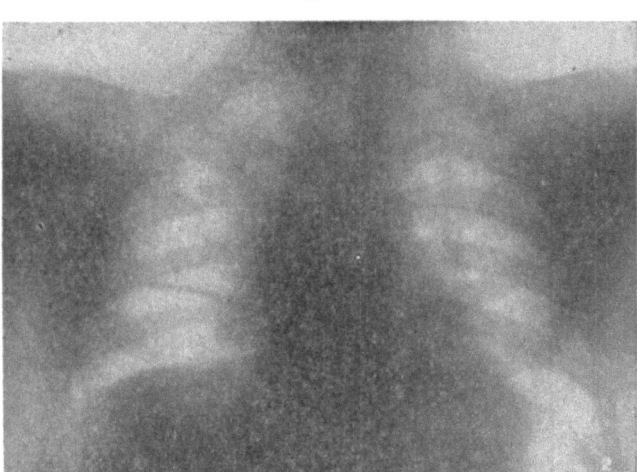

Der gleiche Fall nach mehreren Serien von Röntgenbestrahlungen, 22. 5. 1905; erhebliche Verkleinerung des Tumors (Kienböck).

nur unvollständig operiert werden konnte, mit Röntgenstrahlen und erzielte eine völlige Rückbildung der Tumoren; 4 Wochen später war kein Rezidiv vorhanden.

Chrysopathes (1903) hat einen Fall beschrieben, in welchem es sich um ein ebenfalls mikroskopisch festgestelltes, kindskopfgroßes Rundzellensarkom des rechten Ovariums handelte, das bei der Laparotomie als inoperabel erkannt wurde; in der Operationsnarbe traten bald Sarkomknoten auf, die ulzerierten. Nach Röntgenbehandlung schwanden zunächst die Knoten in der Operationsnarbe, dann in wenigen Monaten auch der große Tumor des Ovariums unter Besserung des Allgemeinbefindens und

206 Indikationen.

Gewichtszunahme; 17 Monate nach Abschluß der Behandlung war die Patientin noch rezidivfrei.

Mertens (1904) konnte ein Spindelzellensarkom der rechten Skapula, sowie regionäre Hals- und Achseldrüsen-

Fig. 71.

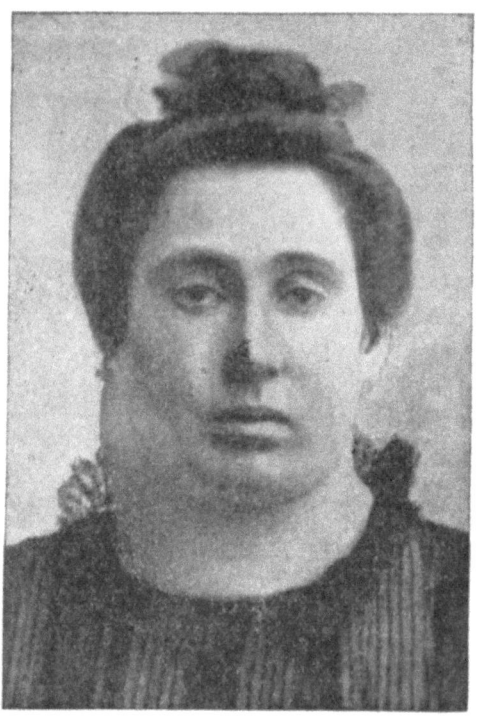

Lymphosarkom colli vor der Röntgenbehandlung (H. E. Schmidt).

schwellungen, nachdem eine unvollständige Operation vorausgegangen war, durch Röntgenbestrahlung zum Schwinden bringen.

Béclère (1904) hat über einen Fall von mikroskopisch festgestelltem Rundzellensarkom des Oberkiefers berichtet, das seit 4 Jahren bestand, trotz chirurgischer Eingriffe immer wieder rezidiviert war und dann durch Röntgenbestrahlung in ein paar

Indikationen. 207

Monaten zum Schwinden gebracht wurde, ohne daß Hautreaktion auftrat.

Kienböck (1907) konnte in einem Fall von Mediastinalsarkom, das gelegentlich der Exstirpation einer supraklavikularen

Fig. 72.

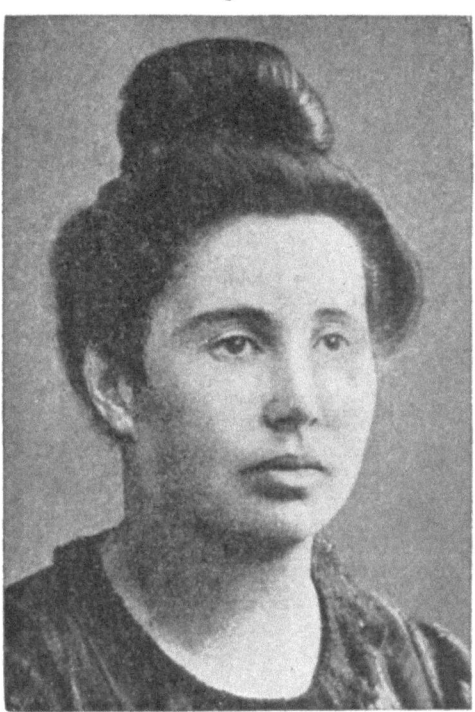

Lymphosarkom colli nach der Röntgenbehandlung (H. E. Schmidt).

Drüse mikroskopisch festgestellt war, anscheinend völlige Heilung erzielen. Die gewaltige Verkleinerung des Tumors ließ sich durch das Radiogramm deutlich nachweisen (cf. Fig. 69 u. 70!). Auch die Drucksymptome (Schlingbeschwerden, Atemnot, Herzklopfen usw.) schwanden prompt. 1 Jahr nach Abschluß der Behandlung war kein Rezidiv nachzuweisen.

Pfahler (1907) hat meist gute, zum Teil ganz hervorragende Erfolge gesehen und über Fälle berichtet, welche 3—4 Jahre

208 Indikationen.

rezidivfrei waren. Unter anderen hat er auch mehrere Sarkome des Siebbeins behandelt.

Verfasser (1910) konnte ein großes inoperables Drüsensarkom an der rechten Halsseite (Rezidiv nach Operation) bis auf kleine Reste zur Schrumpfung bringen (cf. Fig. 71 u. 72). Die Behand-

Fig. 73.

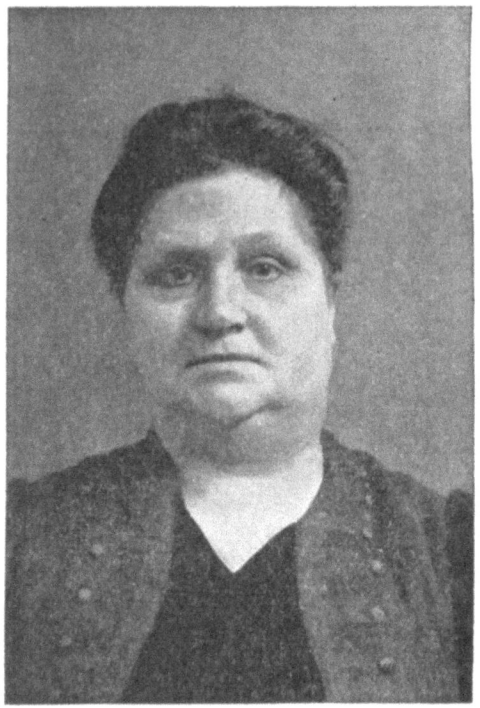

Drüsenmetastasen eines Sarkoms der linken Tonsille vor der Röntgenbehandlung (H. E. Schmidt).

lung mußte dann wegen Abreise der Patientin nach Rußland abgebrochen werden. Die Reste waren später wieder etwas gewuchert und reagierten auf eine von neuem vorgenommene Röntgenbehandlung nicht. Ueber den weiteren Verlauf des Falles, der in Rußland weiterbehandelt werden sollte, ist nichts bekannt geworden.

Indikationen. 209

Verfasser konnte ferner ein hühnereigroßes Sarkom der linken Tonsille mit Drüsenmetastasen an der linken Halsseite vollkommen beseitigen; auch die Drüsengeschwulst ging bis auf einen ca. kirschgroßen Knoten auf dem Sterno-cleido-mastoideus zurück (cf. Fig. 73 u. 74). Es wurde der Patientin dringend geraten, sich diesen

Fig. 74.

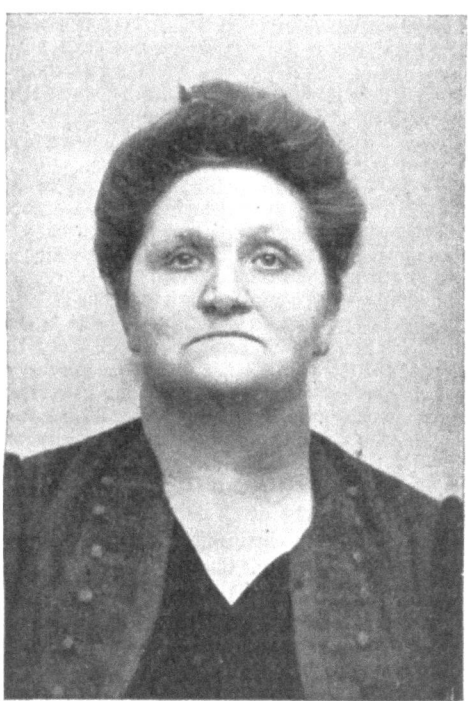

Rückbildung der Drüsenmetastasen nach der Röntgenbehandlung (H. E. Schmidt).

Knoten exzidieren zu lassen, schon aus dem Grunde, um feststellen zu können, ob es sich um Geschwulst- oder um Bindegewebsreste handelte. Die Patientin war jedoch zu diesem kleinen Eingriff, der vielleicht für sie die definitive Heilung bedeutet hätte, nicht zu bewegen. Ein paar Monate später kam sie mit einem Rezidiv an der linken Halsseite, das offenbar von dem kleinen übrigge-

210   Indikationen.

bliebenen Knoten ausgegangen war, wieder. Eine Röntgenbehandlung wurde abgelehnt. Arsen hatte keinen Erfolg. Es traten erst an der rechten Halsseite, dann auch an anderen Stellen Drüsenschwellungen auf, und die Patientin kam relativ schnell ad exitum.

Kienböck (1912) hat über einen Fall von histologisch festgestelltem Spindelzellensarkom am rechten Oberarm berichtet, das wahrscheinlich von der Faszie ausging und mit den Gefäßen und Nerven verwachsen war, so daß eine Exartikulation im Schultergelenk vorgenommen wurde. Trotzdem rezidivierte die Geschwulst sehr bald und verschwand dann prompt auf Röntgenbestrahlung und war zur Zeit des Berichtes $^1/_2$ Jahr rezidivfrei. Kienböck ist der Meinung, daß in diesem Falle vielleicht durch Röntgenbehandlung des primären Tumors Heilung zu erzielen gewesen wäre, und daß dann die verstümmelnde und noch dazu nutzlose Operation hätte vermieden werden können.

Levy-Dorn (1912) hat ein Lymphosarkom am Halse durch Röntgenbestrahlung zum Schwinden gebracht. Später aufgetretene Leistendrüsenschwellungen wichen gleichfalls prompt der Röntgenbehandlung. Von den Halsdrüsenschwellungen war die Patientin zur Zeit der Publikation seit 6 Jahren, von den Leistendrüsenschwellungen seit 2 Jahren befreit geblieben.

In einem andern Fall wurde ein periostales Sarkom des linken Oberschenkels bei einem jungen Manne zur Rückbildung gebracht, nachdem die Exartikulation vorgeschlagen, aber abgelehnt worden war. Außer der Röntgenbehandlung wurden Atoxylinjektionen angewendet. Der Patient ist seit über 5 Jahren wieder schmerzfrei, arbeitsfähig und rezidivfrei geblieben. Eine fast 4 Jahre nach Abschluß der Behandlung vorgenommene Untersuchung ließ allerdings noch eine spindelförmige Schwellung des Femur erkennen.

Aus den hier angeführten und den übrigen bisher publizierten Fällen geht hervor, daß die Chancen der Röntgenbehandlung beim Sarkom jedenfalls besser sind als beim Karzinom.

Im allgemeinen wird man auch beim Sarkom operieren, was irgend operabel ist.

Strikte indiziert ist die Röntgenbehandlung in allen inoperablen Fällen, die bisweilen durch die präoperative Röntgentherapie wieder operabel werden können.

Strikte indiziert ist ferner eine chronisch intermittierende Röntgenbehandlung nach der operativen Entfernung eines Sarkoms.

Ich verfüge über einen Fall von Sarkom der Brustdrüse, welcher nach Amputation der Mamma seit 2 Jahren intermittierend mit Röntgenstrahlen behandelt wird und rezidivfrei geblieben ist, ferner über einen Fall von Chondro-Sarkom des rechten Hodens, bei welchem nach der operativen Entfernung des erkrankten Hodens gleichfalls eine prophylaktische Röntgenbehandlung eingeleitet wurde; dieser Fall ist jetzt fast 3 Jahre rezidivfrei.

Von den verschiedenen Sarkomen reagieren gewöhnlich am besten die Lymphosarkome, besonders die mediastinalen. Im übrigen gibt es Formen, die sehr radiosensibel, und andere, die refraktär sind. Auch hier ist vielleicht das Gewebe, in welchem sich das Sarkom entwickelt, von Bedeutung für die Beeinflussung durch Röntgenstrahlen.

Eine lokale Wachstumsanregung, wie man sie z. B. in der Regel nach Röntgenbestrahlung der Zungenkarzinome beobachtet, kommt anscheinend beim Sarkom nicht vor, auch nicht bei den refraktären Formen, wohl aber bisweilen — auch nach günstigem lokalem Erfolg — eine allgemeine Metastasierung — ob post oder propter hoc, läßt sich wohl zurzeit nicht sicher entscheiden.

Was die Technik anbelangt, so ist diese identisch mit derjenigen beim tief gelegenen Karzinom (cf. den vorigen Abschnitt!).

Hypophysis-Tumoren.

Bei Tumoren der Hypophysis ist die Röntgenbehandlung strikte indiziert, wenn die lokalen Symptome (Kopfschmerzen, Hirndruckerscheinungen, Sehstörungen) überwiegen, während sie bei den Fällen, in welchen hauptsächlich Fernsymptome (Gigantismus, Akromegalie, Hypersekretion oder Infantilismus, Adipositas) vorhanden sind, höchstens in den allerersten Stadien versucht werden kann (Jaugeas).

Béclère hat über einen Fall berichtet, in welchem bei einem 17 jährigen Mädchen mit Vergrößerung der Hypophysis, welche auch röntgenologisch festgestellt werden konnte, eine Besserung des schon fast ganz verlorenen Sehvermögens und ein Aufhören der Kopfschmerzen erzielt wurde. Die Besserung des Sehvermögens begann schon am 2. Tage nach der ersten Bestrahlung. Auf die vorhandene Akromegalie und die Stoffwechselstörungen war ein Einfluß bei der kurzen Beobachtungszeit noch nicht zu erkennen.

Ein Fall von Akromegalie wurde durch Schädelbestrahlung günstig beeinflußt. Hauptsache ist eine gute Technik. Jaugeas empfiehlt Filtrierung durch 4 mm dickes Aluminium.

Erforderlich sind möglichst zahlreiche (10—20) Einfallspforten und Konzentrierung der Strahlen auf die Hypophysis; ferner wenn irgend möglich auch Bestrahlung vom Munde aus. Bei 10 We. und 1—2 mm Aluminium wird man ohne Kompression etwa 2 Volldosen nach S.-N. pro loco applizieren, mit Kompression oder Adrenalinanämie 3—4 Volldosen, bei 3—4 mm Aluminium ohne Kompression etwa 3 Volldosen, mit Kompression $4^{1}/_{2}$—6 Volldosen.

Eigene Erfahrungen fehlen.

d) Gynäkologie.
Myoma uteri; Präklimakterische Blutungen; Chronische Metritis; Dysmenorrhoe; Kraurosis.

Bei den Myomen des Uterus stehen die starken Blutungen im Vordergrunde des Interesses. Diese Blutungen lassen sich durch Röntgenbestrahlung dauernd beseitigen. Die ersten erfolgreich behandelten Fälle wurden von Deutsch (1904), Görl (1906), Foveau de Courmelles (1907) publiziert.

Systematisch angewandt wurde die Röntgentherapie wohl zuerst von Albers-Schönberg (1908) und Fraenkel (1908). In den letzten Jahren ist gerade dieses Thema besonders aktuell geworden und eine große Anzahl von Publikationen sind erschienen, von welchen die von Krönig und Gauss besonderes Aufsehen erregten und auch darum eine besondere Beachtung verdienen, weil diese Autoren die Technik erheblich verbessert haben.

Die Blutungen schwinden, die Myome schrumpfen; bei älteren Frauen, die dem Klimakterium nahe stehen, ist der Erfolg leichter zu erzielen als bei jüngeren Frauen.

Den Angriffspunkt für die Röntgenstrahlen bilden nicht nur die Ovarien, wie man zuerst fast allgemein annahm, sondern auch das Myomgewebe selbst. Das beweist ein von Gräfenberg (1912) beschriebener Fall, in welchem ein Myom bei einer 60 jährigen Patientin, die schon seit 10 Jahren amenorrhoisch war, durch Röntgenbestrahlung zu fast völliger Schrumpfung gebracht wurde. In diesem Fall ist wohl eine Funktionsfähigkeit der Ovarien — 10 Jahre nach Aufhören der Periode — kaum mehr denkbar. Auch histologische Untersuchungen von Robert Meyer (1912) sprechen durchaus für eine direkte Wirkung der Röntgenstrahlen auf das Myomgewebe. In 6 Fällen, die untersucht wurden, konnte eine **Atrophie des Muskelparenchyms**, vor allem aber eine **Atrophie und Sklerose der Gefäße**, besonders der **Adventitia** und **Media** festgestellt werden, während die **Intima** fast normal war.

Derartige Veränderungen hat der Autor sonst nie bei nicht bestrahlten Myomen von Frauen in geschlechtsreifem Alter gesehen. An den Ovarien fielen **degenerierte Eizellen** und die geringe Zahl der Follikel auf. Es scheint allerdings, daß die Ovarien schon durch kleinere, die Myome erst durch größere Strahlendosen geschädigt werden. Denn es kommt vor, daß man nach Röntgenbestrahlung Amenorrhoe eintreten sieht, auch ohne daß die Myome sich nachweisbar verkleinern.

Ich selbst habe bisher 41 Fälle behandelt. Meist handelte es sich um **Myome und präklimakterische Blutungen**, seltener um **Metritis** oder **Dysmenorrhoe**. Von diesen Fällen scheiden 8 aus, welche sich vorzeitig der Behandlung entzogen. Von den restierenden 33 sind 5 Fälle erst seit kurzer Zeit in Behandlung. Von den übrigen 28 sind 21 als geheilt entlassen, die meisten amenorrhoisch, eine kleinere Anzahl meist jüngerer Frauen oligomenorrhoisch. Es wurde also in ca. 75 pCt. der Fälle der erwünschte Erfolg teils mit erheblicher Schrumpfung der Myome, teils ohne diese erzielt. Zu bemerken ist dabei, daß relativ geringe Dosen angewendet wurden, und daß die Behandlungsresultate bei meiner jetzigen Technik zweifellos besser und auch schneller zu erreichen sind, da diese Technik die Applikation sehr viel größerer Dosen gestattet.

Fast alle Frauen klagten über große Müdigkeit nach den Bestrahlungen; diese Müdigkeit steigerte sich in manchen Fällen bis zu einer gewissen Benommenheit („**Röntgen-Rausch**"), diesem Zustand folgt mitunter ein anderer, welchen **Gauss** als „**Röntgen-Kater**" bezeichnet hat: die Frauen fühlen sich matt und elend, klagen über Kopfschmerzen, Uebelkeit, Brechreiz, Appetitlosigkeit All diese Erscheinungen gehen relativ bald nach Schluß einer Bestrahlungsserie wieder vorüber. Sichere Einwirkungen auf Darm und Blase konnten nicht festgestellt werden; eine Patientin gab allerdings an, während der Bestrahlungen immer einen „besonders guten Stuhlgang" zu haben, öfter auch wurde über Harndrang geklagt. Daß eine Einwirkung der Röntgenstrahlen auf die glatte Muskulatur des Darms und der Blase denkbar wäre, will ich zugeben. Doch ist eine solche Wirkung nicht sehr wahrscheinlich. Beim Myom handelt es sich nämlich um wachsendes Muskelgewebe, das ja auch nicht gerade übermäßig röntgenempfindlich, aber doch immerhin sehr viel radiosensibler sein dürfte als das fertig ausgebildete Muskelgewebe in der Darm- und Blasenwand. Viel eher wäre an eine Schädigung der Darmfollikel zu denken. Doch liegen eben sichere Erfahrungen darüber, trotz der großen Anzahl der behandelten Fälle, nicht vor. Interessant sind in dieser Hinsicht Versuche, welche Regaud, Nogier und Lacassagne

Fig. 75.

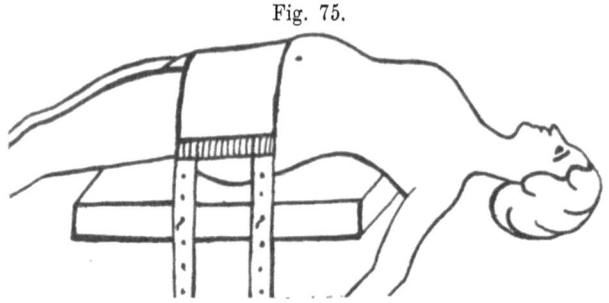

am Hunde angestellt haben. Sie fanden im Darm nach Röntgenbestrahlung degenerative Veränderungen an den Zotten, den Lieberkühnschen Drüsen und den lymphoiden Elementen; nach starken Dosen konnte bisweilen sogar ein restloses Verschwinden der Lieberkühnschen Drüsen konstatiert werden (Arch. d'électr. méd. 1912. Nr. 343).

Was nun die Technik der Bestrahlung anbelangt, so habe ich die größte Zahl der Fälle unter Kompression des Abdomens durch eine straffgespannte Gummibinde (cf. Fig. 75) in der Weise bestrahlt, dass bei 9—10 Wh. ohne Filter 2—3 Volldosen nach S.-N. auf die mittlere und die seitlichen Partien der Bauchhaut (zwischen Nabel und Symphyse) appliziert und die drei Bestrahlungsfelder so groß wie möglich gewählt werden.

Auf diese Weise konnten in einer Serie 6—9 Volldosen nach S.-N. appliziert werden. Die gleiche Dosis wurde dann erst wieder nach einer Pause von 3—4 Wochen gegeben.

Indikationen. 215

Nachdem ich die Röntgeneinrichtung und die Technik an der Freiburger Frauenklinik aus eigener Anschauung kennen gelernt habe, habe ich meine Technik etwas modifiziert und im besonderen die Feldereinteilung von Gauss übernommen, wenngleich ich bei weitem nicht so viel und nicht so kleine Eintrittspforten für die Strahlung wähle.

Fig. 76.

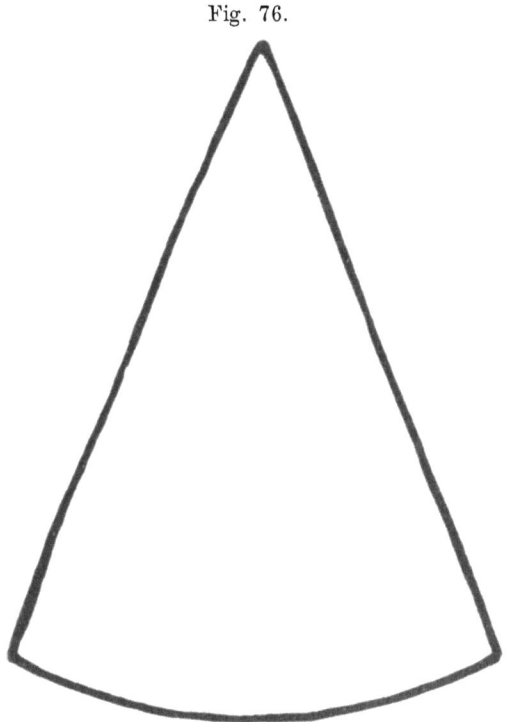

Denn je größer die Eintrittspforten, desto größer das Bestrahlungsfeld in der Tiefe, desto besser die Chancen, Uterus und Ovarien mehrfach zu treffen. Bei so kleinen Eintrittspforten, wie sie Gauss wählt, muß man wenigstens an den Ovarien sehr häufig vorbeischießen; häufiger — vielleicht von allen Eintrittspforten aus — kann wohl der Uterus resp. das Myom getroffen werden, aber immer nur

216 Indikationen.

ein kleiner Teil desselben. Von einer Ueberkreuzung der
Bestrahlungsfelder in der Tiefe kann wohl bei so kleinen

Fig. 77.

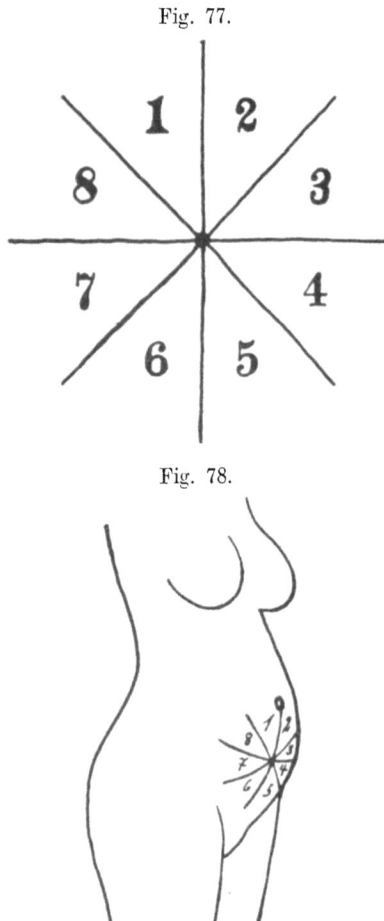

Fig. 78.

Eintrittspforten kaum die Rede sein, und es kommt doch
gerade vor allem darauf an, die Ovarien und den Uterus
resp. das Myom in toto mehrfach zu treffen. Das ist

Indikationen. 217

aber nur bei großen Eintrittspforten möglich. Ich wähle in der Regel acht Eintrittspforten von einer Form und Größe, welche Fig. 76 zeigt. Durch 8 derartige Eintrittspforten bekomme ich eine sternförmige Figur, welche Fig. 77 zeigt. Dieser „Stern" wird mittels Gummistempels auf das Abdomen gedruckt und zwar so, daß der Mittelpunkt ungefähr der Lage des Fundus uteri entspricht, also im allgemeinen etwa in der Mitte der Linie, welche Nabel und Symphyse verbindet, wie das Fig. 78 zeigt.

Die einzelnen als Eintrittspforte dienenden Felder sind numeriert, nach jeder Bestrahlung wird die betr. Nummer auf der Bauchhaut mit einem Dermatographen durchstrichen, und außerdem natürlich im Krankenjournal eine entsprechende Notiz gemacht. Es empfiehlt sich, die Zeichnung auf der Bauchhaut durch ein Stückchen Verbandmull zu schützen, das mit Leukoplast befestigt wird, um ein Verwischen durch die Reibung der Leibwäsche möglichst zu verhüten. Jeden Tag wird im allgemeinen — falls keine besondere Beschleunigung nötig ist — 1 Feld bestrahlt, so daß die Serie 8 Tage in Anspruch nimmt. Sollte sich die Zeichnung ausnahmsweise etwas verwischen, so kann man die Linien mit einem Dermatographen wieder nachziehen. Die einmal bestrahlten Felder bräunen sich im übrigen, so daß sie bei späteren Bestrahlungen meist gar nicht besonders markiert zu werden brauchen.

Um nun auch die Kompression der Haut vornehmen zu können, verwende ich einen annähernd dreieckigen Tubus, dessen untere Oeffnung durch einen entsprechend geformten Aluminium-Filter-Deckel abgeschlossen wird, wie das Fig. 79 zeigt. Der Querschnitt des Tubus entspricht genau der Fig. 76.

Der Tubus ist auf einem Metallschieber drehbar angebracht, so daß die Spitze des Dreiecks immer dem Mittelpunkt der Sternfigur zugewendet werden kann, ohne daß man den ganzen Schutzkasten zu drehen braucht[1]).

Durch die Kompression erreicht man zweierlei; erstens eine Annäherung der Haut und des Fokus an die Ovarien, resp. den Uterus und damit ein besseres Verhältnis der Oberflächen- zur Tiefendosis, zweitens eine Desensibilisierung der Haut, welche von einer Strahlung von 10 We. nach

---

1) Der Tubus wird nach meiner Angabe von der Firma Reiniger, Gebbert & Schall angefertigt.

218 Indikationen.

Filtration von 1—2 mm Aluminium 3—4 Volldosen nach
Sabouraud-Noiré (30—40 x) verträgt. Bei 4 Volldosen
tritt bisweilen ganz leichtes Späterythem — stärker an den
Follikeln — auf, mitunter erst nach 3—4 Wochen, regelmäßig ein Früherythem.

Bei Frauen unter 45 Jahren gebe ich jetzt im allgemeinen $3^1/_2$—4 Volldosen nach S.-N. pro Feld, d. h. also

Fig. 79.

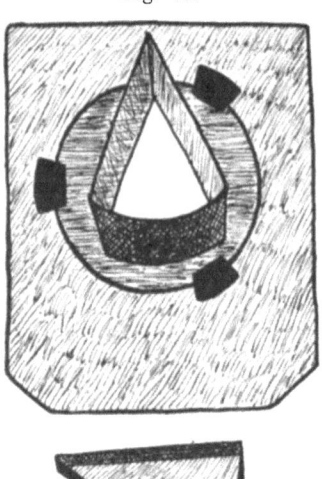

28—32 Volldosen nach S.-N. (280—320 x) pro Serie, bei
Frauen über 45 Jahren im allgemeinen $2^1/_2$—3 Volldosen
pro Feld, d. h. also 20—24 Volldosen (200—240 x) pro
Serie. Dann folgt eine Pause von mindestens 4 Wochen.
Kürzere Pausen halte ich für durchaus unzulässig,
weil sonst eine Summierung in der Wirkung der einzelnen Serien
sehr wohl denkbar wäre. Sakrale und glutäale Bestrahlungen
wende ich gewöhnlich nicht an, da ich es für unwahrscheinlich halte, daß durch die dicke Glutäal-Muskulatur oder gar
durch das Os sacrale eine nennenswerte Steigerung der
Wirkung möglich ist. Auch vaginale Bestrahlungen habe ich

Indikationen. 219

bisher nie angewandt. Den Uterus trifft man ja per vaginam sicher, aber durch das Bleiglas-Spekulum doch immer nur einen Teil desselben, die Ovarien wahrscheinlich nur ausnahmsweise. Außerdem ist die ganze Prozedur für die Frauen sehr unangenehm, ganz abgesehen davon, daß man die Gesamtdosis durch die vaginale Bestrahlung doch höchstens um 2 Volldosen bei 10 We. vergrößern kann. Bei den abdominalen Bestrahlungen muß der Tubus immer etwas schräg nach dem Mittelpunkt der Sternfigur zu stehen.

Das Aluminium-Filter an der oberen Tubusöffnung anzubringen und die untere extra durch eine als Kompressorium dienende Holzplatte zu verschließen, empfiehlt sich nicht, da dann das Aluminium der harten Röhre zu nahe ist und die elektrischen Entladungen von der Röhre durch Filter und Tubus auf den Patienten übergehen.

Befindet sich dagegen das Aluminium-Filter an der unteren Tubusöffnung und wird zugleich als Kompressorium benutzt, so merken die Patientinnen auch bei der härtesten Röhre nichts oder zum mindesten so wenig von den elektrischen Entladungen, daß nicht einmal eine Erdung des Tubus nötig ist. Zwischen den Schieber, an welchem der Tubus drehbar befestigt ist, und die Röhre schiebe ich zur Isolierung ein Stück Pappkarton. Die Einstellung muß natürlich sehr sorgfältig sein, damit eine Deckung der benachbarten Hautfelder sicher vermieden wird. Natürlich muß auch der Filterdeckel die Haut wirklich gleichmäßig komprimieren, da sonst an den Stellen, an welchen er nicht fest aufliegt, stärkere Reaktionen auftreten. Für Tiefenbestrahlungen habe ich in der letzten Zeit ausschließlich Wasserkühlröhren (Rapidrohr von Müller) oder Röhren mit Kühlung der Antikathode durch Luftzirkulation (elektr. Luftdusche) von Burger benutzt. Auch eine Polyphos-Therapie-Röhre von Dr. Rosenthal hat sich mir ganz gut bewährt.

Einen runden Tubus von 10 cm Durchmesser, dessen untere Oeffnung ebenfalls durch einen zugleich als Kompressorium dienenden Aluminium-Filter-Deckel abgeschlossen wird, zeigt Fig. 80. Diesen Tubus verwende ich nur ausnahmsweise bei sehr großer Bauchhautfläche, also fast nur bei ungewöhnlich großen Myomen, welche eine starke Wölbung des Leibes bedingen und dadurch auch die Bestrahlung von 8 derartigen runden Feldern aus ermöglichen.

220 Indikationen.

Ueber die Anwendung dickerer Filter siehe den Abschnitt: „Methodik der Tiefenbestrahlung".

Von anderen gynäkologischen Erkrankungen, bei welchen ein Versuch mit Röntgenbehandlung indiziert ist, sei hier noch die Kraurosis vulvae genannt. Der Juckreiz wird meist günstig beeinflußt, Ulcerationen kommen zur Heilung

Fig. 80.

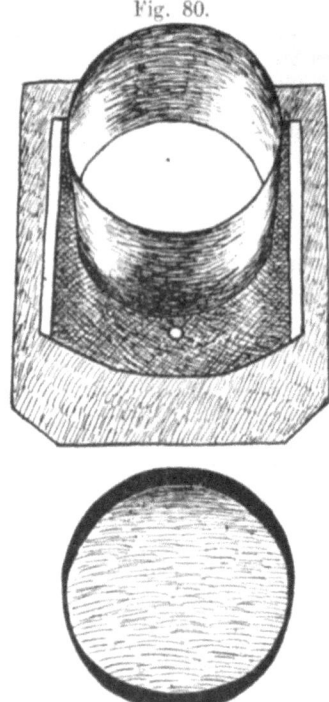

(Frank Schultz). Man wird etwa $1/2$ Volldosis nach S.-N. bei 5—7 We., eventuell auch 1 Volldosis bei 10 We. applizieren und dann 2—3 Wochen abwarten, ehe wieder bestrahlt wird.

e) Ophthalmologie.
Lid-Epitheliome.

Bei den Epitheliomen der Augenlider sollte man in jedem Falle erst einen Versuch mit Röntgenstrahlen machen,

Indikationen. 221

weil hier eine operative Entfernung meist nicht ohne Plastik und nachfolgendes Ektropium möglich ist, während die Röntgenbehandlung in den meisten Fällen eine schmerzlose Heilung mit besonders zarter und weicher Narbe ohne nachfolgendes Ektropium herbeiführt.

Verfasser hat 1905 einen Fall von Kankroid, welches 8 Jahre bestand, den medialen Teil des linken unteren Augenlides einnahm, bis an den Lidrand heranreichte und schon über den medialen Augenwinkel nach oben fortgeschritten war — ohne besonderen Schutz des Bulbus — durch 7 Röntgenbestrahlungen zur vollständigen Heilung gebracht. Die Umgebung des ulcerierten Epithelioms wurde durch Bleiblech abgedeckt. Ungefähr die untere Hälfte des Bulbus war also vor den Strahlen nicht geschützt. Erytheme sind 7 mal aufgetreten. Die ophthalmoskopische Untersuchung ergab — fast 8 Jahre nach Abschluß der Behandlung — durchaus normale Verhältnisse, trotzdem damals, wie gesagt, der Bulbus nicht besonders gut geschützt worden war. Der Patient war, bevor er zu mir kam, schon anderwärts längere Zeit ohne Erfolg mit Röntgenstrahlen behandelt worden.

Birch-Hirschfeld (1908) hat ein Karzinom, das schon die ganze Orbita zerstört hatte und nur zum Teil operativ entfernt werden konnte, durch intensive Röntgenbestrahlung dauernd geheilt (Beobachtungszeit 5 Jahre).

Stargardt (1912) hat ein Kankroid, das sich nach einer Verätzung am unteren Lidrande entwickelt, diesen arrodiert und auch auf die Bindehaut übergegriffen hatte, durch Röntgenbestrahlung zur Heilung gebracht. Das untere Lid wurde mit einem Leukoplaststreifen nach unten gezogen, so daß die erkrankte Bindehautfläche gut getroffen werden konnte. In der ersten Sitzung wurden 15 x appliziert. Danach Rötung und Schwellung der Lid- und Bindehaut. 8 Wochen später wurden nochmals 12 x appliziert. Danach etwas geringere Reaktion. Seit 6 Monaten Heilung. Die Umgebung des Epithelioms wurde während der Bestrahlung sorgfältig abgedeckt.

Diesen hier erwähnten und anderen Erfolgen stehen auch Mißerfolge gegenüber (Cargill, Valude, Dolcet, Trousseau u. a.), die wohl aber zum Teil auf mangelhafte Technik zurückzuführen sind. Natürlich wird es auch bei den Lidepitheliomen ab und zu mal einen refraktären Fall geben.

Was die Technik anbetrifft, so treten die meisten Röntgenologen und Ophthalmologen für eine möglichst exakte Abdeckung des Bulbus ein, um Schädigungen der Linse oder der Netzhaut sicher auszuschließen, wenngleich solche Schädigungen bei den üblichen therapeutischen Dosen kaum zu befürchten sind. Immerhin ist ein Schutz des

Bulbus schon empfehlenswert, um Reizungen der Konjunktiva und der Kornea zu vermeiden.

Zur Abdeckung des Bulbus sind die von Stargardt vorgeschlagenen Bleiglasschalen, welche von F. Ad. Müller (Wiesbaden) hergestellt werden, wohl am geeignetsten. Man muß eine Anzahl verschieden großer Schalen zur Verfügung haben. Eine passende Schale wird mit physiologischer Kochsalzlösung angefeuchtet und in den Bindehautsack eingelegt, nachdem das Auge durch 2—3 Tropfen einer 2 proz. Kokainlösung genügend unempfindlich gemacht ist. Die Umgebung des Kankroids wird dann durch Bleiblech oder Bleigummi abgedeckt.

Handelt es sich um Kankroide, welche auf die Bindehaut übergegriffen haben, so genügt beim unteren Augenlid meist ein Abziehen nach unten durch einen Leukoplaststreifen; das obere Augenlid muß natürlich ektropioniert und mittels einer Pinzette, welche auf der Stirn mit Pflasterstreifen fixiert wird, in der Ektropium-Stellung gehalten werden. Man appliziert pro loco $^3/_4$—1 Volldosis nach S.-N. bei mittelweicher Strahlung von 5—7 We. (0,7—0,9 cm Halbwertschicht) und wiederholt die Bestrahlung frühestens nach 4 Wochen.

Hornhaut-Epitheliome.

Bei den Hornhaut-Epitheliomen bestand die Therapie bisher in der Enukleation. Es lag daher nahe, hier die Röntgenstrahlen als Heilmittel heranzuziehen.

Guglianetti (1906) hatte keinen Erfolg und mußte enukleieren. Dagegen konnte Burk (1912) anscheinend völlige Heilung erzielen. Es wurden zweimal in einem Abstand von 4 Wochen 10 x bei B. W. 5 auf das ungeschützte Auge appliziert; jedesmal trat eine Reaktion 1. Grades ein. Von dem vorher histologisch festgestellten Tumor war schon 4 Tage nach der 2. Bestrahlung nichts mehr nachzuweisen. In den folgenden Tagen hellte sich die im Bereich des Tumors getrübte Kornea wesentlich auf und die Vaskularisation ging so bedeutend zurück, daß 3 Wochen nach der 2. Bestrahlung nur noch vereinzelte feine Zweige übrig waren. „Im Bereich des Tumors war noch eine sehr feine Makula übrig."

Dieser Fall ist erstens darum von Interesse, weil er bisher der einzige ist, in welchem ein Hornhaut-Epitheliom durch 2 Röntgenbestrahlungen in 3 Wochen zum Verschwinden gebracht wurde mit Hinterlassung einer zarten Narbe, zweitens darum, weil jegliche Schädigung des Auges — abgesehen von einer vorübergehenden Konjunktivitis — ausblieb. Auch ophthalmoskopisch war der Befund bei maximal erweiterter Pupille normal, insbesondere war nichts von Katarakt zu sehen.

In allen Fällen von Hornhaut-Epitheliom dürfte demnach Röntgenbestrahlung in erster Linie zu empfehlen sein. Bezüglich der Dosis und Strahlenqualität gilt das Gleiche wie bei den Lid-Epitheliomen (cf. voriges Kapitel).

Sarkome des Bulbus und der Orbitalgegend.

Die vorliegenden Erfahrungen sind noch recht spärlich.

Hillgartner und Würdemann haben Gliome der Netzhaut mit Erfolg behandelt.

Amman und Schmidt-Rimpler haben bei Sarkomen der Aderhaut keinen Erfolg erzielt.

Braunschweig hat einen Fall von Melanosarkom der Conjunctiva bulbi et palpebrae teils durch Exstirpation, teils durch Bestrahlung zur Heilung gebracht

Ueber günstige, teils vorübergehende, teils dauernde Erfolge bei Sarkomen der Orbita haben Beck, Béclère, Sjoegren, Kienböck, Steiner u. a. berichtet.

Wenn auch die Erfahrungen über die Wirkung der Röntgenstrahlen auf die Sarkome des Bulbus und der Orbita noch nicht sehr zahlreich sind, so sind sie doch vorwiegend günstig; trotzdem dürfte es sich im allgemeinen empfehlen, alle irgendwie operablen Fälle chirurgisch anzugreifen und der Operation eine Röntgenbehandlung nachfolgen zu lassen. Nur bei inoperablen Fällen ist natürlich die Röntgenbehandlung von vornherein indiziert.

Was die Technik anbelangt, so ist eine harte Strahlung von 10 We. (ca. 1,5 cm Halbwertschicht) nach Filtration durch 1—2 mm Aluminium (2—2,25 cm Halbwertschicht) wohl am zweckmässigsten. Pro Sitzung werden 2 Volldosen nach S.-N. in Pausen von mindestens 4 Wochen appliziert. Wenn irgend möglich, werden mehrere Einfallspforten (Bulbus von vorn, Stirn, Schläfe) gewählt (Kreuzfeuer). Ueber die Verwendung dickerer Filter siehe den Abschnitt: „Methodik der Tiefenbestrahlung".

224 Indikationen.

Lupus conjunctivae.

Noch spärlicher als bei den bösartigen Tumoren sind die Erfahrungen über die Wirkung der Röntgenstrahlen auf die Tuberkulose der Konjunktiva, speziell auf den Lupus. Stephenson konnte einen Fall durch 9 Bestrahlungen innerhalb eines Monats zur Heilung bringen.

Im allgemeinen dürfte die Finsenbehandlung bisher viel häufiger angewandt worden sein, die ja weniger gefährlich, aber sehr viel mühsamer und länger dauernd ist und außerdem nur bei den oberflächlichen Tuberkuloseformen gute Resultate gibt.

Bei der ganz frappanten Wirkung der Röntgenstrahlen gerade auf den Lupus der Schleimhaut (Mund, Nase) dürfte doch eine häufigere Anwendung auch bei dem Lupus conjunctivae zu empfehlen sein.

Eine mittelweiche Strahlung von 5—7 We. (ca. 0,7—0,9 cm Halbwertschicht) dürfte am zweckmäßigsten sein. Im allgemeinen wird man sich auf die Bestrahlung der ektropionierten Lider beschränken. Eventuell käme außerdem auch die Bestrahlung durch die Lider hindurch in Frage. Dosis pro loco $3/4$—$4/5$ der Volldosis nach S.-N. unter möglichst vollkommenem Schutz des Bulbus; dann Pause von 4 Wochen.

Trachom.

Die Erfahrungen über die Röntgenbehandlung des Trachoms sind ziemlich zahlreich. Zuerst hat Mayou (1903) über gute Erfolge (Verschwinden der Follikel, Aufhellung des Pannus) berichtet, später Cassidy-Rayne, Bettrémieux und Darier, Pardo, Geyser, Stephenson und Walsh, Green, Goldzieher, Stargardt u. a.

Wenn auch keine spezifische Wirkung auf den Trachomprozeß anzunehmen ist, so ist doch eine Abflachung der Follikel, eine Abnahme der entzündlichen Schleimhautinfiltration und eine Aufhellung des Pannus möglich. Ob aber die Röntgenbehandlung mehr leistet als die operative Therapie, dürfte zurzeit noch nicht zu entscheiden sein. So hat Goldzieher die Röntgenbehandlung beim Trachom wieder aufgegeben, weil er sie nur bei der follikulären Form wirksam fand, weil aber auch hier die chirurgische Behandlung (Expression der Körner, eventuell Galvanokaustik) rascher zum Ziele führte als die doch umständlichere Röntgenbestrahlung. Die von den verschiedenen Autoren angewandte Technik ist sehr mannigfaltig. Teils ist nur von außen durch die Lider hindurch bestrahlt worden, teils nur die Schleimhaut der ektropionierten Lider; teils ist der Bulbus besonders geschützt worden (durch Bleiglasschalen), teils absichtlich mit bestrahlt worden.

Da es besonders darauf ankommt, die Uebergangsfalte zu treffen, ist von Stargardt die doppelte Ektropionierung des oberen Lides empfohlen worden. Kurzum, die Technik ist ziemlich schwierig. Im allgemeinen dürfte sich ein besonderer Schutz des Bulbus (nach Stargardt am besten durch einen entsprechend geformten Bleilöffel) empfehlen. Doch wird man bisweilen bei vorhandenem Pannus den Bulbus mitbestrahlen müssen. Dabei liegt natürlich die Möglichkeit einer Schädigung des Auges vor. Doch ist die Gefahr für das Auge nach den bisher vorliegenden Erfahrungen nicht allzu groß. So haben z. B. Belot und Kienböck ausdrücklich betont, daß sie bei Bestrahlungen in der Augengegend das Auge niemals besonders geschützt und trotzdem niemals eine Schädigung beobachtet haben. Am besten wird man $1/2-3/4$ Volldosen nach S.-N. bei 5—7 We. (0,7—0,9 cm Halbwertschicht) auf die ektropionierten Lider und eventuell auch auf den Bulbus applizieren in Pausen von 3—4 Wochen.

Frühjahrskatarrh, Episkleritis, Hornhautflecke, Hornhautgeschwüre.

Auch bei diesen Affektionen liegen allerdings spärliche, aber günstige Erfahrungen vor, sodaß ein Versuch mit Röntgenstrahlen gerechtfertigt erscheint. Bezüglich der Strahlenqualität und Dosis gilt das Gleiche wie beim Trachom.

f) Oto=Rhino=Laryngologie.

In der Otologie kommen für die Röntgenbehandlung in Betracht Ekzeme und Psoriasis des äußeren Ohres. Ich habe eine große Anzahl derartiger Fälle erfolgreich behandelt. Auch das Ulcus rodens der Ohrmuschel und des äußeren Gehörganges habe ich durch Röntgenbestrahlung öfter zur Heilung gebracht. Ferner ist der Lupus exculcerans der Ohrmuschel und der besonders häufige Lupus tumidus des Ohrläppchens ein sehr dankbares Feld für die Anwendung der Röntgenstrahlen, die allerdings auch hier meist nur als Vorbehandlung für die Finsen-Therapie dient.

Bezüglich der Technik muß auf die entsprechenden Kapitel in dem Abschnitt „Dermatologie" verwiesen werden.

Ferner dürfte die Röntgenbehandlung indiziert sein bei inoperablen bösartigen Tumoren des Ohres und als prophylaktische Bestrahlung nach chirurgischer Entfernung bösartiger Tumoren. Die Technik ist die der Tiefenbestrahlung (cf. den Abschnitt: „Methodik der Tiefenbestrahlung" und die Kapitel: „Karzinome innerer Organe" und „Sarkome innerer Organe").

In der Rhinologie ist die Röntgenbehandlung vor allem beim Lupus tumidus und exculcerans der äußeren Nase und dem Lupus der Nasenschleimhaut indiziert, ferner beim Ulcus rodens, der Acne vulgaris und der Rosacea. Bezüglich der Technik siehe die betreffenden Kapitel in dem Abschnitt „Dermatologie".

Günstige Erfolge sind ferner bei der Ozaena erzielt worden; die Bestrahlung der Nasenhöhle erfolgt hier direkt durch Bleiglasspekula mit einer Strahlung von 5—7 We. (0,7—0,9 cm Halbwertschicht), und zwar werden pro loco $^1/_2$—$^3/_4$ Volldosen nach S.-N. in Pausen von 3—4 Wochen appliziert.

In hartnäckigen Fällen wird man eventuell außerdem noch durch die Nasenflügel mit einer Strahlung von 10 We. (ca. 1,5 cm Halbwertschicht), nach Filtration durch 1—2 mm Aluminium (2—2,25 cm Halbwertschicht) bestrahlen und pro loco 1—1$^1/_2$ Volldosen nach S.-N. in Pausen von 2—4 Wochen applizieren. Eventuell ist eine Steigerung der Dosen um das 1$^1/_2$—2fache durch Kompressions- oder Adrenalinanämie der Haut möglich.

In der Laryngologie kommt die Röntgenbehandlung bei inoperablen Karzinomen der Trachea und des Larynx in Betracht, ferner als Nachbehandlung in operierten Fällen.

Bei operablen Karzinomen ist ein Versuch nur dann gerechtfertigt, wenn der Allgemeinzustand des Patienten die Operation bedenklich erscheinen läßt, oder wenn wegen zu großer Ausdehnung der Erkrankung eine Operation zu große Verstümmelungen setzen würde.

Eine günstiges Resultat läßt sich bisweilen bei der Tuberkulose des Larynx erzielen, wie ja überhaupt die Schleimhaut-Tuberkulose (Nase, Mund) besser auf Röntgenstrahlen reagiert, wie die Tuberkulose der äußeren Haut.

Wilms (1910) konnte ein tuberkulöses Ulkus des Larynx durch 2 Röntgenbestrahlungen, welche im Abstand von 3 Wochen vorgenommen wurden, zur Vernarbung bringen. Es wurde von außen durch die Haut mit filtrierter Strahlung jedesmal eine Volldosis nach S.-N. gegeben. Ich selbst habe in einem sehr vorgeschrittenen Falle von Phthisis laryngis keinen Erfolg gesehen. Allerdings war nur eine Bestrahlung vorgenommen worden. Der Fall kam dann infolge einer Darm-Tuberkulose ad exitum.

In zwei anderen mehr chronisch verlaufenden Fällen konnte ich eine deutliche Besserung erzielen.

Die akuten Fälle scheinen im allgemeinen eine schlechtere Prognose zu geben.

Bei der Bestrahlung des Larynx kann versucht werden, direkt durch ein Spekulum den Krankheitsherd zu treffen.

Die Prozedur ist immer schwierig auszuführen und unangenehm für den Patienten.

In jedem Falle ist die Bestrahlung von außen möglich und zwar von rechts und von links. Harte Strahlung von 10 We., filtriert durch 1—2 mm Aluminium (2—2,25 cm Halbwertschicht), Dosis pro loco $1^1/_2$—2 Volldosen nach S.-N., eventuell die $1^1/_2$—2 fache Dosis nach Adrenalin-Anämisierung der Haut.

Ueber die Benutzung dickerer Filter siehe den Abschnitt „Methodik der Tiefenbestrahlung".

g) Anhang.

Außer den bisher genannten Erkrankungen sind noch einige andere mit mehr oder weniger Erfolg mit Röntgenstrahlen behandelt worden; die bisher vorliegenden Erfahrungen sind aber so spärlich, daß ein Urteil über den Wert der Röntgenbehandlung bei diesen Erkrankungen zurzeit nicht abgegeben werden kann, oder die Erfolge sind nicht so eklatant, daß diese Methode bei den betreffenden Affektionen ohne weiteres empfohlen werden kann.

Der Vollständigkeit halber seien die in diese Rubrik gehörenden Affektionen hier aufgezählt: Prurigo, Clavus, Ulcus cruris, Condylomata acuminata, Urticaria pigmentosa, Lepra, Osteomalazie, progressive Paralyse.

Für kontraindiziert halte ich die Röntgenbehandlung bei der Alopecia areata.

Auch in der Tierheilkunde hat die Röntgentherapie eine gewisse Bedeutung erlangt, wie die von Eberlein publizierten Fälle beweisen. Es konnte Heilung, bzw. Besserung bei Sarkomen, Karzinomen und Botriomykose der Pferde durch Röntgenbestrahlung erzielt werden.

Nachtrag.

Die Entdeckung der Interferenz-Erscheinungen bei Röntgenstrahlen verdanken wir ebenso einfachen wie sinnreichen Versuchen, welche W. Friedrich und P. Knipping auf Anregung von M. Laue angestellt haben.

Eine Beugung der Röntgenstrahlen ist also gerade so gut möglich, wie eine Beugung der Lichtstrahlen, nicht aber eine Brechung. Eine Konzentration der Röntgenstrahlen, wie sie bei den Lichtstrahlen durch Linsen erzielt wird, ist ein Problem, dessen Lösung für die Therapie von großer Bedeutung sein würde, während die Interferenz-Erscheinungen lediglich für den Physiker von Interesse ist.

MIX
Papier aus verantwortungsvollen Quellen
Paper from responsible sources
FSC® C105338

If you have any concerns about our products,
you can contact us on
ProductSafety@springernature.com

In case Publisher is established outside the EU,
the EU authorized representative is:
**Springer Nature Customer Service Center GmbH
Europaplatz 3, 69115 Heidelberg, Germany**

Printed by Libri Plureos GmbH
in Hamburg, Germany